以胜任岗位为目标

全科医疗
团队培训

席彪 ◎ 著

人民卫生出版社

图书在版编目（CIP）数据

全科医疗团队培训/席彪著 . —北京：人民卫生出
版社，2014

ISBN 978-7-117-19989-6

Ⅰ.①全…　Ⅱ.①席…　Ⅲ.①临床医学-岗位培训
Ⅳ.①R4

中国版本图书馆 CIP 数据核字（2014）第 269339 号

人卫社官网　www. pmph. com	出版物查询，在线购书
人卫医学网　www. ipmph. com	医学考试辅导，医学数
	据库服务，医学教育资
	源，大众健康资讯

全科医疗团队培训

著　　者： 席　彪
出版发行： 人民卫生出版社（中继线 010-59780011）
地　　址： 北京市朝阳区潘家园南里 19 号
邮　　编： 100021
E - mail： pmph @ pmph.com
购书热线： 010-59787592　010-59787584　010-65264830
印　　刷： 北京盛通印刷股份有限公司
经　　销： 新华书店
开　　本： 710×1000　1/16　**印张：** 18
字　　数： 333 千字
版　　次： 2015 年 1 月第 1 版　2015 年 1 月第 1 版第 1 次印刷
标准书号： ISBN 978-7-117-19989-6/R·19990
定　　价： 48. 00 元

打击盗版举报电话：010-59787491　E-mail：WQ @ pmph.com
（凡属印装质量问题请与本社市场营销中心联系退换）

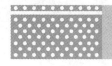

作 者 介 绍

　　席彪,男,流行病学主任医师/卫生管理学教授。长期坚持农村卫生服务研究和农村卫生人力资源开发研究,主持了12项较大的医学教育和农村卫生人力资源开发研究课题。目前在河北省卫计委从事管理工作。河北医科大学社会医学与卫生事业管理专业硕士研究生导师。

　　担任教育部全国卫生职业教学指导委员会委员、国家卫计委教材建设专家委员会委员、中华医学会医学教育分会委员、中华医学会全科医学分会常委、国家基层继续医学教育教材编委、《中国实用乡村医生杂志》编委、河北省卫生行业对外技术交流协会会长等职。

　　著有《医生职业修炼》《现代医学教育基本方法与技术》《全国乡村二级卫生专业队伍现状及培训需求调查报告》《基层卫生信息与健康信息利用》等专著。

　　主编和编写了《卫生部全科医生转岗培训规划教材》《卫生部全科医生规范化培训规划教材》《社区卫生服务管理》《项目管理》等国家教材。主编出版专业著作和教材62册,发表学术论文129篇。

前 言

　　把基层医疗卫生服务机构打造成能够有效地提供全科医疗服务的团队，把基层卫生技术人员培养成能够良好地胜任全科医疗服务岗位的团队成员，这是当前最迫切的，也是最现实的任务，既是国家愿望，也是公众需求。

　　由于全科医疗有别于专科医疗，全科医生不同于专科医生，所以全科医生必须经过培训。全科医疗服务不同于传统的以疾病为核心的生物医学模式指导下的服务，全科医疗服务给人群提供的是以不断改进健康状况和不断提升健康水平为目标的综合的、整体的、协调的、连续的、可及的健康照顾和以个人为中心、家庭为单位、社区为基础的，在生物-心理-社会医学模式指导下的服务。因此，以团队的方式开展工作是全科医疗服务组织的合理选择，全科医疗服务培训应该针对团队。

　　2001 年以来的研究，使我们创建并且完善了一种针对乡村卫生服务机构全科服务团队的培训模式。它根据国家对基层卫生服务机构的职能要求，结合当前广大群众的健康需求，同时考虑基层卫生服务机构的服务条件和服务环境，对基层卫生服务机构全科医疗服务的工作任务进行科学描述，尽可能地为基层卫生服务机构的服务技术明确一个范围和边界，从而获得涵盖基层卫生服务机构所有工作任务的数据库。这个随着卫生服务需求扩展而会不断得到更新的数据库，就是全科医疗团队需要掌握和必须胜任的服务内容。这就为以胜任岗位为目标的全科医疗团队培训提供了更为精确的依据。如果全科医疗团队能够规范、标准地完成这些任务，也就意味着他们能够良好地胜任全科医疗服务的工作岗位。

　　基于在 7 个省区 13 所乡镇卫生院所做的试点研究和探索，运用教育学的基本原理，笔者总结出以胜任岗位为目标的全科医疗团队培训的理论和方法，以供正在广泛开展的全科医疗团队培训参考。可以说，以胜任岗位为目标的培训模式是为乡镇卫生院全科医疗团队培训量身定制。

　　全书共 10 部分内容：引言、基本概念与原理、全科医疗团队工作任务描述、如何确定全科医疗团队的培训需求、胜任岗位的全科医疗团队培训模式研究、知识-技能-态度与胜任岗位、全科医疗团队培训的实施、全科医疗团队培训效果评价、全科医疗团队培训与评价的计算机系统、基于全科医疗团队胜任岗位培训的教材改革。

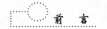

　　本书虽然是个人长期研究的积累和总结,但也汲取了如澳大利亚莫纳什大学 John Murtagh 教授、新南威尔士大学 Arle Rotem 教授、美国得克萨斯大学 Frank I Moore 教授、新墨西哥大学 Arthur Kaufman 教授和国内曾益新院士、祝善珠教授、梁万年教授、吕兆丰教授、顾媛教授、崔树起教授、刘殿武教授、路孝琴教授、刘运国教授等中外专家的一些观点和建议,在此表示衷心的感谢。

席 彪

2014 年 10 月

目　录

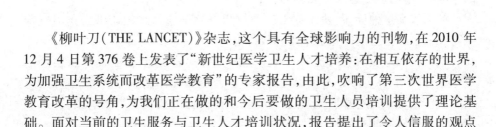

引 言

　　《柳叶刀(THE LANCET)》杂志,这个具有全球影响力的刊物,在 2010 年 12 月 4 日第 376 卷上发表了"新世纪医学卫生人才培养:在相互依存的世界,为加强卫生系统而改革医学教育"的专家报告,由此,吹响了第三次世界医学教育改革的号角,为我们正在做的和今后要做的卫生人员培训提供了理论基础。面对当前的卫生服务与卫生人才培训状况,报告提出了令人信服的观点和建议:

　　21 世纪初,一个严重的问题出现了,国家内部以及国家之间在卫生领域出现了明显的差异和不公平,突显出我们在公平分享卫生成就方面的失败。同时,全新的卫生挑战开始出现。人口和流行病学形势出现巨大变化,新的传染病、环境风险、行为风险威胁着所有人的健康安全。全球卫生系统正变得越来越复杂,成本也越来越高。遗憾的是现在的医学教育未能跟上时代的步伐很好地应对上述挑战……医学卫生人才的岗位胜任能力与患者和人群需求不匹配。

　　越来越多的人意识到,"以病人为中心、以团队为基础"的医学教育是医学教育的复兴之路。21 世纪的改革迫在眉睫,因为我们迫切需要让专业胜任能力适应于不断变化的环境。胜任能力是在日常医疗保健服务中熟练精准地运用交流沟通技能、学术知识、技术手段、临床思维、情感表达、价值取向和个人体会,以求所服务的个人和群体受益。

　　尽管不同卫生专业都有自己的核心技能,但以人群为基础、以病人为中心的卫生服务要求各方都要把自己的核心技能纳入到一个团队中提供有效的服务。非但如此,不同卫生专业间的技能界限要允许互相渗透,不同专业的人才可能相互替代或共担责任,完成实际的卫生工作任务。

　　我们遇到了同样的问题。

　　中国健康保障体系的历史格局把医疗卫生服务体系绑架在传统的思维框架中,正在运行的医疗卫生服务模式及其组织形式,在以往的医疗保健中作为我们自然延续和积累的有效方法,一直占据主流地位,在体现精深专业优势的同时,由于缺乏对健康全面的考虑和缺乏连续的服务意识,与我们如今所期望的目标相去甚远,它不能践行我们提出的以个人为核心、家庭为单位、社区为基础的综合、连续、整体、协调的服务理念,当然也就难以产生使居民尽可能不得病、少得病、晚得病以及一旦得病容易获得及时有效医疗服务的结果，更难以实现不断改善居民健康状况、不断提高公众健康水平的目的。非但如此，我们还必须顾及到有限的资源，使医疗卫生服务更加经济有效，不断改进质量和效率。这使我们深刻感到，在医学科技和经济快速发展而疾病负担日益加重的今天，以往的做法越来越无能为力。

如何改变这种局面，使医疗卫生系统更好地适应未来的需求？我们把希望寄托在正在推进的医疗卫生体制改革上。

发挥我国遍布城乡的基层医疗卫生服务机构的职能，不断提高基层医疗卫生服务机构的服务水平，把居民的基本医疗服务和保健服务解决在基层，从而缓解广大群众"看病贵、看病难"状况，更好的保障公众的身体健康，这是中国医疗卫生体制改革的目标和期望。

全科医疗服务有利于推动这种愿望的实现，并且成为我们摆在桌案上若干可选项目中的优先选项。全科医疗制度如果在中国特色的土地上得以完善发展，给公众带来的将是无限的福音和希望。

中央政府的认识格外清楚，在国务院关于建立全科医生制度的指导意见中这样提出：建立全科医生制度是促进医疗卫生服务模式转变的重要举措。建立分级诊疗模式，实行全科医生签约服务，将医疗卫生服务责任落实到医生个人，是我国医疗卫生服务的发展方向，也是许多国家的通行做法和成功经验。建立适合我国国情的全科医生制度，有利于优化医疗卫生资源配置、形成基层医疗卫生机构与城市医院合理分工的诊疗模式，有利于为群众提供连续协调、方便可及的基本医疗卫生服务，缓解群众"看病难、看病贵"的状况。

实践全科医疗的思想和方法需要有强大的支持平台，如政策、制度、技术、条件以及人文环境等。但最为关键的是践行它的人：全科医生和全科医疗团队。

我们需要数以万计的全科医生，而且是训练有素、能够胜任的全科医生；我们需要足够数量的以全科医生为核心的全科医疗团队，由他们来完成基层医疗卫生工作任务，实现全科医疗服务目标。

虽然需求很急，但却不容仓促熬炼匆忙出炉，他们需要严格的规范培养才能造就。

把现在的基层卫生服务组织逐步打造成目标一致、富有成效的全科医疗团队，把现在各自为政的专业人员培养成能够胜任全科医疗服务岗位的团队成员，这本身就是一个严峻挑战。

但它绝不是一个换汤不换药的形式变化，而是服务理念、服务模式和工作风格的改变和适应。我们将通过培训实现这一目标，唤起那些习惯了以往专科服务和以诊治疾病为目标的专业人员去为居民、家庭和社区人群健康承担责任，为他们提供综合连续的照顾，为追求同一个目标从不同角度和岗位去努力，这更是一个重大挑战。这不可以简单地认为是一个工作目标和方式的变化，更是一个卫生工作者价值观和服务行为的改变。我们的培训要完成这个使命。

把乡镇卫生队伍打造成为工作团队，目的是给卫生院植入一种组织文化和团队精神，促进卫生院每名工作人员对全科医学理念的认同，对卫生院奋斗目标和集体责任的认同，对卫生院职能和使命的充分理解。通过培训，使乡镇卫生院形成有效沟通、良好协作、专业互补的具有高度集体命运感和荣誉感的精神风貌，成为具有良好胜任能力的医疗卫生服务网络的中坚力量。

中国目前的全科医生接受专业教育的背景差别很大，但是没有经过规范化全科医学训练的差别则不大。

全科医生缺乏什么就教给他们什么，需要什么就培训他们什么，这是明智的。我们的教师总是担心学员知道得太少，总是想把更多更新的知识技术教给学员，这种初衷其实没有什么错，只是因为学员能够学习的时间有限，用这些宝贵时间教给他们什么会更有用，是需要认真斟酌的。否则，耗费了学员的时间，工作中又用不上，这可能就错了。

2 基本概念与原理

如果要为乡镇卫生院全科医疗团队设计更为适宜、有效的培训,深刻认识和理解有关全科医学的概念和机制是必要的。为此,我们用有限篇幅阐明什么是全科医学、全科医疗、全科医生、全科医疗团队等内容并不多余。

2.1 全科医疗与全科医生

全科医疗是全科医学思想的具体表达和实践。全科医学又被称作家庭医学,全科医疗也被称作家庭医疗,自然,全科医生被称作家庭医生也毫不奇怪。

什么是全科医学?请看美国家庭医师学会(AAFP)和美国家庭医学专科委员会(ABFM)对家庭医学(family medicine)的解释:全科医学是"为个人和家庭提供连续性和综合性卫生保健的医学专科。它是一个整合了生物医学、临床医学及行为医学于一体的宽广专业,其范围涵盖了各种年龄、性别,各个器官系统及各类疾病实体。"这个解释有局限。世界家庭医生组织欧洲学会(WONCA Europe)则给予了更加丰富和具体的阐释:家庭医学:①所处理的健康问题涵盖了所有年龄、性别或任何背景特征不同的患者,是病人进入卫生保健系统时最先接触的医疗保健服务;②在基层医疗服务场所中提供服务,当病人需要时,通过与其他专科医师的合作,发挥沟通者的重要作用,使医疗资源得到最有效的利用;③面向病人个体、家庭及其所在社区的人群,提供以人为中心的服务,对于社区居民的健康负有特别的责任;④在全科理念指导的诊疗过程中,通过有效的医患交流,建立长久的医患关系;⑤根据病人的需求,为病人提供连续性、负责式的照顾;⑥根据社区中疾病流行和发病情况形成特定的解决问题的决策程序;⑦同时兼顾病人急性和慢性健康问题的管理;⑧对处于疾病初期未分化阶段但需要紧急处理的健康问题给予适当的干预;⑨通过适宜和有效的干预措施,对居民进行健康促进和健康维护;⑩所处理的健康问题涉及生物、心理、社会、文化以及生存等多个层面。笔者认为,全科医学应该是综合运用生物科学、临床医学、行为科学和人文科学的知识和技术,为处在不同生命时期的人,包括病人,提供以预防疾病、治疗疾病、减轻疾病伤害、增进健康、提高生命质量为目的的临床医学专业学科。其最重要的特征是对人的健康给予全面和终生的照顾。

　　什么是全科医疗？美国家庭医师协会把全科医疗(general practice)定义为：是一个对个人和家庭提供连续性和综合性卫生保健的医学专业，它是整合了生物医学、临床医学和行为科学的宽广专业。全科医疗范围涵盖所有年龄、性别和每一种器官、系统以及各类疾病。笔者认为，全科医疗应该是在全面贯彻全科医学思想和精神基础上，应用医疗保健服务的各种方法和技术解决健康问题的临床专业。其最主要的特征是把全科医学思想体现在医疗卫生服务实践之中。

　　什么是全科医生？全科医生首先是名医生，能够运用医学理论和技术判断和处理疾病、解决健康问题。全科医生突出在"全"上，全是指全面和系统，其含义包括三方面，一是全面的科学观，能够综合应用包括医学在内的多种学科，如心理学、社会学、伦理学、经济学等理论解释和解决健康问题、处理疾病，所以，对人的照顾和对于疾病的处理是综合的。二是全面的人体观，能够整体认识人的功能，从生物-心理-社会层面调理人体平衡，调理人与环境的关系，调理人体内部系统与系统、器官与器官之间的关系，不是把人与疾病分离、局部与整体分离，所以对于健康的维护也是协调持续的。三是全面的生命观，把人的生命从受精卵到出生再到衰老和死亡看作是一个连续发展的过程，而不是把他们切割成段。所以，对人的照顾也是沿着这样的过程连续进行的。能够把这些"全面系统"服务理念贯彻落实到健康服务和医疗行为之中的医生，就应该是全科医生。

　　世界家庭医生组织(WONCA)认为全科医生(general practitioner, GP)是对个人、家庭和社区提供优质、方便、经济有效的、一体化的基层医疗保健服务，进行生命、健康与疾病的全过程、全方位负责式管理的医生。笔者认为，全科医生是全科医学思想的实践者，是全科医疗服务的提供者，是具体实施全科医学方法和措施的医生。全科医生是经过严格培训，有能力应用全科医疗技术落实全科医疗措施，并把全科医学思想体现在医疗卫生服务行为中的人。其最主要的特征是在基层为所有"有病"和"没病"的居民提供全科医疗服务。全科医生首先是治病救人的临床医生，他们是居民健康和医疗资源的"守门人"，承担首诊医生责任。全科医生应该是社区居民的健康促进者和健康咨询人，负有协调医疗资源和与社会各部门良好沟通与宣传的责任。全科医生应该有效地管理健康、卫生资源和工作团队。特别是要成为当地居民健康方面的良师益友。全科医生也应当是医疗资源的"守门人"，控制过度医疗和资源浪费，合理为"新农合"、"城镇居民医疗保险"及其他医疗保障控制费用。

　　不是懂得一些医学技术的人或者是从医学院校出来的人就可以胜任全科医疗工作。虽然全科医生实施技术的层面和范围只是局限在基层卫生服务机构，但是他所洞察的问题和解决问题的视野已经超越了基层，他们需要用医学的和非医学的知识技能去履行所承担的责任。

2.2 全科医疗服务与全科医疗团队

2.2.1 乡镇卫生院的全科医疗服务

经常与接受过全科医学转岗培训和正在接受"5+3"全科医生培训的学员讨论这样一个问题,尽管他们对全科医学的理论已经耳熟能详,可是在基层医疗卫生工作中如何运作和实施全科医疗,把理论表达为现实,并且落实在对居民的健康服务中,依然是一个不知所措、难以名状的问题。

下面引出一个乡卫生院正在探索实践全科医疗服务的例子。

卫生院地处中国西部的偏远山区,在82平方公里的土地上居住着6112户32127人,分散居住在22个村。农业和少量畜牧业是人们赖以生存的产业,人均收入处于当地中下水平,每年约1/3人口外出在东南沿海城市打工谋生,留守在家的主要是老人、妇女和儿童。全乡有一所乡卫生院,26个村卫生室,共计83名卫生工作人员。到2012年底,他们中有86%的人接受过时间不等的全科医学理论培训。根据计划,他们还需要补充21名卫生专业人员。2012年,这里来了一名经过转岗培训的全科医生。

虽然现在这里实施全科医疗的条件还很不足,但是解决当地卫生问题和改善居民健康是刻不容缓的大事。

通过调查研究,卫生院已经清楚地了解到为之服务人群的卫生服务需求,与每一个家庭签订协约,说明彼此的共识和责任,指出卫生院在限定条件下的服务承诺。

这名全科医生恰当的处理了他与卫生院院长之间的关系,他担任卫生院业务副院长,是卫生院全科医疗团队的核心人物。在卫生院领导班子支持下,同时也获得卫生院工作人员和乡村医生的认可,他利用所学知识和技能,精心设计出全乡的医疗卫生工作计划并带领他的团队努力实施。

他把卫生院工作人员分成3组团队,第1组团队负责全乡卫生信息统计分析、居民健康档案建立与管理、居民健康需求评估的工作。进行居民健康相关信息的调查、搜集、确认、统计、分析,同时负责协调有关部门获取全乡近5年来的人口状况、流行病学资料、经济发展变化及文化与生活习惯等信息,最终完成一份详细的评估报告。第2组团队负责基本医疗服务。包括急救、常见病诊疗、护理、康复等,根据卫生院条件和病人转运情况制定医疗计划,并组织利用本地资源去实施。第3组团队负责公共卫生服务,包括妇儿保健、免疫规划落实、卫生监督协管、饮水安全、食品安全、公众健康教育等各种公共卫生服务。这三个工作团队信息共享、互相协作。年底由上级管理部门对全乡全年的工作绩效进行评价。各个团队成员按照团队中的岗位履行职责，并且分别对所在团队负责，要求每一项任务必须严格按照标准规范执行。

领会这种工作模式的培训和讨论非常必要，因为有许多问题需要澄清，有不同见解需要统一，按照岗位任务制定的工作目标、流程、标准需要讨论、熟悉、强化。甚至对个别不适应团队工作而"坚守阵地"的人要进行单独沟通。因为这是一次变革，不仅会改变人们习惯已久的工作方式和行为模式，而且其潜在风险还有可能触动大家的利益。

经过反复培训和沟通，所有团队成员都已经明白，在他们操劳忙碌的工作中，每一个人千方百计的努力都是为了一个共同目标：就是使他们所服务的居民尽可能避免患病，最大限度地减少患病，一旦患病就能得到及时正确的治疗或者转诊，尽可能地减缓疾病进程和避免伤残，使处在疾病后期的病人能够获得较高质量的存活并且早日回归社会，增进所有有病或者无病者的身心健康。简单地说，就是避免患病、正确诊治，加强保健、减少伤残、增进健康，提高生命质量。每个团队及其团队成员在履行岗位职责过程中都必须时刻牢记这一宗旨，优先服从这一共同目标，并且将它落实在行动中。他们已经形成一个以全科医生为核心的全科医疗总团队和分团队，卫生院是一个总团队，下面有三个分团队。他们要有一个全面体现全科医学思想的工作计划，这个计划说明了全年有哪些主要工作，预期目标是什么；全年各个时段都有哪些工作，具体任务是什么，这些任务分别由哪个团队来完成，团队成员是谁；每个成员的岗位任务是什么，完成工作任务的指标是什么；并且进一步明确每项任务都由谁来干、在哪干、怎么干、何时干、达到什么指标、需要哪些资源？如何评价卫生院工作目标的完成情况，如何评价每个团队工作任务完成结果，如何评价每个团队成员的工作绩效。

接下来就是把这个计划转化为卫生院和它所在服务区域内村卫生室的工作内容和任务。

医疗工作由第 2 组团队负责，全科医生负责总协调，几名专科医生（内儿科、外科、中医、妇科）分别在各自的科室开展医疗服务。

卫生院接待前来寻求服务者的地点是服务大厅，这里安排了具有丰富经验的护士负责，通过了解每个服务需求者的基本情况，把顾客分诊或者护送到不同的服务地点。同时，也负责接待和安排预约就诊的病人。

如果指征明确，可以直接把病人安排给专科医生，如把牙痛的病人送给牙科医生，把孕妇送给妇保科医生，把骨折病人交给外科医生处理。对于指征不明确，判断不清楚属于哪个专科的病人，则交给全科医生处理。当然，无论是专科医生还是全科医生，凡是在卫生院工作的，其责任都不限于处理疾病，同时，要对病人的后续医学照顾负有责任。而全科医生则关心的内容和范围还远不止这些，他还要定期或者根据约定到病人家中访视，了解其家庭生活环境、生活状况、卫生习惯，从与病人及其家人的交谈中，发现这个家庭的健康观念、对待病人和疾病的态度，为病人后期康复，同时也为家庭其他成员提高健康意识、预防疾病提出规划意见或者提供咨询。全科医生善于与病人家人讨论，取得共识，劝说其他家庭成员科学细微的照顾好病人，鼓励病人树立战胜疾病的信心。对家庭存在某些问题如贫困、传染病、不和睦、独居、留守老人和儿童等情况，与当地乡政府、村委会相关部门进行沟通，努力为这样的家庭争取社会救助，改善健康条件。

全科医生不是处理疑难杂症的医生，而是用超越专科医生专业界限的思想和方法分析判断病人的临床问题；全科医生不是什么也懂一点而什么也不精深的医生，他们是经过良好临床专业训练而具有全科医疗技能的医生；全科医生也不是包揽所有服务工作的医生，而是协调服务并且指导或者带领团队按照全科医疗服务要求开展工作的指导者。全科医生有深厚的医学专业背景和临床能力，能够洞察病情并且决定适宜的转诊时机。

在乡镇卫生院，全科医生和专科医生之间有良好的互动，病人可以在他们之间互相转换，专科医生看过的病人，可以再由全科医生给予全面指导。全科医生认为有必要，可以把病人转交专科医生处理，这个必要就是已经明确是属于哪个专科的疾病。更多的时候是他们需要共同讨论，达成共识，再与病人沟通，提出适宜完善的方案。

一旦被认为某个病人的病情已经超越了卫生院的能力、条件和技术许可界限，如果再勉强处理就会增加病人风险，这时，全科医生要毫不犹豫地决策，尽快与上级医疗机构联系协调，派合适的专业人员把病人转送到目的地。如果转送风险很高，也可以请上级医疗机构专家来乡卫生院一起处理。

如果病人需要全科医生处理，他将经历一个更加系统和全面的医疗照顾过程。全科医生会把疾病与环境、家庭、社区、文化、行为等联系起来，会对病人的心理状况、人际关系、工作特点、经济情况进行全面考虑，他要全面分析病人生理、心理、社会因素，辨别出主要影响因素。渐渐地，这种思维和行为被卫生院各个团队成员认同、接受，变成自觉的服务行为模式。

现在，卫生院来了一位34岁的妇女就诊，她在接诊护士那里诉说了一大堆问题，如经常感觉头晕、失眠，有时心慌气促，容易激动发脾气、疑神疑鬼、腹部胀气，食欲不佳，怀疑自己身患重病等。护士听罢，把她送到全科医生诊室。

全科医生热情地把她让到座位上，认真倾听她的娓娓道来，几乎没有打断过她时而激动、时而痛苦的陈诉。之后，又补充问询了病史，对几个关键问题进行了确认。全科医生给她做了全面细致的体检，没有发现明显的病理体征，详细询问了她的工作和生活环境,了解她与亲戚、朋友和周围邻居的关系,鼓励她对自己的社会关系进行评价。全科医生特别关注了她的家庭生活描述及家庭成员和她本人的成长经历。听她回顾自己过去曾经在省城打工,很富有理想,身体非常健康,决心要打拼一番,实现个人抱负。特别在意她重音强调的一段:成功之路十分艰难,奋斗了 5 年,成效不大,于是,在家庭的压力下,只好回来结婚生子,之后,伴随着她的是缠绕全身的病痛。全科医生调出她全家人的健康档案,查阅其家庭成员的健康信息和她本人的健康状况记录,发现她丈夫长期在外打工,她与患有精神病的婆婆和 10 岁的儿子一起生活。为了慎重,全科医生又请内科医生进行会诊,确认没有明显器质性病变的证据,并且进行了讨论。全科医生运用医学、心理学和社会学原理与她分析和讨论病情,得到病人认同。最后,全科医生为她提出 3 种可供选择的解决方案,并且分别说明每一种方案的优缺点,包括可能的效果、便利性和大概费用。还告诉她应该如何照顾有病的婆婆,如何教育和帮助即将进入青春期的孩子,如何与丈夫保持密切关系,如何调整自己的心态和生活方式等。由于她需要回去考虑好以后再作出最有利的选择,所以,全科医生给她开了中草药之后,将她送出诊室,告诉她如果有问题可以随时电话咨询,一周之后再来。

　　全科医生在她的健康档案里详细清楚地记录了这次就诊信息。

　　全科医生在公共卫生服务中担负什么任务?负责公共卫生服务的工作与医疗工作有明显不同。第 3 组工作团队专门承担本乡的公共卫生服务工作。如有必要,全科医生要参加到公共卫生组的服务活动中。这是因为他必须了解公共卫生服务的各项工作和取得的结果。如调查分析高血压和糖尿病的患病率、患病人群特点与趋势(年龄、性别、工种及家庭倾向等),检查和指导对高血压和糖尿病病人的管理,了解病人依从性,讨论每个病人的用药情况,对社区居民开展干预措施;要仔细了解妇女和儿童保健工作进展情况,免疫规划完成结果等。其中,很重要的一项任务是培训和指导全乡乡村医生如何管理慢性疾病、如何规范实施公共卫生项目。

　　乡镇卫生院每年都会针对 6112 户居民制定健康计划,分别记录下每户的特别情况,各位乡村医生按照全乡的工作计划加入到不同团队,承担属于自己管辖范围的具体任务,与卫生院形成紧密协作关系。22 个责任村的 32106 个居民(另有 21 人多年在外打工未归未建立健康档案)的健康信息分别被记录在乡卫生院信息系统和村卫生室信息系统。全乡的卫生工作计划及其分计划可以随时被清楚地阅览和备注。有关各村免疫规划、家庭卫生、学校卫生、饮水卫生、食品安全、环境问题、妇儿保健、健康教育、计划生育、流动人口健康管理、慢性病管理、传染病管理等具体任务及团队责任分工都可以在相应时段显示。虽然他们新型管理模式发挥的作用还很有限,但是为了所有居民健康共同追求的一致性工作目标的行动机制已经形成,全科医生正在实践并引领其他工作人员一起为之奋斗。

他们的工作思路已经延伸,如本乡村有人要去流感流行的地区,有人准备外出从事冒险活动(如登山),有的家庭产生矛盾呈持续冷战状态,村子里有意外伤害危险隐患(如未设防的枯井、池塘、危险物品等容易使儿童意外伤害的潜在威胁),村子里污水横流垃圾如山,工厂排放有毒有害废物,诸如此类,乡镇卫生院对此是否负有责任,该怎么办? 这些事情与生命和健康有多大关系? 这在以往的工作中几乎与医护人员无关,甚至可以漠不关心。可是,全科医疗服务则不然,要关心这些事情,也要对这些事情负责,因为这些问题拖累卫生院工作目标的实现。全科医疗团队成员有责任提醒准备去流感疫区的人,如果坚持要去,任何一个团队一旦获得信息,就应该给予指导和帮助,告诉他可能有哪些健康风险,应该注意什么,用什么方法预防疾病传染。团队有责任告诉外出远游的人,应该特别注意什么,对于可能发生的身体伤害和意外应该有什么准备,万一发生应该如何应急处理。团队有责任把村子里有可能造成儿童意外伤害的隐患报告给当地管理部门,并协助进行安全处理。如果村子里污水横流垃圾如山,依然事关全科医疗团队,因为污水垃圾会污染水源、滋生病原,危害居民健康,所以要协调有关部门解决。可见,全科医生团队不是只关注是否有病的问题,而是想方设法追求让人们不得病、少得病的目标。

全科医生要花费很大心思谋划如何把各科医疗与公共卫生融合起来,以往这项工作似乎是个盲区。由于沿袭以往各自为政的工作已经轻车熟路,改变将意味着逢山开路、另辟蹊径,这种与收益没有关联的付出,谁肯冒其风险呢? 但是,全科医生和全科医疗团队则不然,他们与此有关联,因为对全科医疗团队的评价是有效地将医疗和公共卫生有机整合才可以产生的结果。在卫生院,临床医生与公共卫生医生合作最关键的环节首先是双方信息的相互交流,临床医生发现的问题要与公共卫生医生讨论,如某一时期各科收治的腹泻病人陡然增加、发热病人增多或者发现药房某种药物销售数量明显增加等信息,都会被团队捕捉并加以分析,从而作出科学判断,制定应对预案。临床医生针对具体病人的诊断治疗,而在公共卫生医生那里的判断就会指向人群,他可能为有同样表现的病人揭示一个苗头,寻找到确切原因。公共卫生医生也要把他们的有关信息通报给临床医生,如目前周边地区感冒流行或者小儿皮疹病人增加、水源由于洪水泛滥污染、某种疾病呈现显著上升趋势等,专科医生就需要引起警觉,留意就诊病人,研究诊治方案,提高处理能力。全科医生要把相关人员招呼到一起,讨论分析这些问题对于本地区居民可能引起的健康威胁并提出应对策略,从健康教育、预防、诊断、治疗、保健等方面制定一揽子计划。

全科医疗团队最具挑战性的工作,是经常组织临床医生和公共卫生医生,包括乡村医生共同组成的团队,有计划地深入到重点人群如留守老人和儿童家中,向他们讲解和演示正确的生活行为、健康的饮食结构、老年保健、家庭良好卫生行为的形成等内容,努力实现有效的行为干预。去残疾人家中进行健康教育和康复训练指导,帮助他们解决一些单靠卫生院难以解决而需要协调社会资源共同解决的困难,鼓励他们增强战胜疾病的信心,争取早日回归社会。这个团队成员需要有一种知难而上、锲而不舍的顽强精神。他们既需要勇气和信念,也需要有大爱、正义、厚德的品质。

全科医生要努力成为社区领袖,积极参与与居民健康有关的决策之中,为有利于公众健康提出建议,增加话语权。

全科医疗团队一个很有用的工具是社区、家庭和居民的卫生与健康信息,它是一种通用语言,可以表达整个区域的卫生服务供求状况。目前,覆盖乡村卫生服务机构全面、系统、连续和不断更新的卫生和健康信息数据系统已经普及使用。全科医疗团队成员要经常浏览和分析这些信息,从中发现健康问题、健康需求和未来趋势,对科学设计工作计划和发展规划非常有用。

一个乡镇的卫生服务供给,可以通过全科医疗服务来实现,但却远非是一两名全科医生所能完成的。一名甚至几名全科医生,他们的技能、责任和时间是有限的,可是乡镇居民的卫生服务需要可能是广泛无限的,于是就需要建立全科医疗服务团队来共同完成。

全科医生除承担医疗预防保健等服务工作外,新型农村合作医疗制度和城镇居民医疗保险等医疗保险的守门人也是他们责无旁贷的责任,在保障签约居民健康的同时,必须对提高新型农村合作医疗资金使用效率负有责任。在与卫生院全科医生兴奋而充满期待的交流中,我们都刻意回避了一个不可逾越的问题,那就是,全科医疗团队工作绩效如何与团队成员利益和职业发展挂钩,守门人所创造的效益会用什么机制给予回报,并且激励其再接再厉。

2.2.2 全科医疗团队

什么是全科医疗团队(general practice team)?简单地说,全科医疗团队是为实现全科医疗服务目的,以全科医生为核心,包括各有关专业人员组成的全科医疗服务协作共同体。通过这种组织形式,有利于合理利用每一个成员的知识、技能和智慧去协同工作,解决问题,达到共同的目标。也可以说,全科医疗团队是为完成某项工作任务,实现特定目标组成的特别工作小组。它的关键标志是"共同目标"、"良好协作"、"专业互补"。我们要把乡镇卫生院的组织结构逐步打造成为全科医疗团队,需要有两个重要改变,一是改变原有的组织结构和认知模式,使乡镇卫生院集体形成一个总团队,使其树立良好的团队精神和文化氛围,使各自为政的岗位人员在实现共同目标中同心同德、能力互补、尽职尽责、发挥作用。二是改变管理形态和工作模式,使卫生院的工作任务以团队形式去创造性地完成,工作团队会因为任务不同而经常形成不同组合,从而加强他们对组织使命感的认同和协作精神的养成。特别是在规模较大的卫生院,经常会形成不同的专项任务工作团队,卫生院每一名工作人员都有可能成为完成某个目标和执行某项任务的团队成员,从而把大家的思想和行为统一到全科医学框架内。我们更希望通过团队建设打破目前卫生院的人事管理和组织结构,通过团队作业淡化各专业的学科界线和思维模式。

为什么全科医疗服务需要以团队的组织结构来实施呢?当有人质疑变革的时候,往往会提出这样的问题。

之所以称为团队,是因为"团队"有一种与以往组织大不相同的团队精神和团队规则,这是团队区别于其他组织形式的关键。乡镇卫生院虽然是一种独立设置的卫生服务机构,但是不具备团队的主要优势,它缺乏目标的高度一致、工作的密切协作、技能的相互弥补、决策的集思广益。临床专业人员关心的是医疗,公共卫生专业人员关心的是项目,临床医学与公共卫生之间的裂痕依然存在,从而弱化了为实现共同追求的目标而协同奋斗的责任和使命意识。所以,与团队优势相比,难以更好地完成全科医疗服务任务。

从理论上说,全科医疗团队应该能够体现如下优势:

全科医疗团队优于以往组织的第一个特点是,全科医疗团队是一个具有高度共同认知的组织。团队成员对全科医学理念的认识、理解和实践是一致的。团队成员能够自觉地将所有居民的健康作为共同追求的目标,采取一切有效和可能的措施保障他所服务的人群处在健康状态。

全科医疗团队优于以往组织的第二个特点是,团队是一个具有良好沟通效果的组织。首先是团队成员之间有良好沟通,不断汲取建设性意见,完善团队工作。其次是与居民广泛沟通,听取群众意见和需求,改进服务提供,从而取得居民的信任、支持和配合。良好有效的沟通也容易使群众理解工作意图和工作方法,调动广泛参与的积极性。

全科医疗团队优于以往组织的第三个特点是,团队是一个专业互补的组织。基层卫生服务机构规模小,人员少,岗位有限。但它所提供的服务则是全面、多领域和多学科的。克服这一短板,工作人员之间的专业互补非常重要,团队容易使每个成员的个人优势最终形成组织优势,最大限度地使有限的人力发挥出更加全面更加高效的作用。

全科医疗团队优于以往组织的第四个特点是,团队具有强大的互动和创新精神。开展全科医疗服务需要工作人员之间具有良好的互动和协作。全科医疗服务的多数任务都很难由一个人来独自完成,需要集体协作,同时需要服务方式方法的不断创新,使团队不断焕发生机和活力。如果缺乏良好的互动,创新就难以实现。互动需要有效沟通、相互宽容和鼓励。团队内,允许任何一项新创意的提出和争论,支持任何一个有益的创新和建议。成员之间互相欣赏和鼓励,对每个成员的劳动给予认可,这些都可以通过互动来实现,从而保障团队生机不断、激情高涨。

全科医疗团队优于以往组织的第五个特点是,全科医疗团队是一个荣誉共同体。全科医疗团队的绩效和贡献,是所有成员努力的结果。团队的荣誉是由所有成员共同努力取得的,每个成员的失误或消极都会对团队造成伤害,同时团队受到的影响又会通过居民评价反馈回来。在这样的组织中,全体成员责任共担、荣誉共享、利益共同。因此,团队成员必须有集体观念、组织观念和强烈的责任意识(图2-1)。

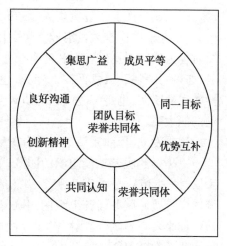

图2-1 团队特点示意图

全科医疗团队的上述特点,决定了我们如今的选择。

全科医疗团队可以按照以下3种类型设计和组建:

第1种是问题解决型团队。这种团队组建的目的是为了解决某种特定问题。如某村发生了一种传染病并开始流行,县卫生局紧急组建一支工作团队,团队成员包括县卫生局负责人、县疾控中心专业人员、县医院医生、乡卫生院有关人员。团队任务是进行流行病学调查、对病人进行临时处置、采集病人样本等,为分析和判断传染源、明确诊断提供资料。同时,采取控制传染源、切断传播途径、保护易感人群的措施。问题解决型团队是针对出现的问题而组建的,随着问题的解决,团队工作结束。

第2种是自我管理型团队。这是一种相对授权程度较高、相对独立的团队。当工作目的和任务明确后,团队可以设计工作任务,开展工作活动,并可支配授权的资源。这种团队更具灵活性,会随着工作的进展合理安排时间和修正工作计划,使工作效率更高。如乡卫生院为开展计划生育宣传工作组建一个工作团队。团队成员由计划生育工作负责人、计划生育技术人员、心理医生等组成。其任务是在全乡成年妇女中开展计划生育健康教育活动,使妇女获得基本的生育知识,了解各种避孕方法的适应情况和副作用,掌握1~2种避孕措施。通过该活动,使成年妇女避孕知识的知晓率达到95%以上。该团队可以自行安排活动场所、行动路线、采用适宜的讲解演示方法。自我管理型团队的成员需要有一定默契,能够根据需要担任某种角色,即使这个角色不很重要。每个成员能够不加保留地奉献自己的智慧和技术,为有效实现工作目标充分发挥自己的作用。

第3种是多功能型团队。这是一种针对较大目标而由不同任务组成的工作小组。例如,乡镇卫生院组成巡回医疗组,对全乡居民开展一次疾病筛查活动。团队成员由卫生院负责人、城市支援农村的医生、全科医生、公共卫生医生、护士及辅助检查人员组成。团队按照工作指南为群众提供疾病筛查服务,同时也为健康人提供咨询和健康教育服务;该团队既接诊内科病人,也接诊外科、妇科、儿科病人;既面向老年人,也照顾妇女、儿童。这种团队是一种自主性较高的团队,也是解决问题的团队。对团队成员的协作、共事能力及解决问题的能力要求较高。

调查发现,目前乡镇卫生院有3种具有代表性的团队组织形式。

一是按照服务功能组织的团队,卫生院根据服务功能组成医疗团队、保健团队、护理团队、公共卫生服务团队等,这些团队结构比较稳定,工作比较系统。二是按照服务任务组织的团队,如免疫规划执行团队、巡回医疗团队、结核病健康教育团队、健康档案建立团队、肠道传染病流行病学调查团队等,这种团队通常随着任务的开始而成立到任务完成结束。第三种是乡镇卫生院与乡村医生结合的"包片"团队,如由卫生院2~3名工作人员(全科医生、护士、公共卫生医生或者保健医生)和每个村(3~5个村)的一名乡村医生组成团队,负责这些村的卫生服务工作,这种团队也比较稳定,负责该片区域的所有公共卫生服务。

全科医疗团队应该怎样开展工作?

第一,准确理解和解释工作目标和工作任务。工作目标指的是团队工作要达到的结果;工作任务指的是团队实现预期目标需要开展的活动。全科医疗团队的每个成员都必须十分清楚并且能够准确理解和解释工作目标,知道哪些是实现预期目标必须要做的,哪些与实现目标关系不大;团队成员必须能够准确地界定自己的工作职责和所要执行的任务,能够判断哪些任务与技术存在风险。

第二,按照工作任务特点组织团队。组织团队是团队工作的基础。组织团队的基本原则包括,根据任务范围确定团队成员的专业构成,根据任务复杂程度和难度确定团队成员的能力、经验、资格,根据工作任务量确定团队成员的数量,根据团队成员个性特征确定团队负责人(团队长)。团队工作的质量取决于工作任务量的大小和复杂性、艰巨性。一个全科医疗团队的成员数量以能够胜任工作任务为宜,把卫生院整体视为一个团队,或者按照工作任务类别组织不同团队,这些均以能够按照要求实现工作目标为标准。

第三,使团队成员达成共识。共识是团队成员对工作目标和工作意义的一致性认识。共识是形成共同意志和凝聚力量的基础,只有达成共识的团队才可以担当责任,形成合力。很少情况下团队成员会对即将开始的工作没有任何意见和建议,这很正常,重要的是要把这些不同看法趋向一致,最好的办法是通过讨论逐渐凝聚共识,不应该设防某个成员发表不同意见甚至是反对意见,大家的所有意见在宽松的气氛中发表出来以后,再进行引导和解释,通过解答、释疑,因势利导,集思广益,吸纳正确意见。鼓励而不是批评或者挖苦提出不同意见的人,以致达成最后的一致。讨论是提高认识和凝聚力量的极好方法,每个人的建议或多或少地被采纳,他就会感到这个团队有我献计献策的贡献,如果否定它就意味着否定自己。

第四,制定严格的工作规则和计划。计划是工作活动的具体安排,包括活动时间、地点、任务、实施者、完成标准、所需资源等。规则是怎么做、依据什么做、什么是对的、什么是错的,错了怎么办、出现问题向谁报告,改变细节经谁批准,出现分歧如何解决、违反规则会受到什么处罚等。团队工作必须按照计划进行,团队成员必须依据规则行事。工作规则和计划要人手一份。

第五,团队成员的分工与协作。按照工作计划,将工作任务分配给每一位成员,并应该得到积极响应和踊跃接纳。在分配任务时,一定要充分考虑每个人的专业特长、工作风格、个人性格、人际关系等因素,把合适的任务分配给合适的人。一份可行的分工计划应该明确每项活动由谁去完成,如果需要他人协助,由谁去协助。

第六,团队成员按照计划执行任务。计划必须通过实施才能产生结果。经过准备,计划将要在团队成员的共同努力下一步步变成现实。各项活动应该严格按照工作计划去落实,如果某些变化改变了预计的工作前提,应该重新修改计划,但是,除非紧急情况没有给出讨论时间就必须改变计划的特别情况如抢救病人,否则,任何一个成员都不应该自作主张,擅自改变工作流程和活动安排。在执行任务过程中,掌握工作标准是最重要的,不可以为了完成任务而放弃质量,特别是在操作高风险和高难度任务时,事先必须精心准备、进行复习,把完成任务必须的因素和条件考虑周全,严格按照计划和规范执行。

第七,对团队工作进行监督指导。监督的功能是发现问题、防止团队工作脱离计划、违反规则;指导的目的是为了纠偏和解决问题,促使团队工作按照预定目标继续前进。监督指导分为内部和外部两部分,团队内部应该有监督人员,发挥经常性监督作用,按照工作任务和指标逐项对工作计划进行审查、检验,以判断其是否按照团队规则和计划执行,有无偏离目标。有时,监督是相互的,即执行 A 任务的成员对执行 B 任务成员的工作情况进行监督,下一工序的成员对上一工序的成员进行监督,团队负责人对全部工作负有监督责任。外部监督指导是由团队以外第三方面人员组成的督导组对团队工作进行监督指导。

第八,对团队工作和成员绩效进行评估。对团队总体工作和每个成员的工作进行评估,可分两个层面进行,首先是团队自评,由团队内部对每个成员完成任务的情况作全面考量,如团队工作目标实现程度和质量,每个成员完成任务的情况。其次是外部评估,即由团队以外人员对团队工作进行评估,如团队整体工作进展如何,工作指标完成了多少,存在哪些问题,改进措施是什么。对个人的评价应该充分体现公正和公平,能够真正反映每个人的成就,尽量使用可以量化的指标,采取一致方法,以增加评估的信度和效度。评估是个双刃剑,评估准确,大家信服,可以起到激励和鞭策作用,反之,容易引起不满,削弱工作积极性。

我们应该追求缔造和经营一个高效团队。不仅要构建全科医疗团队,而且要把它打造成高效的全科医疗团队。对于卫生院而言,这既是一个组织形式转变的过程,更是一个工作思路和工作方式转变的过程。在管理上,我们需要不断地强化工作人员的团队精神,引导他们接纳并且遵守团队工作规则,训练他们适应团队工作的方式并且形成习惯,鼓励他们自觉地成为合格的团队成员;在技术上,要通过多种形式培训,不断提升他们的专业素质、胜任岗位能力和服务水平,把乡镇卫生院打造成为完全胜任全科医疗工作,更加高效和富于生机的团队。以下是缔造和经营高效团队的 8 项要素。

第一,团队必须有清晰的目标,而且每个团队成员都必须非常清楚。高效团队对所要达到的目标有清楚的了解,并坚信这一目标包含着重大的意义和价值。同时,这种目标的重要性还鼓励着团队成员把个人目标凝聚到团体目标中去。在有效的团队中,每个成员都愿意为团队目标作出承诺,清楚地知道希望他们做什么,以及他们怎样协作完成任务。

第二,每个团队成员都须具有相关的技能。相关技能指的是为实现某项目标、完成岗位任务应该具备的专业技术和能力。高效团队是由一群能够胜任的成员所组成,他们具备实现理想目标所必需的技术和能力,而且具有相互之间能够良好合作的个性品质,从而出色完成任务。后者尤其重要,但却常常被人们忽视。有精湛技术能力的人并不一定就有处理群体内关系的高超技巧,高效团队的成员则应该兼而有之。

第三,团队成员之间必须相互信任。成员间相互信任是有效团队的显著特征。也就是说,每个成员对其他人的品行和能力都确信不疑。我们在日常人际关系中能够体会到,信任是相当脆弱的,它需要花大量的时间去培养而又很容易被破坏。而且,只有信任他人才能换来被他人的信任。专业技术人员养成信任同事的品质十分重要,乡镇卫生院是一个对外服务共同体,互相拆台和诋毁对所有人都有害无利。需要强调的是,组织文化和管理层的行为对形成团队相互信任的群体氛围很有影响。如遵循崇尚开放、诚实、协作的原则,同时鼓励员工的参与和自主性,就比较容易形成信任的环境。

第四,团队成员要有一致性承诺。高效团队成员对团队表现出高度的忠诚和奉献称之为一致性承诺。有对成功团队的研究发现,团队成员对他们的群体具有认同感,他们把自己属于该群体的身份看作是自我的一个重要标志。因此,承诺一致的特征表现为对团体目标的奉献精神,愿意为实现这一目标调动和发挥自己的最大潜能。

第五,团队内部要有良好的沟通。沟通是高效团队一个必不可少的特点。团队成员通过畅通的渠道交流信息,包括各种言语和非言语信息。此外,卫生院管理层、团队长与团队成员之间健康的信息反馈也是良好沟通的重要特征,它有助于管理者指导团队成员的行动,消除误解。在高效团队中,成员之间应该能够迅速而准确地了解彼此的想法和情感。

第六,团队成员要具有良好沟通的技能。以岗位为基础进行工作设计时,团队成员的角色由工作说明、工作原则、工作程序及其他一些正式文件明确规定。但对于高效团队来说,其成员角色灵活多变,总在随着工作需要不断进行调整,这就要求团队成员具备充分有效的沟通技能,由于团队中的问题和关系时常变换,成员必须能够通过有效沟通应对和处理这种情况。

第七,团队要有恰当的领导。团队领导就是团队的负责人,如团队长。团队领导的使命是正确把握团队工作方向,准确解释团队工作计划和规则,阐明变革的可能性;鼓舞团队成员的自信心,帮助他们更充分地了解自己的潜能;团结、带领、鼓舞大家进行卓有成效的努力,协调团队内外有关事项,特别是总能给团队带来新的希望和激情。团队领导是团队中的一个成员,不可以凌驾于团队之上发号施令。有效的团队领导应该能够引领团队跟随自己共同度过最艰难的时期,因为他能为团队指明前途所在。高效团队的领导往往担任的是教练和后盾的角色,他们对团队提供指导和支持,但并不试图去控制它。

第八,团队必须得到内部和外部的支持。高效团队最后一个必须的条件就是它的支持环境,不是孤军奋战。内部支持条件,包括应拥有一个合理的基础结构,包括胜任力培训;有一套易于理解的用以评估团队成员总体绩效的测量系统;有一个能够起支持作用的人力资源系统。恰当的基础结构应该能够支持并强化成员行为以取得高绩效水平。外部支持条件,是指管理层应给团队提供完成工作所必需的各种资源。

乡镇卫生院及其所属范围内承担共同责任的村卫生室,应该逐步形成以全科医疗团队的组织模式开展工作,这不但可以形成具有共同目标的工作队伍,也可以凝聚乡村二级卫生服务力量,实现服务网络资源共享,提高工作绩效。近年来在一些地方推行的"乡村一体化"就是一个雏形。如果真正成为乡村一体化的全科医疗团队,乡村医生可以根据工作任务需要随时加入团队,这是一个需要培养训练才能逐步转变的过程。团队是对依赖长久的组织管理模式的改革。全科医疗团队培训和全科医生培养的一个最为重要而艰巨的任务就是团队精神的形成。

我们期待每一个乡镇卫生院都将是一个出色高效的全科医疗团队,每一个卫生院工作人员都将是一名优秀的团队成员,团队精神将为更新卫生院原有文化,形成卫生院崭新风貌创造契机。

2.3 全科医疗服务机制与原理

引入经济学原理构建全科医疗服务的行为模型可能是有效的。但是,其构件必须满足四个条件:一是工作目标、工作结果、相关投入是密切关联而相互反馈的;二是完成目标后的成本剩余会创造出利润空间;三是利润可以与全科医疗团队工作绩效挂钩;四是全科医生-签约居民-资金管理机构(保险公司)的相互制约机制健全。

选择在乡镇卫生院从事全科医疗工作,不仅是为了生存的需求,也是实现自我价值的期盼。然而,促使他们能够尽心竭力、尽职尽责为基层服务并且最大限度发挥聪明才智的动力,远不止是依赖强烈的责任感、精湛的技术和崇高的敬业精神就能如愿以偿,还必须有足以能够推动和激励全科医疗团队在基层埋头苦干、锲而不舍地安心工作和不断创新超越的支持措施,如建立吸引卫生人才到基层特别是到农村服务的有效激励制度;建立以经济杠杆为调节手段的激励全科医生努力工作和不断进步的机制。如果没有这些支持措施,只靠团队成员的满腔热情去实施全科医疗,只能是一个难以为继的短暂行为。

全科医生究竟是谁的守门人?守什么门?这要从如何把全科医生的责任和利益捆绑在一起去设计。如果全科医生为了个人利益去守门,从而去认真履行自己的责任,这符合大多数人的法则。责任落实得越好,绩效越高,那么所获得的利益就越多。如果全科医生作为医疗保险公司的雇员,替保险公司守门,守住保险金的第一道门,其行为必然会表现出保险公司希望的那样,最大限度节约经费,他本人及其团队从中获得更大回报。这种机制必须要控制好 3 个风险,第一个风险是守门人会为了追逐利益在服务方面偷工减料、降低服务质量,比如为了降低成本而减少使用各种需要付费的治疗和服务,把应该转院的病人留下来拖着(因为病人转院以后的医疗费用也列入守门人的支付账户)。防范风险的办法如,让全科医生与服务对象签约、保险公司与投保人签约,保险公司与全科医生签约。全科医生对保险公司所负的责任是控制好费用,节约成本;全科医生对服务对象所负的责任是满足其健康需求,提供优质服务;保险公司对于全科医生的优质服务和控制成本给予激励。服务对象如果对全科医生的服务不满意可以不再签约,全科医生如果漫不经心、不负责任,会遭到保险公司解聘,全科医生服务质量不高、造成不必要的支付费用,个人利益也将受到损失。无论哪种结果,都是全科医生难以承受的。第二个风险是保险公司为了利益最大化减少服务项目支付,比如,降低服务的种类、数量和标准;全科医疗服务的核心是必须把保障服务对象的健康作为基本目标,居民不得病、少得病、把患病风险降低是共同的努力方向,也是评价的关键指标,而不是把看了多少病人、住院多少病人作为评价指标。假如签约对象中没有人得病,保险公司可以提高利润,全科医生因此也增加报酬,居民减少了病痛折磨,社会节省了财富,是皆大欢喜、多方共赢的事情。因为保险公司是商业运作,失去信誉和被公众唾弃的结果就似给自己挖个坟墓。第三个风险是健康保险资金与服务提供之间的博弈。比如政府会要求提供更多服务,投保人会抱怨提供的服务不满足需求。这就更需要保险公司加强经营,保险公司会寻找专家进行科学分析和研究,通过对以往资料的分析和对现有状况的研究,运用医学、公共卫生、经济学、社会学等方法,科学评价公众健康状况,预测未来趋势,较为准确的计算资金与服务的比值,与居民签约一份公平合理、共同认知的协定。

这一学说可以通过以下方略予以说明。

负责一定规模(如 2000 人口左右)的签约居民,由 1 名(或者 2 名合伙)全科医师负责,同时根据需要招聘若干社区护士、公共卫生医生、专科医师、心理医师或者其他人员组成全科医疗团队,甚至可以招聘若干非全日制工作人员。全科医师对所服务人口的健康保险公司承担"守门人"的责任,即全科医师在组织医疗卫生资源、提供健康服务时,必须对资金的合理高效使用和费用控制负责,把好资金使用的门。也就是说,全科医师是健康保险公司的守门人。为了达到在提供良好健康服务、满足居民健康需求的同时,最大限度地节省资金的目的,他们会制定更加完善的措施,使用更加有效的方法技术。

保险公司与签约居民(投保者)签订协约,也与他所雇用的全科医师签订协约,全科医师与签约居民签订协约。全科医师既对保险公司负责,也对签约居民负责。对保险公司负有有效控制资金的责任,对签约居民负有提供健康服务的责任。全科医疗服务过程实行"首诊负责制",规定所有签约居民如果需要医疗保健服务,要看的第一个医生就是有签约关系的全科医师,全科医师认为有必要,可以决定转诊,转到哪家专科医院或者哪个专科医生,则由全科医师与病人讨论以后选择。病人转到专科医院的医疗费用也将从其健康保险预算费用中支付。根据科学测算,健康保险基金的超额或者结余都与全科医疗团队收入分配挂钩。为防止全科医疗团队为了省钱而降低服务标准,全科医师的聘用实行签约制,如果签约居民数量少,不足以支持全科医疗团队的活动,这个全科医师率领的团队自然就无法继续存在,他将被更好的全科医师及其团队所取代。所以,节约费用的办法难以从偷工减料和降低服务质量中谋取。那么,既要提供满意的服务,又必须节约费用,最可行的出路只能是提高服务能力和服务水平,把问题解决在自己手里。

如果全科医疗团队得到附近区域内有流感流行的信息,会格外引起关注和重视,迅速开展健康教育活动,甚至服务上门,采取应对措施早期预防。因为,把某种正在流行的传染病挡在本服务区以外,他们所服务的居民就会少被感染,少得病的直接结果就是省钱,这意味着绩效。对于前来就诊的病人,他们会用最有效而精湛的技术实施处理,能通过一般检查手段确定诊断的,就尽量不选择多余的辅助检查项目,因为任何一项辅助检查都需要设备和耗材。当然,这些是花钱买来的。但是,也不会为了省钱而不认真履行职责,因为误诊或者敷衍导致的病情恶化将要付出更大代价。如果来了一个腹痛病人,全科医师会作认真细致全面的询问和检查,任何疏忽、麻痹大意、错误操作都可能造成误判或者失误,失误的后果可能带来无穷的损失。如果能够通过一般检查确定的阑尾炎,开出的检查单就很局限。但是他必须有把握判断该腹痛究竟是阑尾炎还是胃痉挛,因为两者治疗路径大不一样。如果是阑尾炎,他也必须能够洞察阑尾炎穿孔的迹象,因为单纯性阑尾炎和阑尾穿孔的处理成本和后果差别显著,费用也悬殊。"守门人"在选择用药上,也极为精打细算,能用一般药物解决问题的,也尽量不用昂贵药物,因为使用昂贵药物受到损害的不仅仅是病人,还有他们自己,但是也绝对不会为了省钱而放弃用药,甚至脱离规程用药。因此,全科医师非常清楚提高技能的深远意义(图 2-2,图 2-3)。

当然,不仅仅是经济方面的影响,个人声誉有时候可能比经济得失还重要,一个声名狼藉的医生带着能被查询到的不良记录还能在医道上执业吗?哪个老百姓会与这样的医生签约?所以,收受红包、回扣、不负责任等行为导致的严重后果与若干年医学院学习的付出相比孰轻孰重,自会有明智的选择。

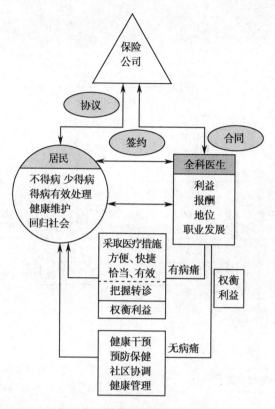

图2-2 全科医疗服务行为模型

这是一个完全基于市场经济环境下的实践产物,是一些西方国家历经按服务项目付费、按病种付费等方式仍然不能有效控制医疗费用快速增长的背景下诞生的。可以看到,保险公司没有放过任何一个可以利用雇员价值的机会,他们充分利用了经济杠杆的作用,促使人们为了个人利益去兢兢业业工作,同时也给人们的职业发展和自我实现创造了舞台。当然,他更是迎合了医生和卫生工作者崇高的个人追求和价值观、信仰、使命感、为事业的奉献精神。笔者在澳大利亚悉尼和美国加州等地分别拜访过那里的全科医师,他们没有说出多么高尚和激动人心的话,只是告诉我们这是他的责任,他们非常喜欢和敬重这份职业。完全能够从他们的表情中看出那种毫不动摇、认真负责、兢兢业业的态度和精神。这种设计的生命力在于它不断对政策进行调整,向着更有利于全科医师利益的方向发展,例如,最早全科医师的地位和待遇并不高,特别是那些高高在上的大医院的专科医师并不认同全科医师的能力和作用,为此实施了"首诊负责制",如果大医院的专科医生不与全科医师进行良好协作与沟通,那么,赋予全科医师可以决定转诊病人到哪家医院和找哪个专科

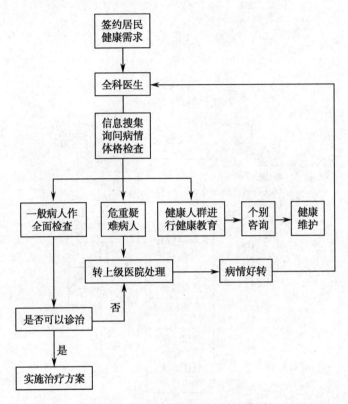

图2-3　全科医疗服务病人处理模型

医生的权力,就有可能使那些不愿意合作的专科医生失去病源,如果没有病人,再高傲的专科医生也发挥不了作用。全科医师的地位就这样得到了提高。但严格的执业制度又控制着他们之间难以形成利益链条。就此政策,有效改善了全科医生的处境和地位,有了地位也就有了影响,有了影响就有了顾客,有了顾客就有了利益,当然,也有了更好的职业生涯。

2.4 全科医疗团队培训与全科医生职业发展

期待有足够的全科医生在我们幅员辽阔的土地上推行全科医疗服务,通过全科医疗团队的努力和贡献满足群众的健康需求,从而推动医疗卫生体制改革这个巨大的轮子滚滚向前。令人遗憾的是,目前我们还没有那么多全科医生,当然,也就没有那些所需的全科医疗团队。时代只给我们提供了这样的机会,用最短的时间和最小的成本培训基本能够胜任岗位的全科医生,用最为快捷的办法和适宜的方式培训基本能够胜任全科医疗岗位的团队成员。到2020 年,如果我们每个乡镇卫生院达到 1 ~ 2 名全科医生或者每万居民有 2 ~

3 名全科医生,估计需要至少 30 万名全科医生。这个庞大的数据与有限的教育资源和培训能力相比,真是杯水车薪。因此,我们必须改革教育与培训去探索和实践新的途径和方式来满足需求。

把现有的基层医生培养成全科医生,实践是最好的培训方法。如果让准备走上全科医生岗位的基层医生明白全科医疗服务的基本原理,并用以指导实践,同时,建立起全科医疗服务的有效运行机制,为他们铺好生存发展的温床,果真如此,相信能够胜任的全科医生就会不断涌现出来。

为了使全科医生队伍不断强大,使全科医生有更加辉煌的职业前景,我们应该在其职业发展方面为其开辟一条广阔的职业通道,包括晋升晋职、流动深造、考评激励等。政策优惠和法律保障是良好而稳定地实现这些内容的基本保证。

2011 年《国务院关于建立全科医生制度的指导意见(国发〔2011〕23 号)》对全科医生的职业发展提出如下措施:

拓宽全科医生的职业发展路径,鼓励地方按照有关规定设置特设岗位,招聘优秀的专业技术人才到基层医疗卫生机构工作。经过规范化培养的全科医生到基层医疗卫生机构工作,可提前一年申请职称晋升,并可在同等条件下优先聘用到全科主治医师岗位。要将签约居民数量、接诊量、服务质量、群众满意度等作为全科医生职称晋升的重要因素,基层单位全科医生职称晋升按照国家有关规定可放宽外语要求,不对论文作硬性规定。建立基层医疗卫生人才流动机制,鼓励全科医生在县级医院与基层医疗卫生机构双向流动。专科医生培养基地招收学员时同等条件下优先录取具有基层执业经验的全科医生。

这是最为实际和现实的政策支持。如果贯彻执行到位,无疑对全科医生的职业发展会产生巨大推力。

2.5 农村卫生人力资源开发策略

全科医生工作在基层卫生服务机构,他们要与那里的卫生工作人员一起组成全科医疗服务团队,所以在培训全科医生的同时,全面开发基层卫生服务机构的卫生人力资源一起加入到团队之中,显然是包括在全科医疗团队培训之内必不可少的任务。1991～2000 年 10 年期间,我们与世界银行合作,对农村卫生人力资源开发进行了系统研究,建立起农村卫生人力资源开发框架,由此奠定了中国农村卫生人力资源开发的基础。其策略是通过人力规划-培训-使用与管理一揽子方案得以实现(图 2-4)。

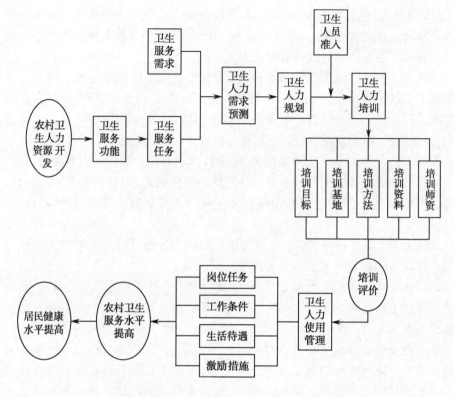

图2-4 农村卫生人力资源开发模型

2.5.1 卫生人力规划

卫生人力规划是根据卫生服务需求对未来一个时期卫生人力供给和配置所做的计划安排。卫生服务需求是人们愿意而且有能力消费的卫生服务量,它主要来源于卫生服务需要。卫生服务需要是根据人们的实际健康状况与"理想健康状态"之间存在差距而提出的对医疗、预防、保健、康复等服务的客观要求,包括个人觉察到的需要和由医疗卫生专业人员判定的需要。卫生服务需求是在大量调查基础上获得的,它与卫生人力现状调查一样,是一项极为艰难而且耗时费力的工作,但它却是卫生人力规划的基础。有了卫生服务需求的数据,进一步测算卫生人力需要量才成为可能。

对未来一定时期某一区域的卫生人力需要量进行预测,回答哪里需要人、需要什么样的人、需要多少人? 人力预测的方法有很多种,如卫生服务需要法、卫生服务需求法、人口/人力比值法、医院模型法以及其他预测模型等,可以同时选择多种方法进行预测,综合判断预测结果。

根据预测结果,确定需要进行规划的卫生人力数量、结构、规格及相关要求。如果要做乡镇卫生院卫生专业技术人员的规划,首先需要完成的是卫生院职能认定和工作任务分析,通过工作任务分析确定卫生院需要的人员数量、专业、能力,建立不同规模和形态下的卫生院人力配置模型。并以此作为人力供给和培训的计划,从而确定在哪些教育/培训机构实施培训以及每个教育/培训机构承担的培训任务。

2.5.2 卫生人力培训

培训是给学员传授其胜任岗位工作所必需的思维—知识—技能—态度的过程。在制订培训计划之前,需要明确培训谁、培训多少人、培训什么、培训要达到什么标准几个关键问题。

培训计划是指导培训实施的具体方案,培训计划要对培训目标、培训内容、培训方式、培训方法、培训时间、培训地点、培训师资、培训材料、培训资源、培训效果评估等各个要素进行详细说明。

清点和分析现有的教育培训资源,根据他们的培训能力和培训专业,把规划中的培训任务分配给能够胜任的培训机构。

培训的实质性工作大都发生在培训机构,如医学院校,那里严格按照规定的教学计划开展教学活动,但对于学员的个体需求难以照顾。而在非医学院校的培训机构如医院,学员则可以根据自己的需求与医院协商一个互为适宜的培训计划。

但培训改革势在必行,因为正在实行的医学教育培训模式必须向人才需求的方向改变路径,必须追随卫生服务需求的变革。

2.5.3 卫生人力使用与管理

按照规划培养出来的合格卫生专业人才,包括全科医生,应该让他们到达最为需要、最为合适的地方,走上最为适宜的岗位,并且能够在那里最大限度地发挥作用。这就需要我们在基层除营造一个良好的工作环境之外,还要解决好他们的生活问题和职业发展问题,给他们关心和希望。这里特别提出两点,一是建立良性管理制度,提高他们在基层作出奉献的待遇;二是建立科学公正的绩效评价机制,引导基层卫生服务机构向全科医疗方向发展,实现全科医疗服务目标,用有效激励手段,激发全科医疗团队的工作热情,鞭策他们创造性地开展基层全科医疗服务。

上述人力规划-人力培训-人力使用和管理三个相互依赖、互为影响的领域,是农村卫生人力开发工程完整的策略体系。他们都以农村卫生服务机构基本职能为基础,通过科学规划,实施以胜任岗位为目标的培训,把"适宜的人"放到"适宜的岗位",开展"适宜"的工作,通过科学管理,有效激励,使他们充分发挥作用,从而推动全科医疗服务在广大农村的全面开展。

3 全科医疗团队工作任务描述

　　工作任务描述是对工作职责范围和岗位任务如何规范完成的说明和阐述,是农村卫生人力资源开发的工具,是设计以胜任岗位为目标培训模式的基础。工作任务描述可以回答干什么、怎么干以及什么样的人才能干的问题。

　　以胜任岗位为目标的全科医疗团队培训模式建立在乡镇卫生院工作任务描述的基础之上,它可用来确定培训目标、培训内容和培训计划。工作任务描述也是卫生人力规划的基础,运用它测算卫生机构的工作负荷和人员配置,从而预测未来的有效需求,制定满足未来需求的规划。在卫生人力管理中运用它,可以明确各岗位的工作产出与绩效评价指标,建立与工作职能和责任相互关联的人力管理评价系统。

　　全科医疗团队培训的首要目的是使团队成员能够良好胜任工作岗位,在团队中充分发挥自己独特的作用。如果不能明确乡镇卫生院的职能范围,也就不会清楚卫生院工作人员的工作职责和任务,要想表达卫生人员的培训目标也就成为一个模糊不清的轮廓。如果能够建成乡镇卫生院全科医疗工作任务数据库,把数据库中的任务分配给不同岗位和人员,我们便可获得每个岗位和成员必须承担的任务清单,这个清单所列任务便是团队成员必须能够完成的。它既是全科医疗服务团队的基本工作任务,也是团队成员最低的培训标准。凡是低于这个最低标准的就被认为是不能胜任,这时,必须通过各种培训给予提高。

3.1 乡镇卫生院的职能和任务

　　由于我国医疗卫生服务机构分级服务标准和分级技术准入以及双向转诊的技术问题还没有解决,所以笼统的原则性规定实际上并没有真正界定基层卫生服务机构的允许技术区间,这就迫使我们不得不在优先保证国家规定任务的服务范围内,综合考虑均衡居民健康需求与乡镇卫生院技术范畴的关系。我们已经完成了一个针对乡镇卫生院职能的工作任务数据库,各地可以根据当地居民健康需求特点和基层卫生服务机构技术装备条件,从数据库中把适合本地实施的那一部分任务提取出来,作为目前乡镇卫生院的技术范围。如果政策发生变化、居民健康需求改变或者机构条件发生变化,那么这个数据库也会及时跟进、充实升级,并且随着技术进步处在不断适应形势的更新状态。

3.1.1 政府规定的职能

乡镇卫生院必须首先能够完成政府要求的工作任务,重点是基本医疗和基本公共卫生服务。

2011 年卫生部等 5 部委在《乡镇卫生院管理办法(试行)卫农卫发【2011】61 号》文件中对乡镇卫生院的职能规定为:

以维护当地居民健康为中心,综合提供公共卫生和基本医疗等服务,并承担县级人民政府卫生行政部门委托的卫生管理职能。

中心卫生院是辐射一定区域范围的医疗卫生服务中心,并承担对周边区域内一般卫生院的技术指导工作。

开展与其功能相适应的基本医疗卫生服务,使用适宜技术、适宜设备和基本药物。大力推广包括民族医药在内的中医药服务。

承担当地居民健康档案、健康教育、计划免疫、传染病防治、儿童保健、孕产妇保健、老年人保健、慢性病管理、重性精神疾病患者管理等国家基本公共卫生服务项目。协助实施疾病防控、农村妇女住院分娩等重大公共卫生项目、卫生应急等任务。

承担常见病、多发病的门诊和住院诊治,开展院内外急救、康复和计划生育技术服务等,提供转诊服务。

受县级人民政府卫生行政部门委托,承担辖区内公共卫生管理职能,负责对村卫生室的业务管理和技术指导。有条件地区可推行乡村卫生服务一体化管理。

3.1.2 居民卫生服务需求

居民卫生服务需求在决定乡镇卫生院服务功能上起关键作用,因为乡镇卫生院最基本的服务目标就是满足当地居民的健康需求。

卫生服务需求是在卫生服务需要基础之上形成的。卫生服务需求是指消费者在一定时期内、一定价格条件下,愿意并且能够购买的卫生服务及其数量。卫生服务需求形成的两个必要条件,一是消费者有购买卫生服务的愿望;二是消费者有支付能力。而卫生服务需要则是由居民个人觉察的需要和医疗卫生专业人员判定的需要。是从消费者健康状况出发,在不考虑实际支付能力的情况下,由专业人员根据现有的医学知识,分析判断消费者应该获得的卫生服务及卫生服务的数量。主要取决于居民的自身健康状况,是依据人们的实际健康状况与"理想健康状态"之间存在的差距而提出的医疗、预防、保健、康复等服务的客观需要。卫生服务需要包括个人察觉到的需要、个人未认识到的需要和医疗卫生专业人员判定的需要：后者是从消费者健康状况出发，在不考虑实际支付能力的情况下，由卫生专业人员根据现有的医学知识，分析判断消费者应该获得的卫生服务及卫生服务数量。卫生服务需要不考虑购买意愿和服务价格等可及性问题。与之相关联的还有卫生服务利用，是指实际发生的卫生服务的数量，可以直接反映卫生系统为人群健康提供卫生服务的数量和工作效率，间接反映了卫生系统通过卫生服务对居民健康状况的影响。卫生服务利用的指标包括门诊服务利用、住院服务利用、预防保健服务利用。理想状态下，卫生服务需要是卫生服务需求的前提，居民的卫生服务需要全部转换成卫生服务需求，且所有的卫生服务需求都能够满足居民健康的合理需要，卫生服务需要通过对卫生服务的实际利用得到满足，同时又没有资源浪费。

获得居民卫生服务需求的方法很多，可以利用卫生服务信息、居民健康信息、医疗保障信息（具体方法在第 7 部分 7.4.3 卫生信息与健康信息利用技能培训中有所介绍）。运用居民需求调查、需求模型测算、专家讨论等方法获得。考虑的因素包括人群状况与特点、居民健康状况、主要疾病负担、健康影响因素、新型农村合作医疗与医疗保险保障程度（覆盖率、报销比、大病统筹水平、保障增长水平）、居民家庭经济收入与消费能力指标（恩格尔系数、物价指数）、可预见的未来人口变化、流行病学预测的疾病趋势、近期卫生服务利用情况（年就诊病人数量与病种、住院病人数量与病种、转院病人数量与病种、急救病人数量与病种、死亡构成、二周患病率）等等。

每 5 年一次的全国卫生服务调查为我们提供了部分可以参考和利用的资料，如果全部依赖这些数据判定农村居民的卫生服务需求，似乎不全面。尽管是个缺憾，但是我们还是从各种相关文献中，搜集整理到有用的数据，用以判断农村卫生服务需求。

近两次全国卫生服务调查及各地学者的研究结果显示，农村居民两周患病从高到低依次是：高血压、急性上感、普通感冒、胃肠炎、类风湿关节炎、椎间盘疾病、慢性阻塞性肺病、脑血管病、流行性感冒、胆结石及胆囊炎、缺血性心脏病、糖尿病、牙齿及口腔疾病、消化性溃疡、脱位扭伤及劳损。

农村居民门诊就诊前 10 位病种由高至低依次是：呼吸系统疾病、消化系统疾病、传染病（含呼吸道结核）、内分泌营养和代谢性疾病、脑血管疾病、损伤和中毒、泌尿生殖系统疾病、皮肤和皮下组织疾病、肌肉骨骼疼痛、妊娠分娩产褥期、围生期及其并发症。

农村居民住院前 10 位住院病种由高至低依次是：妊娠分娩产褥期及围生

期及其并发症、脑血管疾病、呼吸系统疾病、心血管疾病、消化系统疾病、恶性肿瘤、损伤和中毒、传染病(含呼吸道结核)、泌尿生殖系统疾病、内分泌营养和代谢性疾病。

农村居民死亡顺位前 10 位病种依次是:恶性肿瘤、脑血管疾病、心血管疾病、呼吸系统疾病、损伤和中毒、消化系统疾病、内分泌营养和代谢性疾病、传染病(含呼吸道结核)、泌尿生殖系统疾病、神经系统疾病。

以上资料可以说明什么问题? 它在农村居民健康需求评估中能起什么作用? 对于乡镇卫生院服务职能的界定可能产生哪些影响? 具有医学和公共卫生背景的专业人员很快便会发现其中的价值。虽然这些并不详细的统计资料对于评价居民健康需求还不十分准确,但是它可以帮助我们划定出一个范围,围绕这些疾病的医疗、预防、保健服务就是乡镇卫生院的工作重点,通过分析这些疾病信息,推演农村居民的健康服务需求。

有了居民卫生服务需求结果,对于明确乡镇卫生院提供医疗、预防、保健、康复、健康促进服务的主要内容和重点任务是一个很有力的帮助,可以作为卫生院职能任务确定的基本依据。

3.1.3 技术限制

对乡镇卫生院超越条件、超越能力、超越准入的技术进行限制有利于实施分级诊疗,有利于避免技术风险,更有利于乡镇卫生院充分发挥应有的作用。对于具有负面影响作用的因素必须给予控制,如技术能力与经验不足以消除潜在风险或者技术配套措施不完善等。这些因素可以直接影响乡镇卫生院在其职能分级区间实施技术的可靠性和成功率。一些乡镇卫生院曾经为了收益,超越技术条件盲目追求高危技术造成的不可逆转的严重后果至今令人不寒而栗。不考虑条件去开展某些技术,尽管在允许范围内,其潜在风险及其后果也不可估量,必须受到严格管控。

2011 年中央有关部门在"中央预算内专项资金项目中心乡镇卫生院建设指导意见"中,提出中心乡镇卫生院医疗设备配置品目清单,虽然这并不代表国家对于乡镇卫生院技术装备的统一规定,但是从中可以感悟到国家对于中心卫生院技术范围界定的基本意图,见表3-1。这是迄今为止国家层面提出的乡镇卫生院技术设备配置最新标准。从清单中可以看出,政府对于乡镇卫生院的技术装备非常谨慎,不支持配置的设备也就表示是不允许开展的技术,因为有了设备,就有可能引导尝试实施该设备涉及的技术,如果给乡镇卫生院配备 CT,他们就会千方百计地开展与 CT 相关的技术,哪怕这项技术是充满风险的。因此,通过设备配置标准也可以限定乡镇卫生院的技术范围。

表3-1　中心乡镇卫生院医疗设备配置品目清单

功能科室	设备名称
1. 预防保健室	电冰箱、身长体重计
2. 急诊抢救室	急救箱、抢救床、心电图机、除颤器、呼吸机、洗胃机、吸引器、担架、氧气瓶、氧气瓶推车、气管切开包、静脉切开包、移动紫外线灯、地站灯、药品(器械)柜
3. 普通诊室	诊床、观片灯
4. 外科换药处置室	换药车、切开包、地站灯
5. 中医科	电针仪、艾灸仪、智能通络治疗仪、颈腰椎牵引设备、中药熏蒸设备、TDP神灯、中药雾化吸入设备
6. 妇产科	妇科检查床、妇科检查器械、上取环器械、人流器械、人流吸引器、手术器械台
7. 五官科	五官科椅、常用五官科器械、检眼镜、视力表灯、口腔综合治疗台、药品(器械)柜、地站灯
8. 药房	毒麻药品柜、电冰箱、药物天平
9. 中药房	中药饮片柜(药斗)、药架(药品柜)、调剂台、药戥、电子秤、小型粉碎机、小型切片机、小型炒药机、消毒锅、标准筛、煎药机、包装机、冷藏柜
10. 注射室	注射处置台、药品柜
11. 观察治疗室	观察床、输液架、治疗车、地站灯
12. 检验科	生化分析仪、血球计数器、尿分析仪、电解质分析仪、生物显微镜、离心机干燥箱、电冰箱、电热恒温培养箱、分光光度计、分析天平、水浴箱、药品试剂柜、净化工作台
13. 放射科	X光机、洗片机、铅屏风、铅围裙、铅手套、看片灯
14. 病房	超声波诊断仪、心电图检查仪、病床、除颤监护仪、药品柜、治疗车、病历柜、担架车、看片灯、氧气瓶、地站灯、换药车
15. 手术室	手术床、无影灯、电动吸引器、麻醉机、呼吸机、氧气瓶、监护仪、担架车、手术器械台、器械柜、剖腹手术器械、肛门手术器械、气管切开手术器械、妇产科手术器械、基础手术器械、计划生育手术器械、地站灯、紫外线灯、立式血压计、药品柜
16. 产房	产床、接生包、氧气瓶、地站灯、药品(器械)柜、器械台、多普勒胎儿诊断仪、新生儿床、常用产科器械、高压消毒锅、新生儿体重计
17. 运输工具	救护车
18. 其他	计算机、一次性器具毁形机

【注】本表自《中央预算内专项资金项目中心乡镇卫生院建设指导意见》2011

3.2 乡镇卫生院职能分解

职能分解是指把乡镇卫生院的职能按照工作类别进行逐级分解,直至不易继续分解的最基本活动单位。职能分解的贡献之一是可以形成乡镇卫生院工作职能结构体系,构成评价乡镇卫生院卫生服务供给与居民需求匹配程度的分析框架;贡献之二是可以形成乡镇卫生院工作任务清单,这是建立乡镇卫生院工作任务数据库的基础。

3.2.1 形成工作职能结构体系

根据乡镇卫生院全科医疗服务职能,按照服务内容的关联性和知识技能的逻辑关系,用职能分解方法,把全科医疗服务项目经过若干次分解,形成乡镇卫生院全科医疗服务工作职能结构体系,如图 3-5 所示。

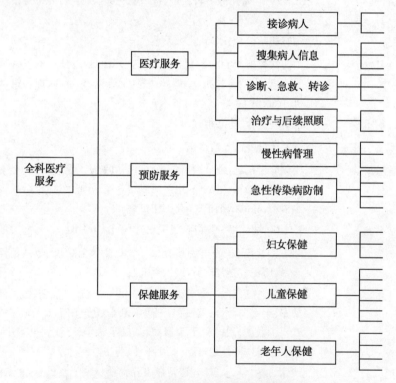

图 3-5　乡镇卫生院职能分解模型

3.2.2 形成工作任务总清单

职能分解到最基本的单位,即为任务,是一项具体技术。按照一定规则,把任务进行一行话表达(行为动词 + 以便于 + 行为产生的结果),形成目录(以任务编号标识的一行话目录)。

以护理岗位 001-015 段任务为例:

任务编号　任务名称

001　　　实施病房(观察室)规范管理以提高护理质量。

002　　　执行医嘱查对制度以杜绝差错。

003　　　进行交接班以保持护理工作的连续性。

004　　　执行药物查对制度以避免发生差错。

005　　　写出工作进展报告以评价护理项目实施进展情况。

006　　　收集护理资料以保持其完整性和系统性。

007　　　解释病情以消除病人顾虑。

008　　　指导病人及其家属按照流程就诊以保持医疗服务秩序。

009　　　向病人解释推迟服务原因以取得理解和配合。

010　　　解释转诊原因以使病人接受转诊。

011　　　为转诊病人提供帮助以便安全转运。

012　　　测量体温以获得体温值。

013　　　测量脉搏以获得脉率。

014　　　测量呼吸以获得呼吸数值。

015　　　测量血压以获得血压值。

3.3 工作任务描述

3.3.1 工作描述与任务分析模型

工作描述是指对胜任岗位所应该具备的知识、技能和态度的具体说明以及胜任工作的基本要求。它包括工作描述所需要的数据资料及数据来源与方法、工作描述的具体内容(任务、义务、责任)、人员资格与人事管理、开展工作应该具备的能力(知识、技能、态度、体能),见图 3-6。

任务分析是对组成工作的各项任务进行全面分析,包括评价每项任务的重要性、难易度、应用概率、任务的标准化说明、胜任某一岗位应该具备的资格(一般资格和特殊资格)见图 3-7。

工作描述和任务分析是一个非常有用的工具,可以为人力资源规划、人力资源培训、人力资源管理提供精细的依据。如果您需要运用工作描述与任务分析的方法技术解决问题或者有兴趣对工作描述、任务分析方法作进一步了解,请阅读有关专著。本书介绍的是 1992—1996 年期间,我们与世界银行专家共同研究总结的用于中国农村卫生人力开发项目的工作描述方法,我们试图克服经典方法的繁琐和复杂,以便于基层掌握运用。

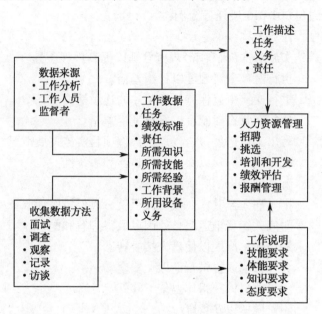

图 3-6　工作描述模型

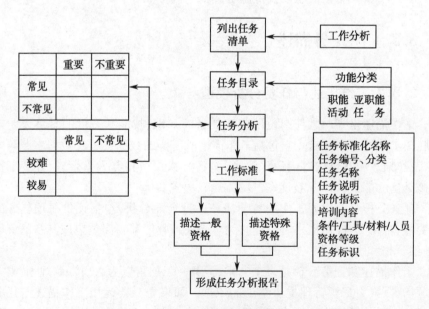

图 3-7　任务分析模型

3.3.2 乡镇卫生院工作任务描述

工作任务描述的结果使我们准确、全面划定乡镇卫生院全科医疗团队的技术范围成为现实。一旦明确了技术范围，工作人员胜任岗位的标准和能力就清晰可见，真正实现有的放矢的培训将不会再停留在理论层面。这项极具挑战的工作需要由一个专门小组来完成。这个小组需要对乡镇卫生院工作职责范围内所有应该完成的任务列出清单，清单中的每一项都来自对足够样本数量卫生院的调查搜集和多方面专家的建议。这个粗清单还须通过调查、现场观察、相关人访问、专家咨询等活动进行确认和修订，把形成一致意见的最后清单作为乡镇卫生院的工作标准目录，对所有任务逐项进行说明，最终得到乡镇卫生院全科医疗团队的工作描述报告和工作任务数据库。

首先，按照职能分解原理构建工作任务目录体系。1级目录主要包括医疗、预防、保健、康复、健康教育、计划生育指导、信息管理、健康与服务管理8大类。1级目录分解出36项2级目录，如1级目录"医疗服务"下有接诊病人、获取病史资料、体格检查、辅助检查、疾病诊断、病人治疗、病人管理、护理、急诊急救、病人转送等项2级目录。在2级目录下再分解出121个3级目录，如3级目录其中的1项为体格检查，该项目下有一般状况检查、头部检查、颈部检查、胸部检查、腹部检查、生殖器检查、躯干四肢检查等。再向下分解出的就是目录体系的末端，称作任务，这个体系从"医疗"开始，向下共分解了4级，第4级就是任务。目前确定的乡镇卫生院任务共计6137项。对所有任务进行描述，内容包括任务目录（一行任务说明）、任务说明（执行过程描述）、工作表现指标（实施这项任务的效果和绩效评价指标）、培训内容（正确执行这一任务应该具备的知识、技能、态度）、执行者应该具备的基本素质、能力以及完成该任务需要的人员和设备、材料。

工作任务描述需要由有经验有权威的专家小组来完成，专家小组不仅依靠经验和能力，还要深入实际观察和调研。

1级目录:医疗服务
2级目录:体格检查
3级目录:腹部检查
在3级目录"腹部检查"下,有若干个实现这一结果的任务,它们都是围绕其上1级目录展开的,我们通过对腹部检查目录下的"触诊胆囊以判断有无异常"任务进一步说明任务描述的基本模型,如表3-2所示。

表3-2　任务描述模型

任务目录(任务题目,来自工作任务清单,由行为动词+以便于+操作结果构成)
任务:触诊胆囊以判断有无异常
操作说明(描写这个任务的规定操作过程),任务说明是对实施某项任务为了获得一定结果而采取的一系列行为描述。任务说明具有两个主要部分,即行为部分和行为的结果部分,行为部分由一系列动词和短语构成,这些动词和短语明确地限定了执行任务的行为。行为部分由脑力行为(如阅读、推理、决定、比较)、体力行为(如书写、移动、插入)、人际间的行为(如安慰、询问、访谈、通知)或三种行为类型的任一组合构成。结果部分通常是由一个动词构成的短语表达。
检查胆囊的步骤: ● 检查应在温暖、安静、光线充足的房间内进行; ● 受检者排空膀胱,安静状态下低枕仰卧位,充分暴露腹部,双手自然置于身体两侧,双腿屈曲并稍分开,以使腹肌尽量松弛; ● 检查者站于受检者右侧,面对被检查者,向其解释检查目的; ● 检查者右手沿右腹直肌外缘自下腹部开始用深部滑行触诊法逐渐向上触诊达肋弓缘; ● 正常时胆囊不能触及,若触及一梨形或卵圆形囊样肿物,考虑为胆囊肿大; ● 检查 Murphy 征:检查者左手掌平放于受检者右胸下部,以拇指指腹勾压于右肋下缘与腹直肌外缘交点,嘱受检者缓慢深吸气,同时拇指随吸气向下按压,如果在吸气过程中,引起疼痛,即为胆囊触痛,如果受检者因疼痛而中止吸气,称为 Murphy 征阳性; ● 帮助受检者整理衣物; ● 记录检查结果并对受检者提出的问题进行解答。
工作结果(评价任务执行者操作这一任务所致结果的关键指标)通过观察一定病例获得的相对数据。
1. E、触诊检查流程的正确率达—%
2. E、阳性结果发现率为—%
3. E、检查操作的正确率为—%
4. C 病人满意率达—%

知识、技能、态度:(操作者正确执行这一任务应该具备的知识能力,是对能够运用某些相关科学知识和技能实施某项任务的说明。凡是完成该任务所涉及的知识技术要以"大纲式"的短句进行描述,通常用"能够描述、阐述、陈述、叙述、解释、说出"某一具体知识或者用"能够模拟、演示、操作"某一具体技术来表达。对于某些数据、定义、图表等,也可以直接表达。)	**工具/材料** (完成该任务需要的人员和设备、材料) 1. 油笔 2. 纸
1. 能描述胆囊的位置、体表投影、解剖结构和形态。	
2. 能解释胆囊的生理功能。	
3. 能说出 Murphy 征的触诊方法,并能解释其临床意义。	
4. 能解释胆囊触诊异常体征的临床意义。	

能力等级(按照后附的等级量表划分等级)

资料	人际	操作	自主	推理	数学	语言	自主	风险
3	4	5	6	7	8	9		

任务标识(需要掌握该任务的岗位人员):1. 全科医生;2. 公共卫生医生;3. 保健医生(老年/妇儿科);4. 专科医生(内科、外科、康复及其他);5. 中医;6. 护士;7. 医技人员(X 光/超声/心电等);8. 药剂员;9. 检验员;10. 管理人员;11. 心理医生;12. 社会工作人员;13. 牙医/口腔医生

为了能够细分和量化胜任岗位的能力和资格,我们与世界银行专家共同开发出岗位能力测量体系,这有助于解释和测定每一项任务的操作者需要具备什么能力才可以胜任这项任务。这个工具可以从 8 个方面测定每项任务需要具备哪些能力的人来承担,即具备什么条件和能力的人,才有资格执行这一任务。也就是说,我们要确切明白,全科医疗团队每个成员的各项能力达到什么水平可以胜任全科工作岗位,这是我们设计培训的重要依据。作为一个工具,该体系所测量的内容分为资料、人际、操作、推理、数学、语文、自主性等 7 方面。通过对某一岗位所有任务进行 7 个方面的测量,可以得知从事这个岗位的人员在资料、人际、操作、推理、数学、语文、自主性方面应该达到的最低标准和最高标准要求。这一测量结果就是岗位准入的最低标准。

这 7 个量表(表 3-3 至表 3-10)各分不同等级,每一等级有适用的能力要求,并且都是从简单到复杂,从低能力级别到高能力级别,例如资料量表的第一级判断标准是"通过判断与规定标准之间显著的相同点与不同点,来选择、分类和排列资料、人和事情"。如"分类并把文件放在档案袋里、填写报告、比较工作报告和表格上的简单项目如姓名以保证填写正确。"举个例子:如果能够核对清楚病人床头卡与病历中的基本内容(病人姓名、性别、年龄、病床号、病室号、入院诊断、病人编号)是否一致,并且发现差错,同时,能够把病历资料按照规定顺序排列起来,放在病历夹中,就达到了"资料"的一级水平。最高级别是第六级,要求"能够根据个人的直觉、感想和意见,不考虑与传统、经验和现有参数是否一致,提出新的工作方向,创造性地在现有理论、章程和组织体系以外构想解决问题的新方法或问题的说明,并开发出它们系统的可操作的解决办法或决议"。这是一个要求水平很高的能力,需要具有较强的创新能力和解决问题的能力,如"以足够理由和证据为基础,提出一个新的公共卫生服务项目,以满足社区居民的健康需求,并且阐述项目活动与项目工作计划。"量表级别越高,复杂程度也越高;要求难度越大,需要能力则越强。

表 3-3　资料运用量表

资料是指信息、意见、事实和统计资料,而不是用来转达资料的物品(如纸、档案柜、计算机磁盘等)

等级	分级标准
1.	能够通过判断与规定标准之间显著的相同点与不同点,来选择、分类和排列资料、人和事情。如分类并把文件放在档案袋里、填写报告、比较实验报告和表格上的简单项目如姓名以保证填写正确。
2.	能够抄写、记录或收发邮件,严格遵守具体的计划、规定或程序来收集、实施或处理某事,或提供一项事先计划好的服务。如抄写资料、信息编码、日常邮寄、填写新的识别码、整理常规检验单等。

等级	分级标准
3.	能够通过自己的判断,按照一定的方案或体系来收集、整理或分类有关资料、人、事方面的信息。执行计算操作、制作报告单或执行有关规定的行为。从直接或不太复杂的信息中引出结论或推论。如报告单记录数据、计算统计数字、应用可获得的信息联系病人或者联系计划免疫儿童家长等。
4.	能够参考相关标准、规范、规定、指南、流程、技术或行业的要求,来检查、评价有关资料、人或事的信息,以决定行为间的影响和后果,并考虑不同的选择。如在提供避孕方法时考虑病人的需要、回顾居民健康档案记录情况以鉴别潜在的有咨询需求的人。
5.	能够修正、更改或采用现有的方案、程序、方法以判断符合特殊规格、非常规条件或特定效果的标准,该标准是在专业基本理论、原理和/或组织体系的总框架内形成的。通过对目标和要求的资料及工作表现回顾进行分析,在此基础上,决定一个程序、系统或组织的实施时间、地点和次序,和/或决定是否需要对目标、政策(界限条件)或程序进行修改。如监督和/或执行决定和/或报告事件、估计职员需要、分析实施问题以便作出对项目的修改。如制定突发公共卫生事件的应急标准,制定临床路径,修订区域卫生规划。
6.	能够根据个人的直觉、感想和意见,不考虑与传统、经验和现有参数是否一致,提出新的工作方向,创造性地在现有理论、风格和组织体系以外构想解决问题的新方法或问题的说明,并开发其系统的可操作的解决办法或决议。如建立一个新的公共卫生服务项目满足社区的需要,并阐述项目活动以限定要做的工作。

表3-4 人际资料量表

该尺度涉及人与人之间语言或非语言相互作用复杂性的不同等级,以及影响他人(或群体)态度或行为所需要的能力。

等级	分级标准
1.	能够根据任务分配、指导手册、监督者的指令的要求,或根据他们的表达意愿或暗示意愿进行工作。如给就诊病人测量体温、称量病人的体重、给病人及其家属发放医院就诊明白卡。
2.	为了传达或获得信息,或为了弄清或作出任务分配的详细情况,能够在规定的程序框架内,与服务对象交流。如与新上岗的全科医师讨论培训项目,向前来就诊的病人或者咨询人员作出解释,向团队成员说明任务等。
3.	能够在一对一或小组情境下,通过良好沟通和关心,帮助和鼓励病人或同事,并提供指导和建议。如应用各种技术或健康服务项目,对居民提供服务和照顾。能够通过交流或示范来影响他人以使其赞成某种观点、某项服务或某一政策。能够采取有效方法分散个人、群体或听众的注意力以减轻其紧张或焦虑,并使环境变得轻松。如说服居民进行健康体检,说服乡村医生提供支持帮助,安慰不安或焦虑的病人,向病人提供转院指导。
4.	能够提供技术信息或意见,以解释、澄清、扩充服务项目,讲授某一主题材料,或通过解释、示范、练习和检验来培训他人。必要时,通过系统地观察结果,来建议、激励、支持或指导病人、就诊者,以使其接受或配合治疗性的调节程序。如课堂上讲授有关生育和计划生育知识,传授实验室检查分析技术,与团队成员协商解决服务中或工作表现中存在的问题,就居民的个人健康问题与之进行简短的协商,并提供医疗手段或药品以缓解临床症状。

等级	分级标准

5. 能够向所有团队成员解释工作程序,分配特定的任务,促进工作效率和其他职能的体现,能够在服务程序或技术水平上作出决定。如选择和分配新上岗成员并加以培训,提供建议以改善临床服务,讨论卫生服务网络机构间的协作问题以便促进合作等。

6. 能够以正式形式与其他人员交换意见、信息或个人看法,以利于形成政策和项目计划的基础,并就某些不受新的或现存的政策或计划影响的继续增长的分歧,通过讨论,达成一致的解决方案。如与同事一起讨论病例以获得正确的诊断结果,与管理部门一起讨论资金需求以获得支持,与居民协商签订卫生服务合同等。

7. 能够根据总体医学观念调整不同个体的健康行为,帮助居民解决某些可能通过法律、科技、医疗、心理或其他专业手段解决的问题,向他们提供建议、咨询或指导。如在诊断及其他类似领域的提醒和建议,向不同的个体提供具体解决问题的方法。

表3-5 操作功能量表

该尺度与工作者和物体之间的相互作用直接相关,即指与工作涉及的物体进行实际机械性接触,这里的物体可以作为物体对应人体的一部分。

等级	分级标准

1. 放置或者移动物体在运动方式方面不受限制。包括一些基本操作能力,如写字、使用电话和携带或处理日常应用的其他物体,也包括完成不需要明显直接操作物体的其他任务。

2. 主要应用四肢和手来放置、处理或操作物体(包括物体、人或者人体某一部位)、材料、工具或机器。仅仅需要简单的运动、轻度的控制力和精确度。如调整检查床或病床、测量体温、安置病人体位、准备用品、插入档案卡和应用一般工具等。

3. 主要应用手或手指来放置或操作物体、材料、简单仪器、工具、机器和零部件,要求简单的运动和中度的控制力及精确度。如测量血压、清洁医疗仪器、应用阴道窥镜、测量和配置婴儿食物、连接并操作投影仪等。

4. 主要应用手指放置、调整或操作细小物体、精密仪器或材料,要求相当精细的运动和中度的控制力和精确度。如测量微量血红蛋白压积所需的指尖采血、乳房检查、放置阴道隔膜、采集宫颈刮片标本,也包括制作、控制和调整微量血红蛋白压积离心机等。

5. 精确地放置一个细小物体到一个小的部位,或引导、稳定地握住或操作非常小或精细的物体、材料、仪器或设备的部件。放置或操作主要涉及手指或指尖,动作要求非常精细的活动和高度的控制力和精确度。如盆腔双合诊检查、显微镜调试和应用仪器作图、表,剥离组织、探测组织器官病变等。

6. 将非常细小的物体放置在非常精细的部位,或直接处理,或操作微小、易碎物品、材料或仪器,主要应用指尖工作,动作要求非常精细,需要高度的控制力和精确度。如复杂的外科手术、取出眼内异物、显微解剖和微创手术、调试、安装精密仪器等。

表3-6　推理能力量表

该尺度是涉及工作者在处理理论对实践、抽象对具体、多数变量对少数变量时应具备的知识和能力。

等级	分级标准

1. ※能够在相当明确的高度标准化条件下,运用一般常识来理解和执行一、二步程序。
   ※不要求就如何完成任务的任何部分程序作出决定,但要能够识别与标准之间存在的不允许出现的偏差,并采用特定的措施来停止操作。
   ※能够抄写并分类资料,进行档案记录,填写表格的某些特定部分等。

2. ※能够用一般理解能力来执行常见但不复杂的书面或口头指导。
   ※能够处理涉及标准状态下几个具体变量的问题。
   ※能够决定事情与标准的差异程度,并从有限的思考或特定的备选答案中选择适宜的解决办法。
   ※能够对编号信息进行分类,标记打印错误,安排预约申请的日期和时间,能够依据诊疗预约,通知病人有关下一程序的诊疗活动等。

3. ※了解某项工作(与病人或职工的事务直接有关)的流程和程序(如病人住院登记、设备维修、记录和保存健康档案等)。
   ※具有一般的理解常识,并用于执行书面、口头或图表形式的指导。
   ※能够参照某些方法和运用某些程序,处理在标准状态下几个具体变量的问题。
   ※能够按照有关规定来安置病人、询问病人、填写出诊卡、解释临床服务、讨论病人状况以明确转诊推荐。

4. ※能够运用某一系统或程序处理分析资料。
   ※能够解释书面、口头、图形或一览表等各种形式的信息。
   ※能够在有限的标准状态下,应用某些原理解决经常出现的问题,并处理各种具体的变量。

5. ※了解与社会、地区、国家或世界水平直接相关的健康问题的某一研究领域(如艾滋病预防、健康管理、行为干预等)状况。
   ※能够处理一些抽象的问题。

表3-7　数学能力量表

该尺度涉及工作者处理数学问题和从简单记述、加法到高等数学运算的知识和能力。

等级	分级标准

1. ※能够认识、比较和抄写阿拉伯数字。
   ※能够计算简单的加减法,如记录病人编号、记录病人液体出入数量等。

2. 能够用算术进行整数的加减乘除。例如计算调查抽样样本数量、计算需要的消耗材料、计算儿童计划免疫数量等。

3. 能够运算分数、小数及百分数。例如计算门诊病人数量、住院病人数量、液体浓度、计算给药数量等。

等级	分级标准
4.	能够在标准程序内,进行一般的算术、代数、几何运算,提供有关结果、如计算烧伤面积、计算青霉素皮试剂量、一般资料的统计处理、计算患病率、根据成本研究对预算进行修改等。
5.	※具备高等数学知识和统计学技术,例如微积分因子分析和概率函数等,以便于决定和估计将来的需要和资源。如对当地卫生服务需求进行预测、调查结果的统计学检验、方差分析、聚类分析等。 ※能够应用广泛的数学概念。

表3-8 语言能力量表

该尺度涉及处理口头或书面的语言材料的知识和能力,从简单的指导到复杂的沟通、交流、阐述、演讲,撰写学术论文和研究报告等。

等级	分级标准
1.	※能够进行最基本的读和写,听懂简单的口头指示。 ※能够签名,通过解释后能理解一般或常规的协议,如报酬。 ※能够识别信号和安全警示;认识地址、名单、物品名称等。 ※能够给病人基本的指导以便为检查作准备,并将通知单与报告单粘贴在一起等。
2.	※能够阅读简短的仅涉及简单、具体词汇的句子。 ※能够与服务行业如保健人员、出租车司机简单交谈。 ※能够抄写书面的或打印的文字记录,不出现错误。 ※能够记录考勤或者工作日志。 ※能够填写门诊登记表,抄写数据,列出特殊的信息单。当接收到物品时填写接收记录等。
3.	※能够根据事件来理解不复杂的口头或书面句子或词汇,如新闻或文摘事件等。 ※能够从一个记录向另一个记录誊写文字资料,并且能发现明显的语法错误。 ※具有与预约者交谈的语言能力,能根据具体要求分类各种卫生信息。 ※能够通过询问病人以取得病人信息并识别非医疗卫生信息。 ※能够填写有关报告单如家访卡、转诊卡、业绩表等。 ※能够进行家访。 ※能够陪伴病人转诊并向转诊单位介绍有关情况。 ※能够校对打印材料,在报纸上发表招聘广告,向团队成员解释工作记录表格和计划工作分配等。
4.	※能够理解相对复杂的包含常用专业术语和行话的口头或书面句子,包括对事件的评估或分析。 ※能够书写规范的常规报告和业务信件。 ※能够理解与政策、规定、专业概念、工作指南等有关的资料。

续表

等级	分级标准

※能够与新成员面谈以判断其具有的相关能力和经验。

※能够通过询问病人判断和记录医疗史。

※能够列出设备成本,以便提供数据,商议前来就诊者提供的信息,澄清岗位任务,与团队成员一起总结工作活动,选择培训项目等。

5. ※能够理解与特定工作任务有关的理论和技术语言,包括较为复杂的口头或书面句子。

※能够准备并向高危人群组或感兴趣的居民作报告,以便通知他们医疗保健和健康教育服务项目并使之对服务项目感兴趣,从而取得认可和支持。

※能够对公众进行健康教育讲座和对团队成员进行培训。

※能够为报纸、电台或电视台编写有关新闻报告。

※能够编写与落实有关的指导书或程序说明。

※能够阅读并理解专业技术说明、读懂医学教材、杂志、期刊。

※能够向团队成员解释政策和程序,分析病人信息以做出医疗诊断并撰写有关报告等。

6. ※能够理解、解释和讨论涉及抽象关系和应用程序的抽象理论、专业技术作品。

※能够理解和讨论具有高度象征性特征的文学作品,如逻辑、哲学作品。

※能够准备并起草合同、契约、建议书等。

※能够就健康、社会问题或卫生服务问题,准备并向有关人员、医学生或公众举行讲座。

※能够为学术杂志报告、撰写或编写文章(如公共卫生杂志、相关医学杂志)。

表 3-9 工作者自主性量表

该尺度表示工作者在决定如何完成任务和选择任务结果的性质和质量时应具有的自由度。对于某项特定的任务,被确定的自由度的等级,应该能代表一个基本合格的工作者,在完成该任务时应达到其所有工作表现平均的自主程度。

等级	分级标准

1. 任务分配中全部包含或限定了投入、产出、物资供应和工作程序,几乎或绝对不需要工作者在完成工作时作出选择,工作表现严格限定。如按照指令搬运物品、抄写资料、编写病历卡、发放药品和打印信息等。

2. 投入、产出和物资供应已限定,但工作者在决定如何完成任务时有某些选择的余地。尽管任务分配中几乎包括所有需要的信息,然而工作者可能需要参考一个或多个渠道的信息来选择方法或程序,工作指南或工作表现标准已经被限定。如制定每月计划安排,记录预约病人的姓名或日期以提醒注意,在表格内登记产前保健病人,向病人解释转诊指导和进行常规实验室检查等。

3. 投入、产出已经确定,但工作者可以从一定的范围和标准的信息来源内(如文件、手册等)选择,在选择程序和供应时具有较大自由度。完成任务的工作指南和操作标准已经被确定。如询问病人以获得医疗或个人史,与病人交流获得补充的信息以完成病历。

等级	分级标准

4. 产出或服务项目已经确定,但要求工作者决定完成任务的方式,包括操作程序、物品的选择,并从几个标准的信息渠道(目录、指南)获得投入量。工作指南已经确定,但工作者有一定的自主性来决定最低的可接受的工作表现标准。如为前来咨询的夫妻在选择避孕方法时给以指导、帮助高血压病人选择运动方式,处理表浅伤口、选择健康教育材料,向病人提供可供利用的社区资源等。

5. 在任务中预期的产出和服务项目已经确定,但要求工作者自己决定完成任务的方式,引用某些理论来理解解决问题的各种可利用的方式,以及选择各种方式的理由,并能独立从中作出选择。阅读一些专业读物对于增强理解可能是必要的。工作指南和质量的最低水平基本被限定,要求工作者自主选择工作表现标准。包括评价卫生服务需求、建立机构间的转诊体系、书写工作计划实施报告、研究各种材料以编写教材等。

6. 在描述了满足技术和管理需要的各种可能的目标和产出量的前提下,要求工作者调查各种可能的产出,并根据工作表现特征、可能的投入、机构的政策和程序要求,对产出进行评价,这往往需要创造性地应用理论而不是仅限于参考教科书、内部工作规定等。工作者必须根据投入、方法、供应、活动的次序作出决定,并选择标准来达到或超过规定的最低工作表现标准。如选择项目评价的方法,评价卫生院的现状情况以提出改进的建议,在观察的基础上对项目作出调整、检查病人以决定是否需要转诊等。

7. 当存在某一疑问时,如当前的真正需要和问题是什么,解决这一问题应该遵循什么指南?为了明确这些问题,探索和控制各种行为变量,并形成可能的产出及其表现特征,工作者必须广泛搜集非特定的信息来源,并设计调查或开展数据分析研究。工作者必须应用政策和卫生院的目标来创造特定的方法、指南和工作表现标准。如根据当前的需要,编写一份报告以建议增加一个新的健康服务项目、决定卫生项目的政策和实施程序、设计特殊的调查表以调查病人及人群的健康状况等。

8. 根据技术、组织、策略、财力需要的大量信息,工作者有绝对的自由和权利决定本团队与分团队的工作过程和工作方向,决定政策、目标和产出的程序,并确定工作指南和工作的质量标准。

表3-10 错误所致风险量表

这一量表是说明工作者的责任心可能导致产生的损害作用,衡量工作错误引起的可能结果。结果等级决定了一个工作人员执行工作时可能出现严重错误的程度。但此量表不用于医疗事故鉴定的衡量标准,也不考虑经济损失的结果。

等级	分级标准

1. 工作者的错误行为并不引起病人或者服务对象的损害。

2. 最严重的错误行为可能只是引起病人或者服务对象机体和精神的不适。

3. 最严重的错误行为可能引起轻度机体和\或精神的伤害,但是,不需要或只需要少量的药物纠正。

等级	分级标准
	4. 最严重的错误行为可能引起病人或者服务对象轻度机体和\或精神损害,需要药物治疗。
	5. 最严重的错误行为可能引起病人或者服务对象中度机体和\或精神损害,需要药物治疗。
	6. 最严重的错误行为可能引起病人或者服务对象严重的机体和\或精神损害,可以引起持久性的伤害或陷于危险境地。
	7. 最严重的错误行为可能引起病人或者服务对象持久性伤害,不能用药物纠正。
	8. 最严重的错误行为可能立即引起病人或者服务对象不可避免的死亡。

3.4 运用工作任务描述结果确定卫生院全科医疗团队成员资格

如何确定全科医疗团队成员的资格?当把乡镇卫生院的全部职能精确化为一系列任务之后,工作任务描述和分析的条件基本成熟,这为我们描述团队成员资格提供了极为准确全面的基础数据。工作任务描述和分析的资料可以通过问卷调查法、关键事件记录法、观察法、实验法、面谈法、秩序分析法等获取。目前,全国乡镇卫生院能够提供的服务项目差别悬殊,服务环境、设备条件、技术力量、服务需求差异较大,有的卫生院有百余工作人员、百余张病床,技术装备较强,服务能力也是其他一般卫生院不可比拟的。然而,也有许多卫生院只有十多名工作人员,条件和能力都十分有限。因此,乡镇卫生院之间工作任务的范围、内容、技术复杂程度和难度都有显著差异。但是,绝大多数卫生院处在两者之间。我们在确定乡镇卫生院服务功能和技术范围时,遵循了把大多数卫生院作为分析样本的原则,以体现更大的代表性。在进行工作任务分析时,将卫生院工作任务清单中的所有任务按照其难易度、发生频率2个维度进行分类,共4个等级,见图3-7。1级为发生频率高,难度高;2级为发生频率高,难度低;3级为难度高,发生频率低;4级为难度低,发生频率低。在任务分析时,重点把握发生频率高,难度高的那部分任务,以它们作为界定技术准许的上限,也是评价全科医疗团队成员的重点和培训的重点。

借助统计学方法,抽样在数量和水平均具有代表性的乡镇卫生院,将它们发生频率高,难度高的任务划出一区间范围,从资料、人际、操作、工作自由度、推理、数学和语言7个方面进行度量,得到乡镇卫生院工作任务描述和分析结果。胜任岗位资格描述是我们设计全科医疗团队培训的依据。

资格描述体现在两个方面的内容:一般资格和特殊资格。这2项描述结果的基本作用是为确定每个工作岗位和每个团队成员的培训目标、培训内容和评价标准提供参考。

一般资格是描述工作者胜任岗位时必须具备的文化素质能力(见表3-11)。不同的岗位,根据构成工作的任务不同,各种能力的度量也有差别。在多数任务中,工作者都可能涉及应用推理、数学和语言能力来处理资料、人际和操作的事情,以便于完成其岗位任务。工作者在工作中具备的自由度取决于所分配的任务和具备的工作条件。运用度量方法可以测定一名工作者在完全胜任岗位任务时应该具备的资格,这些度量包括:资料、人际、操作、工作自由度、推理、数学和语言。因此,工作描述有助于指出工作者在胜任岗位、完成工作中的各项任务时应具备的技术和能力水平。将一个岗位的7个度量的每个方面用2~5句话进行描述,就构成了一般资格。一般资格对于设计人才规格、岗位准入标准、制定培训目标都非常有用。也可在招聘、筛选、考评人员时使用,因为它提供了岗位胜任能力的标准。

表3-11 乡镇卫生院全科医疗团队护理岗位一般资格描述

资格	具体要求
资料:	熟悉卫生院的工作制度和工作程序。能够准确记录、收集病史和各种资料,具备对病人进行有效评估的能力;能够从病人的各种评估结果中作出护理诊断;能够根据护理诊断制定护理计划,并对护理效果进行评价。在团队工作中,能够从护理专业角度提出团队工作建议。
人际:	能够与病人进行有效的交流,解释各种服务项目的目的和意义,以取得病人的合作;能恰当地回答病人的各种疑问,维护上下级之间的关系,善于与其他团队成员合作;能向实习生或新来的工作人员解释工作程序;能有效地与各方面的工作人员进行交流,维护卫生院的公共形象,使全科医疗工作顺利开展。
操作:	能够合理布置和安排各种临床设备,会使用常用的护理器械设备,规范、熟练完成各种基本护理技能操作和常用的专科护理操作,能协助临床医生完成各种护理、治疗操作。
自主:	能够根据医疗护理规范开展工作,能根据对病人的评价结果向病人提供各种宣教和保健服务,能根据医嘱选择适宜的护理措施护理病人。紧急情况下,可以利用专业判断决定采取什么方式方法抢救病人。
推理:	能应用常规护理知识解决实际问题,能根据病人的身心状况进行有效的护理评估,能根据评估结果做出准确的护理诊断,能根据护理诊断制定护理措施,能对护理效果进行评价。
数学:	能计算药片、计算各种液量、掌握分数、小数、百分数的知识,具备基本的统计知识。
语文:	能询问病史,解释和运用医学术语。能向社区居民或病人进行卫生宣教,传授信息。能运用专业知识来评价和分析各种卫生问题。能书写工作总结,必要时能撰写本行业论文以介绍经验。

特殊资格是胜任岗位所需要的专业执行能力,包括组织管理能力、人事管理能力、提供服务能力、后勤支持能力(见表3-12)。因为它描述了某些与工作或非工作有关的经验,这些经验能产生工作所需的相同或相近的能力(在一般资格内所描述的)。特殊资格包括一定的教育(或知识)要求、学历、证书、执照、过去经历和认为工作者圆满完成工作时必需的、适宜的其他个人经历。特殊资格也描述某个工作岗位所需的可能影响工作表现的一般工作条件。特殊资格在确定岗位准入标准和人员招聘过程中尤其有用,与一般资格一样,可以提供一种筛选的工具以衡量申请者的能力。

表3-12 乡镇卫生院全科医疗团队护理岗位特殊资格描述

组织管理	护士在卫生院长或者团队长领导下完成护理岗位的工作任务,实施门诊和病房管理,执行医嘱查对制度;为保证工作的连续性,严格执行交接班程序;建立药物查对制度以杜绝差错;解释卫生院、团队的有关规章制度及岗位职责;保存各种常规工作记录,填写出勤表,收集各种资料和信息;必要时撰写学术论文以供同行参考,年终写出书面总结。能与其他成员良好合作完成任务。
人力管理	能够向实习生介绍实习的目的和方法,并传授基本知识,指导新上岗的人员适应工作和熟悉工作程序,如接待病人技术,各种工作制度和要求等。能够帮助新来的成员尽快熟悉业务,尤其是各种基本操作和急救技术。根据团队长的安排,可以组织安排本科人员集体活动,制定工作宣教计划。能够较好地维护好上下级和同事之间的关系,主动协助全科、专科医生和其他团队成员做好工作。积极参加院内各种会议,并能提出合理化建议,以保证卫生院工作正常有序地进行。如果有特别任务,能够组织带领乡村医生一道执行任务。
提供服务	能够为患者\服务对象提供一个舒适愉快的就诊环境,充当患者\服务对象的向导,耐心解答患者\服务对象提出的各种问题。能够主动向患者解释病情和予以实施的各种医疗、护理措施,消除患者的顾虑以取得患者的合作。具备采集病史的能力,能对患者的健康状况作出正确的评估。能进行卫生宣教,熟练地应用各种基础护理和专科护理知识向患者提供指导和咨询。能熟练完成各种技能操作,能应用各种基本药物,并能观察疗效和不良反应。通过对病人的全面评估,能做出护理诊断和实施必要的护理措施,并对护理效果作出评价,除在院内向病人提供医疗保健服务外,还应走向社区和家庭,向人群传授健康教育知识,并与当地其他部门联合,宣教计划生育政策或落实计划生育措施,提供优生优育咨询。做好防疫工作,防止各种传染病和流行性疾病的发生与传播。能够在全科医疗团队中发挥护理专业人员的独特作用。能够熟练完成乡镇卫生院职能范围内的其他各项任务。
后勤支持	能够做好物品的准备,如消毒各种器械、敷料,准备各种医疗包,安装氧气筒,准备各种急救用品,以备急用。保持病室清洁、空气清新,冬季时注意病室保暖,保障各种用品齐全、可用。使医院保持整洁实用的工作环境。需要时,为团队做好保障服务。

　　在特殊资格中,提供服务是其核心部分,因为它是对胜任岗位的基本要求,是全科医疗团队成员胜任工作岗位应该具备的专业知识、专业技能与工作态度的综合。特殊资格的内容是从对每个岗位必须能够完成的任务描述和分析中测量得到的,包括任务操作步骤的技术要求、知识要求和态度要求,从中说明技术内容及其范围和难度、知识内容及其范围和领域、态度要求涉及的医德、价值观、服务素质、个人品质、人文表现等。特殊资格要求的内容涉及该岗位的各项基本知识、基础理论和基本技能,如护理专业的医学基础知识和技术至少包括解剖学、生理性、心理学、药理学、免疫学、护理学基础等;临床护理知识和技术至少包括基础护理、内科护理、外科护理、儿科护理、妇产科护理、重症护理等。岗位的特殊资格应该是团队成员胜任岗位的评价标准,同时,也是培训在岗人员的基本目标。这在后续内容中会反复看到。

3.5 建立全科医疗服务任务数据库

　　有一个完善的乡镇卫生院全科医疗工作任务数据库,会使培训工作变得更加有据可依,它如同使我们得到一个全科医疗服务的工作标准。因为这个数据库包含了全科医疗团队在乡镇卫生院全科医疗服务中,为实现居民健康目标所有应该开展和完成的工作任务。从理论上说,在这个数据库中可以找到乡镇卫生院职能范围内几乎所有的工作任务,无论是条件好的,还是条件差的,规模大的,还是规模小的卫生院,他们的目标都是一致的。如果有差异,只是因为当下的条件和能力存在差别,能够执行的任务数量有所不同而已。由于条件和能力处在不同水平,可能有的卫生院能够开展所有应该开展的任务,甚至还增加了一些当地居民特别需求的服务项目,而有些卫生院则因为受到某些条件和能力的限制,只能开展其中一部分任务。如果一个全科医疗团队把数据库所有任务都能够按照标准完成,那么,这个卫生院的全科医疗服务功能就得以实现。当然我们也考虑到由于科学的不断发展和技术的进步,特别是居民健康需求在新的健康理念下不断翻新,数据库内容也会随时跟进,体现出它的先进性和实用性(图3-8)。

　　乡镇卫生院全科医疗工作任务数据库,是用于存储、更新、检索、提取工作任务的计算机软件系统,基本结构如图3-9所示。它用数据库方式将乡镇卫生院所有全科医疗服务工作任务按照一定规则和要求进行编码(图3-10),可以通过任意的方式去检索需要了解或者提取的内容。这个数据库既是记录存储和提供任务信息的工具,用来作为农村卫生人力规划、管理、评价的平台,也可用来作为评价全科医疗团队成员能力和确定培训目标、制订培训计划的数据来源。

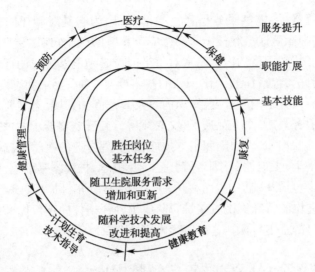

图 3-8 职能重组与不断扩展模型

数据库模型
编号 A 02 001 0001
类　别: 医疗服务 (A-L)
职　能: 提供服务 (1-99)
亚职能: 急救技术 (1-999)
活　动: 急诊处理 (1-9999)

任务目录
施行气管切开术以便缓解窒息

任务操作说明
在上呼吸道梗阻严重或缺乏手术条件或严重窒息情况下,可用清洁刀片或小刀沿颈部正中线迅速切开环状软骨至胸骨上窝之间的皮肤、皮下到肌层和气管的第三、四软骨环,插入笔管或胶管牢固固定——以便缓解窒息。

工作结果
1、E、施行紧急气管切开时机选择的正确率高于—%
2、E、手术成功率高于—%
3、E、手术操作的正确率高于—%

知识、技能、态度	工具 /材料
1.上呼吸道梗阻的病因、发展过程、临床表现与抢救	1.刀片或小刀 2.笔管或胶管
2.紧急气管切开术的适应症、时机选择及操作步骤	
3.对待急症病人的负责态度	
4.颈前部及气管的解剖	
5.转诊指征	

资格等级								
资料	人际	操作	自主	推理	数学	语言	自主	风险
3	4	5	6	2	5	7		

工作标识:1.全科医生;2.公共卫生医生;3.保健医生(老年/妇儿科);4.专科医生(内科、外科、康复及其他);5.中医;6护士;7医技人员(X光/超声/心电等);8.药剂员;9.检验员;10.管理人员;11.心理医生;12.社会工作人员;13.牙医/口腔医生

图 3-9　乡镇卫生院工作任务数据库

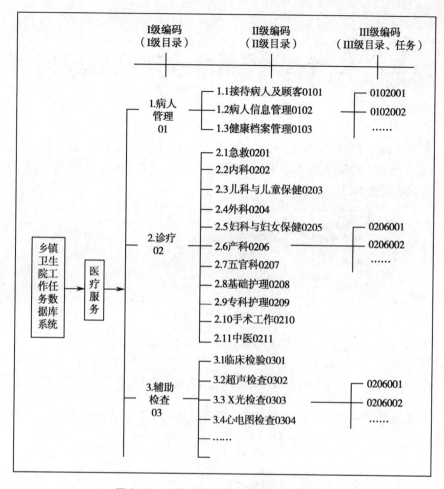

图 3-10　任务分解结构与编码规则示意图

4 如何确定全科医疗团队的培训需求

培训需求是指特定岗位的能力目标要求与岗位人员现有能力之间的差距,即理想的工作能力表现-实际工作能力表现=培训需求。确定培训需求的基本思路如图4-11所示。

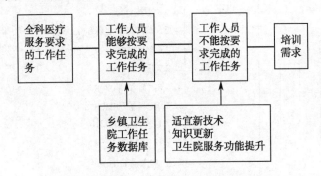

图4-11　确定全科医疗团队培训需求思路

培训需求在确定是否需要培训、谁需要培训、需要培训什么之前就应该明确。

4.1 由谁来确定培训需求

培训需求理应来自卫生院,卫生院的全科医疗团队成员最清楚需要什么、培训什么、什么有用,但实际上,培训需求只有传达到培训管理人员那里才有可能转变为培训行为。有时,管理者并不认为他们提出的培训需求是合理的,或者,管理者直接根据自己的认知或者不那么全面的调查就已经确定,这是近年来导致培训效率低下的重要原因。所以基层卫生工作人员抱怨:"给我们准备的菜,我们爱吃的却不多。"如果通过培训专家深入基层进行调查,之后把结果提供给培训决策人员,有可能扭转局面。在培训的整个链条中,培训机构十分关键,他们知道学员的培训需求应该是最重要的,因为他们工作的目的是为了满足受培训者的需求。

4.2. 确定培训需求的方法和工具

调查、考核和观察是确定培训需求经常使用的方法。我们主张调查对象要包括到每一个有培训需求的人,调查表采用结构式问卷的形式比较节省时间,如有必要可以留有一小部分作为开放式问题,由被调查者填写,如果以上问题并不能包含更加迫切的培训愿望,则在留下的空白处加以补充。虽然开放式问题的回答在资料处理时比较麻烦,但不可轻视这部分信息的独特性和重要性。非开放式结构性问题是调查表设计者根据基层卫生服务职能,甚至可以直接应用乡镇卫生院全科医疗服务数据库的资料作为调查内容,它的弊端是需要按照工作岗位类别分类设计,比较耗费时间和人力,优点则是直接可以了解不同岗位人员的培训需求。把团队成员不能实施的工作任务定位到人,可以给培训内容划定一个明确的区间。观察和考核两种方法可以互为补充,因为他们其中任何一个容易实施的范围都比较局限,而且极易受到干扰。观察是由专业人员直接深入到乡镇卫生院,当工作人员并不知情的时候,把他们的现场实际工作表现进行详细观察、记录和评价,这能够客观反映出工作人员在执行某些任务时的实际胜任能力。但该方法耗时耗力也注定了使用它的有限范围。通常,我们在培训范围的总体中,分类抽取部分有代表性的样本进行观察,以了解该卫生院团队成员存在的不足。观察以前,要对观察的规则进行明确规定,如观察者的资格、专业构成、人数,观察的流程,观察指标以及结果的评判依据和记录。相比之下,考核是人为规定更便于得到结果的方式,它完全可以在实验室、模拟室甚至是乡镇卫生院的一般房间就可以操作,事先由考核专家小组确定与胜任岗位密切相关的内容,把这些内容分成难度相近的几个技能包,设成相应的几个考站,每个考站负责考核一个技能包,每个技能包有若干相当效价(难易度和流程简繁)的技能测试题。被考核者也被分成适量的几个组,每名被考人员依次到每个考站抽取一个测试题,在已经安排好的操作环境和已经准备好的操作台上进行演示,考核专家通过观察,在事先准备好的评价表上勾出每个任务的操作步骤是否符合要求。可见,考核虽然较之现场观察容易实施,但它的耗时耗力仍然限制了我们在更大范围内推广应用。为此,多数情况下也只能是抽样进行。把观察和考核二者结合起来,似乎更为合适。如果说问卷调查有利于整齐划一地在较短时间和较少人力情况下获得大量预设信息的话,那么,现场观察和考核则可以弥补问卷调查的不足,获得更加真实的,反映实际胜任能力和工作表现的信息。把以上方法取得的信息经过处理分析,一个能够表达培训需求的结果就可以直接使我们进入培训设计流程的下一环节。

4.3 培训的组织需要和个人需求

通常,培训需求来自两方面,一是组织需求。这可以理解为所在机构为了实现组织目标而需要个人具有的能力,这个能力必须通过培训而获得,如全科医疗团队在提供服务中的技术薄弱部分或者技术薄弱岗位。二是个人需求。因为工作质量总是不断需要提高,个人的知识和技能就必须为了适应这些变化而更新,更新的途径也主要依靠培训实现。乡镇卫生院是由政府投资举办的,房屋由政府出资建造,设备由政府拨款装备,人员由财政供养,因此卫生院必须按照政府的意图去提供服务。如果他们由于技术原因不能按照要求完成全科医疗工作的任务,他们就必须接受培训。组织需求是团队成员实施团队任务所需要的培训。个人需求主要指团队成员不能较好胜任工作岗位需要的培训和个人职业发展需要的培训。个人需求必须服从组织需求。但是,考虑组织需求时也必须适当照顾个人需求,因为个人需求在有效培训中是不可低估的学习动因,它的存在和持续是影响培训效果的重要因素。

从乡镇卫生院工作任务数据库中寻找组织需求和个人需求是具有实际意义的选项,这可以促使培训保持在不脱离现实工作的轨道上,它不再把培训需求描述成"某人需要去医学院校参加 1 ~ 3 年的理论培训或者某人需要去县级医院参加 1 年的临床进修"那么简单而笼统,而是指出在完成岗位任务中出现了哪些问题,这些问题应该通过何种培训解决。

4.4 确定培训需求的步骤

如果按照某种成熟的路径确定培训需求,无疑会使培训需求确定的过程更为严格,结果更加切合实际。以下是以胜利岗位为目标的培训模式在确定培训需求时的步骤:

第 1 步,打开工作任务数据库把乡镇卫生院的任务全部显示出来。

第 2 步,在考虑本卫生院条件、能力以及当地卫生服务需求基础上,把本卫生院当前应该开展的工作任务提取出来。

第 3 步,按照本卫生院的岗位设置和全科医疗团队组合把工作任务分配给各个岗位和团队成员。

第 4 步,每个岗位的团队成员可以得到一份属于自己必须完成的工作任务清单。

第 5 步,每个成员按照分配给自己的工作任务清单和要求进行逐条核对,确认哪些是能够按照规定完成和胜任的,哪些不是。

第6步,由一个更高技术级别的专家小组对每个成员自己认为能够胜任的任务进行审查核实,最终确定每个成员不能按照规范完成任务的清单。

这个经过自测和专家小组确认的不能按照规定完成的任务清单就是培训需求,因为这些必须胜任的工作任务他们还不能完成。

除此之外,培训需求仍然可以把更广泛的个人兴趣包括进来,但这些兴趣一定对胜任工作岗位和提升职业发展有帮助,对深入开展全科医疗服务有重要引领,并且应该建立在创新农村全科医疗服务的目标基础之上,而不是随心所欲。

在获得卫生院组织需求和团队成员个体需求信息的基础上,根据问题存在的范围,把问题和相应的培训需求划分成为"共性问题与培训需求"和"个性问题与培训需求"两类,从而为制定培训计划提供依据。如果仅是 1 名团队成员存在的问题按个性问题实施培训,若为 2 名及以上团队成员存在的问题,按共性问题组织培训。

确定共性需求、个体需求和胜任岗位能力的操作工具见表4-13、表4-14、表4-15。

表4-13 胜任岗位能力评估量表

任务编号:		姓名:		专业技术岗位:	
工作表现评价指标		定量结果	定性结果	问题	指标解释
工作任务完成情况					
工作差错情况					
服务对象评价					
上级评价					
指导学生评价					
团队成员评价					
工作绩效					
综合评价					

规定岗位任务数 _____ 个,增加任务数 _____ 个,不能按要求完成任务数 _____ 个

任务名称	_____ 年评估		_____ 年评估		培训需求	
	能按要求完成	不能按要求完成	能按要求完成	不能按要求完成	服务类别	具体内容
1						
2						
3						

注:"要求"指符合《乡镇卫生院卫生技术人员数据库》中的具体操作步骤和知识态度要求。

表4-14　确定共性问题与培训需求举例

存在问题	岗位工作人员
1. 甲型 H1N1 的诊断(新发传染病)	医疗张医生、公共卫生李医生、刘护士、医疗
2. 肠切除吻合技术(手术不熟练)	李医生、田护士
3. 健康教育技术(不会应用多媒体)	医疗张医生、公共卫生李医生、保健王医生、于护士
4. 询问病史(沟通技巧差)	医疗李医生、田医生
5. 高血压病人管理(操作不规范)	医疗田医生、公共卫生杜医生
6. 使用双囊三腔管技术(缺乏实践经验)	医疗李医生、田护士

表4-15　确定个性问题与需求举例

妇儿保健岗位:郭医生

问题	原因
1. 围产期保健概念不清	理论基础不扎实
2. 听诊胎心音不熟练	临床实践不足
3. 骨盆外测量操作不正确	基本功不规范
4. 不能识别新生儿硬肿症	临床病例较少
5. 不会观察产后恶漏	临床实践不足

4.5 形成培训计划

　　一份真实反映卫生工作人员培训需求的资料,是制定有效培训计划的前提。培训计划是实现培训目标的行动方案,是对培训内容、培训时间、培训地点、培训方法、培训手段、培训评估、培训教师、培训教材等培训计划要素的详细说明。如表4-16所示,是一个边远中心卫生院全科医生到县医院外科进修的培训计划。该卫生院由于其特别的地理环境和交通状况,必须具备开展小肠切除吻合术的能力,因为该卫生院经常有这样的急腹症就诊,如果安排转院常常耽误救治,造成严重后果。目前,该院手术室护士、麻醉师以及手术的其他方面都已经具备开展中下腹部手术的条件,能够顺利实施阑尾切除手术、疝修补手术,只是对小肠切除吻合术经验还不足,经过考核测试发现,外科医生在演示小肠切除吻合术时出现问题较多,于是,决定派他到该类手术较多的县医院专门学习。

表4-16 培训计划表达举例

培训目标1 能够熟练操作小肠切除吻合术

培训内容	培训时间	培训地点	培训方法	培训手段	考核要点
1. 肠管解剖	4 小时	解剖室、手术室	观摩人体解剖		
2. 识别坏死肠管	5~8 次	手术室	现场观察		
3. 肠管吻合方法	10~15 次	手术室	观察和操作		
4. 术中问题处理		手术室	讲解		
5. 手术一般技术		实验室或手术室	练习实习		
6. 复杂问题处理		手术室、病房	参观、讨论		
7. 手术前后处理		病房	观察、讨论		

注:培训手段应根据培训机构的培训资源而定。

5 胜任岗位的全科医疗团队培训模式试点研究

5.1 背景介绍

1996 年以来,我们一直试图在中国农村卫生服务和农村卫生专业人员培训方面的研究有新突破,然而传统培训理念一直都萦绕在我们头脑之中,我们显然知道长期以来所开展的许多培训活动对于提升农村卫生专业人员实际能力的贡献并没有预期那样明显,可是,我们始终也没有找到开启思维和改进方法的那把钥匙。机会是在 2003 年出现的,因为我们在 1991 年至 2000 年间与世界银行教育专家一道进行了以工作描述为基础的乡村定向岗前教育模式的实验研究,从研究中,我们探究了乡村卫生专业人员的来源、培训经历、实际能力,发现了他们最缺乏的是什么和最需要哪些培训,特别是我们进行的"以工作描述为基础的乡村定向岗前教育模式的实验研究",在极为严格的控制下,完成了三所医学院校 160 名学生参与的试验研究,其理论和经验在国内外产生了一些影响,同时,给我们后来的进一步研究奠定了基础。2001 年,卫生部计划在全国开展针对乡镇卫生院在职卫生技术人员的培训,指导这次培训的基本理论和基本方法就得益于 10 年前的研究成果。此后的又一个 10 年,即 2003 年至 2011 年,我们针对乡镇卫生院多数卫生技术人员不能胜任工作岗位的现实问题,研制并且试验了"以胜任岗位为目标的乡镇卫生院卫生技术人员在职培训模式"。这是以乡镇卫生院在职卫生技术人员为培训对象,借助于工作任务描述数据库作为培训标准,针对每一个不能完成岗位任务的人员实施技能-知识-态度一体化培训,其培训效果得到广泛认可,培训方法被越来越多的乡镇卫生院持续运用。

决策的理由很简单。因为我们的持续研究发现,乡镇卫生院出现的卫生服务问题,近 90% 是在实施常规技术中出现的,或是由于没有按照规范操作,或是由于准备不充分,或是由于疏忽大意,这些都被称作不能胜任工作岗位。由此推断,如果卫生技术人员能够在职能范围内规范地进行各项技能操作,如果他们有机会接受良好的基本技能训练,这 90% 的错误就有可能避免。

5.2 研究的基本框架

以需求为导向和以胜任岗位为目标的培训模型,如图5-12所示。

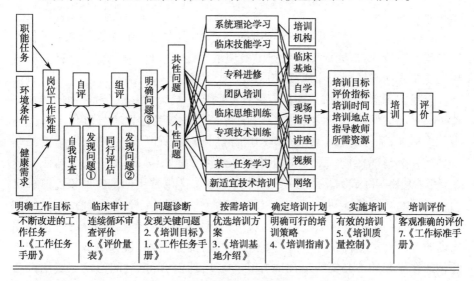

图5-12 以胜任岗位为目标的培训模式

以胜任岗位为目标的乡镇卫生院卫生技术人员在职培训的目的是使受培训者经过培训达到规范、良好胜任工作岗位的目的。胜任工作岗位是指在实现乡镇卫生院全科医疗服务目标的过程中,作为全科医疗团队成员,能够按照要求完成本岗位的工作任务。这些工作任务是根据卫生院条件、设备、技术以及当地居民卫生服务需求综合因素确定的,每个岗位都有不同于其他岗位的任务清单,每个卫生院又有不同于其他卫生院的岗位数量和能够开展的任务数量。但是,无论如何设置岗位,无论其任务数量多少,都必须覆盖乡镇卫生院的所有职能。换言之,如果一个卫生院所有成员都能够良好完成自己岗位的工作任务,那么,卫生院的各项职能就得以充分实现;如果卫生院的所有职能全部实现,那么,卫生院全科医疗服务的总体功能就得以实现。这意味着,卫生院提供基本医疗服务和公共卫生服务,保障居民健康、解决当地基本卫生问题的目的就基本达到了。我们把每一个岗位和每一个成员不能够完成的岗位任务作为培训需求,把应该胜任的岗位任务作为培训目标,根据培训需求和培训目标,形成培训大纲,围绕培训大纲的知识技能点,设计培训计划,明确培训地点、培训方式、培训方法、培训手段、培训时间、培训师资。通过培训,按照培训需求对学员是否能够规范完成培训目标进行评价,如果培训目标没有实现,可以继续把不能完成的任务进行再培训,如果已经实现,这一轮培训完成。以后,随着卫生院服务项目和服务水平的不断提升或者由于科学技术水平的运用和新适宜技术的涌现,每个团队成员的工作任务可以随之而增加和更新,新一轮培训又会开始,如此不间断循环,便可以持续发生在每个团队成员的全程职业生涯之中。

这是实用主义教育理论的具体实践。因为引发培训的原因是每个工作人员在履行岗位职责、完成工作任务中出现了非经培训而不能够解决的问题,这些问题构成他们体现工作成就和展现专业本领的障碍,所以对于但凡有事业心和自我实现欲望的人,都不能容忍这些问题的继续存在。于是,他们的学习动机和兴趣油然而生,由于他们学习的每一个任务都是以良好胜任工作岗位为评价标准,学习的每个过程都与实际密切相关,所以,进一步引发学员的学习兴趣和热情都在情理之中。在培训设计中,把知识、态度融入具体任务当中,使理论和实际成为不可分割的整体,产生了学以致用的现实回报。这种培训设计还照顾到共性问题(针对一组人)和个性问题(针对某个人),共性问题针对一个有需求的群体去安排,个性问题则针对某个人的需求而安排,体现出培训的针对性和个性化。实施这种培训的目的很明确,目标更加具体。剥离开粘连在一起的不必要的培训内容和重复培训内容,把时间留给完成培训目标所用,符合在职人员的学习特点。在制订培训计划时,给了学员在选择培训方式、方法和手段上的更多机会和自主性,允许他们根据自己的条件、时间和学习特点选择任何可以实现培训目标的方式,如网络学习、视频学习等各种可及方式,以及选择专题讲座、临床进修、参观观摩、小组讨论、试验演示等各种有效方法。真正实现缺什么,补什么,需求第一;不会什么,学习什么,学以致用;怎么有效,怎么培训,实用适宜;有什么资源,用什么资源,因地制宜的培训原则。

5.3 试验研究

非常难,但是绝非不可以实现。教育和培训的试验性研究历来如此。这是由原国家卫生部科教司直接领导下的一次专门针对乡镇卫生院卫生技术人员在职培训的试点研究,专家组负责技术指导,笔者很荣幸地承担了项目负责人的使命。试验选择在6个省区的13所有代表性的乡镇卫生院进行,并且从准备到评估完成历时4年。项目于2005年3月启动,2005年6月开始实施,2008年6月结束,2009年完成评估。其中,实施培训计划的时间为2年,所有试点卫生院均按方案要求开展了以胜任工作岗位为目标的在职培训活动,参加培训的卫生技术人员共426人,研究工作设置了同期对照。2009年6~12

月组织外部专家组对试点工作进行了评估。

5.3.1 试点卫生院情况

乡镇卫生院在职卫生技术人员培训试点由卫生部科技司从全国确定了6个省、自治区13个县的13所卫生院,其中中心卫生院5个,一般卫生院8个,具体情况见表5-17。

表5-17　在职培训试点卫生院基本情况

卫生院	行政主管部门	卫生院培训经费(元/年)	乡镇面积(km²)	乡镇人口(万人)	距最近其他医院(km²)	距县医院(km)	村卫生室数(个)	私人诊所数(个)
南因镇卫生院(河北省)	元氏县卫生局	9000	46	3.6	10	10	17	60
高邑镇卫生院(河北省)	高邑县卫生局	7000	38	3.8	2	2	25	50
郭磊庄中心卫生院(河北省)	万全县卫生局	3000	58	2.4	5	15	17	33
复兴镇卫生院(四川省)	仪陇县卫生局·	30000	51	1.9	10	29	6	60
金华中心卫生院(四川省)	射洪县卫生局	39000	96	6.4	1	20	40	65
龙溪镇卫生院(贵州省)	余庆县卫生局	15000	152	3.4	7	23	7	3
下司镇中心卫生院(贵州省)	麻江县卫生局	20701	138	2.6	20	25	16	0
六盘山卫生院(宁夏自治区)	泾源县卫生局	1000	205	2.2	52	27	22	4
高庄乡卫生院(宁夏自治区)	平罗县卫生局	15000	11	23.0	9	9	13	0
安丰镇卫生院(安徽省)	寿县卫生局	2000	188	8.2	20	50	40	1
徐集中心卫生院(安徽省)	六安市卫生局	20000	88	4.5	20	20	11	0

卫生院	行政主管部门	卫生院培训经费(元/年)	乡镇面积(km²)	乡镇人口(万人)	距最近其他医院(km²)	距县医院(km)	村卫生室数(个)	私人诊所数(个)
赤胡卫生院(福建省)	漳浦县卫生局	2000	89	5.4	9	35	13	2
崇武镇中心卫生院(福建省)	惠安县卫生局	60000	19.6	7.3	8	25	21	14

参与这次试点工作的卫生技术人员 426 人,具体性别、年龄、工作年限、学历结构见表 5-18。

表 5-18　试点卫生院参与培训的卫生技术人员情况

基本情况	分类	人数	构成(%)
性别	男	206	48.36
	女	220	51.64
年龄(岁)	<25	50	11.74
	25～	179	42.02
	35～	123	28.87
	45～	66	15.49
	55～	8	1.88
从事卫生技术工作年限	<5	51	11.98
	5～	98	23.00
	10～	93	21.83
	15～	86	20.19
	20～	98	23.00
学历	初中	12	3.16
	高中	4	0.97
	中专	271	63.34
	大专	120	28.13
	大学	19	4.41

5.3.2 试点研究工作流程

由课题组研究设计的试点工作流程经过卫生部组织的专家论证后在 13 个试点卫生院正式启动实施。试点工作流程见图 5-13。

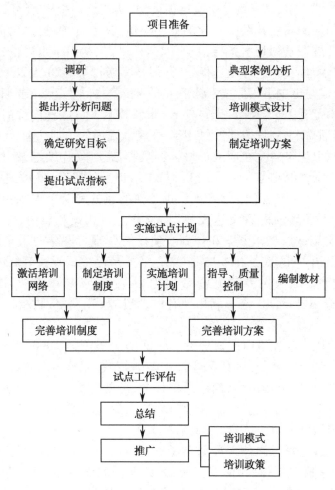

图 5-13　试点研究工作流程

5.3.3 试点研究方案的实施

试点工作分为 3 个阶段。

第 1 阶段为试点准备阶段。从 2005 年 3 月至 2005 年 5 月。该阶段的主要活动包括:①基线调查。调查统计每个试点卫生院(包括对照组)的基本情况,包括服务人口、开放病床数、主要设备仪器、在职卫生专业人员基本情况,岗位设置、开设的服务科室和服务项目,卫生专业人员完成岗位任务数与质量,各类服务的主要工作流程、在职培训状况等共86项。②建立组织,明确责任。在县卫生局领导下成立乡镇卫生院卫生技术人员在职培训试点工作协调小组,其职责是落实培训计划、协调培训机构、组织监督指导、解决存在问题。成立县医院主导的督导小组,其职责是,提供培训师资,按培训计划开展一系列技术指导活动,如担任讲课、组织小组讨论、指导进修学员、开展示范活动、进行现场指导、开展技术考评等。20人以上规模的试点卫生院,成立至少由3位技术骨干组成的技术指导小组,主要职责是确定卫生院技术范围、技术岗位、工作任务,测评技术人员胜任岗位的能力和表现,分析培训需求,制订培训计划,组织开展本院内的培训活动,考核培训效果等。乡镇卫生院建立在职人员培训档案和信息库,连续记录卫生技术人员的学习培训情况和考评结果。③动员与培训。包括培训相关管理人员和卫生院工作人员,使他们了解开展试点工作的目的和对个人职业发展的意义,对开展在职培训的意义达成共识,激发参与意识和热情,使管理人员知道如何实施试点工作方案和计划。使所有管理者和参与人员明白试点工作程序和开展试点工作的方法。开发领导者对试点工作的重视和支持,积极出台全县有关乡镇卫生院卫生技术人员参与在职培训的支持政策。④创造必要条件。充分利用现有培训资源,开发培训教材,建设培训基地。

第2阶段为实施培训计划阶段。从2005年6月至2008年6月。该阶段的主要活动包括:①确认专业岗位。卫生院根据服务需求和人员结构,明确功能任务,设置工作岗位,确定岗位任务,配置专业人员。②明确各个岗位人员的任务。由于卫生院服务量与现有人员的匹配程度不同,各岗位人员数量与能级结构也不一样,卫生院技术指导小组将根据卫生院服务任务数据库的内容为每一岗位人员划定任务目录。如临床内科岗位、门诊护理岗位、实验室检验岗位、预防保健岗位、妇儿保健岗位、超声心电检查岗位等。从任务目录中确定每一岗位人员的任务数量和名称。③自我检测。每个岗位人员按照个人岗位任务与标准要求作逐一对照,检测不能完成的任务。④小组考核。卫生院技术指导小组或县督导小组根据个人岗位任务目录及个人检测报告,对各个岗位人员个人认为能够规范完成的任务进行核实。再次确认不能规范完成的任务数量。⑤提出培训需求。将不能规范完成的任务与卫生院新增项目的任务列一清单形成培训需求。⑥制订培训计划。根据培训需求,制定出全院和每个岗位人员的培训学习计划,包括培训目标、内容、时间、地点、方法、手段、途径、结果、要求、考核等。⑦组织实施培训。由县卫生局统一对全县各卫生院的培训需求和培训计划进行规划与统筹,分别按培训形式汇总和安排,选定培训地点和机构,签署培训协议。由专人负责组织、协调、监督和落实。⑧监督指导。由县卫生局领导的督导小组按照培训目标和培训计划对培训过程进行监督指导。

第3阶段为评估阶段,时间从2008年6月至2009年2月。该阶段的主要活动包括:①在卫生部科教司领导下,组织有关专家制定评估方案和评价指标体系。②由卫生部科教司组织外部专家对试点工作和培训结果进行全面评估。③评估小组对试点工作进行全面总结,向卫生部提交试点研究总结报告。

每个卫生技术人员完成一轮培训的时间各不一样,因为每个人不能胜任岗位是有数量差距的,有的可能只需要为期几周或者几个月的培训就能够达到完全胜任岗位的目标,有的或许需要几次甚至1~2年的培训才能够达到胜任岗位目标。一旦经过培训已经能够胜任岗位,那么,以后的培训将是不断巩固和加强胜任能力,不断学习新知识新技术,使服务技能更加娴熟和富于创造性,以进一步适应居民的健康服务需求。

5.3.4 试点工作评估

制定了包括培训结果、效果、效益、效应4个方面68项评估指标,对试点工作进行了外部评估,结果显示,试点卫生院自身前后对照以及与对照组卫生院比较,在重要变量上均有显著性差异,并且有统计学意义。评估由卫生部聘请的独立专家组进行,采用资料分析、个别访谈、抽样考核及问卷调查等方法。资料分析收集了13个试点卫生院在试点前后,反映卫生技术人员技术水平及卫生院服务能力及效益的指标,包括:①试点前后卫生技术人员的基本情况变化;②试点前后卫生技术人员岗位任务完成情况的变化;③卫生技术人员参加培训的表现;④培训结果和效果;⑤试点前后卫生院服务能力的改善;⑥培训制度建设情况。

特别引起关注的几个指标变化是,试点培训结束后,在岗人员的技术操作规范率由试点前的58%提高到87%,胜任岗位率由试点前的61%提高到92%,技术差错发生率则降低了26%,卫生院的服务项目有所增加,医疗卫生服务质量明显提高,群众满意度提高;特别在完善全科医疗服务方面,产生了明显效果。由此而带来的门诊病人数量较以前有明显增加,服务项目有不同程度的改进。尤其是加强了卫生院的文化建设,形成积极向上、团体学习的良好氛围。

评估结果显示,试点研究在解决以下问题中有不同程度的贡献:

* 培训目标不明确的问题;
* 培训针对性差和脱离岗位需求的问题;
* 培训效率不高的问题;
* 培训方法单一的问题;
* 培训评价以理论考试为主的问题。

在试点县,进一步加强了县级卫生行政部门对乡镇卫生院卫生技术人员培训的制度建设和统筹。

试点研究的重要产出有:①乡镇卫生院工作任务数据库;②以需求为导向和以胜任岗位为目标的培训模型;③培训评估指标体系;④与卫生院工作匹配的培训指导教材;⑤培训管理制度。

6 知识、技能、态度与胜任岗位

知识、技能、态度是构成全科医疗服务各项能力的基本要素,团队成员能否胜任岗位,与其所具有的知识、技能、态度密切相关。在教育目标分类中,知识通过认知领域的学习获取、技能通过精神运动领域的学习获得,态度则通过情感领域的学习形成(图6-14)。

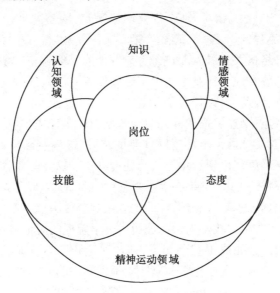

图 6-14　知识、技能、态度与胜任岗位

无论乡镇卫生院全科医疗团队的组织形式和结构如何设计,但卫生院所承担的全科医疗服务责任及与之相关联的工作任务应该差别不大。服务水平的差异最终原因都会归结到知识、技能、态度的差异上。

我们对乡镇卫生院全科医疗服务工作任务进行描述的关键构成要素包括对每项任务知识、技能、态度的描述。关于知识、技能、态度的学习训练,我们以美国教育心理学家本杰明·布鲁姆(Benjamin Bloom)、罗伯特·加涅(Robert Mills)、辛普森(E. J. Simpson)等人的教育目标分类理论为基本原理进行讨论。

科学理解知识、技能、态度的概念及其学习过程,对于全科医疗团队培训中把握岗位任务和培训环节具有重要意义。

6.1 知识与认知领域的学习

6.1.1 知识的意义

知识是认知的结果,认知是认识活动的过程。

一个不具有足够专业知识及相关知识基础的全科医疗团队成员,良好地胜任工作岗位将是一件十分困难的事情。

在以胜任岗位为目标的全科医疗团队培训中,全科医学及相关科学知识是正确理解全科医学思想、全科医疗工作任务目标、流程、步骤及其基本原理的基础。例如,全科医疗团队急诊急救培训第69项是急性呼吸道梗阻的抢救,在急救操作流程的第14个节点上,第6项任务是"行环甲膜穿刺以迅速缓解呼吸困难",任务的关键技术是确定穿刺部位并且能够正确实施穿刺。能够正确确定穿刺部位和成功穿刺主要决定于操作者对于颈前部解剖知识和穿刺步骤的掌握程度,因此,对该任务的知识要求至少包括5点:①能够解释上呼吸道解剖生理特点;②能够描述喉部解剖及颈前体表标志;③能够用手指摸到正常人的环甲膜;④能够说出环甲膜穿刺的步骤,准确判断穿刺成功的指针;⑤知道环甲膜穿刺可能出现的意外及其处理方法。这些知识涉及若干门基础学科,虽然这些科学知识的培训在大学教育中已经完成,但是在具体实践中必须能够从记忆中提取出来,综合而灵活地应用到全科医疗服务之中。

通常,绝大多数卫生技术人员都经历过医学院校的规范教育,他们在3~5年的专业教育中已经完成了基础知识、基本理论和基本技能的培训。这些理论知识包括基础学科课程如化学、心理学、伦理学、高等数学与统计学、医学物理学、计算机学等10余种;包括专业基础学科课程如解剖学、生理学、生物化学、微生物学、寄生虫学、免疫学、药理学、病理学等20余门类;还有临床学科课程如诊断学、内科学、外科学、妇产科学、儿科学、眼科学、耳鼻喉科学、口腔科学、预防医学等20余门类;全科医学学科课程如全科医学基础、社区医学、卫生经济学、社会医学、保健医学、康复医学、健康教育)等。学习这些课程的目的就是为胜任全科医疗岗位打下理论基础,能够在需要时综合应用到全科医疗实践中。

需要指出的是,学习知识的目的是为了应用。澳大利亚新南威尔士大学外科学教授、医学教育专家Cox认为,不用的知识是无用的。我们长期告诉学生所有知识都应该学习,应该准备更多知识迎接未来。但是Cox说,学习不用的知识浪费时间,应该用这个时间学习有用的知识。现在看来,这个观点是有道理的。为此,我们的教师就应该担负3项责任,一是判断哪些知识是有用的。这需要教师深入实际,了解学员未来的工作任务,清楚他们良好胜任工作岗位需要哪些知识;二是在培训中如何使知识变得有用。教师要善于理论联系实践,在课程设计中突出理论的指导作用,引导学员在解决问题过程中注重应用科学知识,把技术与理论密切联系在一起;三是教给学员如何应用学到的知识。教师首先要习惯在遇到问题时能够通过理性思维周全考虑、科学分析,把结论建立在科学理论基础之上。同时,在培训中善于引导学员运用理论知识分析问题、解决问题。

6.1.2 认知领域的学习与知识获得

知识通过认知过程而获得。认知领域的培训依次为知道、领会、运用、分析、综合、评价5个学习层级。

第1级是"知道"。知道是学习的起点,是最低水平的认知学习。主要认知方式是记忆,通过回忆学习过的知识材料如具体事实、方法、过程、理论等获得知识。这也是医学学习必须经历的过程,如人体解剖学的学习,通常的教学过程是先由教师展示人体某一部分器官的解剖标本,具体讲解器官的部位、形态、结构、特点、功能,甚至病变,学员边听、边看、边询问,教师则给以反复讲解,直到学员"明白",教师会将一些容易增强记忆的规律和窍门告诉学员,学员的记忆在这个过程中逐步产生,从而把学习的理论知识保存下来。

第2级是"领会"。领会是指对知识意义的理解,可以通过三种形式来实现。一是转换,即用自己的话或用与原先表达方式不同的方式来表达所学的内容,也就是说,能够在不脱离原来意义的基础上,按照自己的表达方式再现学习内容;二是解释,即对一项信息(如图表、数据等)加以说明或概述,能够把一个概念或者资料在逻辑范围内给予通俗的说明;三是推断,即预测发展的趋势。领会超越了单纯的记忆,是最低水平的理解。在医学知识的学习中,领会是十分重要的,如教师讲授了人体血液循环的过程,学员不仅能够重新组织语言叙述出血液循环中"大循环"的血液流程和血流经过的心血管组织结构,如左心室收缩射出血液,经过各级动脉致全身毛细血管,最后经静脉系统回流到右心房,左心室舒张时左心房的血液通过二尖瓣进入左心室,如此血液反复流动,就形成了大循环。学员既可以从左心室开始描述大循环,也可以从左心房开始描述。既可以结合解剖学结构解释人体血液循环的特点,应该能够推理出临床血液循环障碍可能引起的临床表现,这就是领会。

第3级是运用。学习知识的目的在于运用,运用知识解决实际问题。运用是指把学到的知识应用于新的情境,包括运用概念、原理、方法解释临床问题。运用的能力以知道和领会为基础,是较高水平的理解。如当学员学习过全科医学概论以后,就应该能够运用全科医疗以个人为中心、家庭为单位、社区为基础的原理贯彻在设计全科医疗工作方案之中,进而把这些重要思想体现到具体服务行动之中。针对健康问题能够从人的生活环境、工作环境、家庭环境和社会环境去考量,注重关心和过问居民的生活习惯、家庭成员状况、经济状况、社会关系、工作生活压力、饮食习惯、个人嗜好甚至信仰、个性特质等相关因素,而不再局限于只是对病人临床表现的关心。运用就是能够把记忆、领会的知识用到实际工作之中。

第4级是分析。指把复杂的知识整体分解成组成部分并理解各部分之间相互联系的能力。它包括对不同组成部分的鉴别,分析各组成部分之间的关系和认识其中的组织原理。疾病临床诊断就是较为典型的分析过程。全科医生通过与病人的交流,获得病人病情的一系列信息资料,如主述、现病史、既往病史、家族病史、生活史、婚姻史、生育史、月经史等等,通过分析这些信息的特征及其相互联系,医生可以初步产生一个大致判断,至少是可以把判断指向一个大致方向,这就是所谓的假设。医生继续对病人进行体格检查,获得全身各系统、各部位甚至各器官的阴性体征和阳性体征,把询问到的主观症状和检查得到的客观表现进一步联系起来分析,这时,判断的目标可能更加清晰具体,假设的范围进一步被缩小。如果仍然没有坚定的证据确定诊断,医生可以再通过选择相关辅助检查项目获得结构或功能方面的异常结果,这可能对确定诊断有重要帮助,也会对鉴别提供依据,通常到此,多数疾病诊断就能够完成。当然,治疗过程也是证实诊断的环节。由于病人的信息是散在的、孤立的,甚至混有假象,需要医生应用专业知识给予分类、整理、归纳和系统化,从中理出一条思路,揭示其内在联系,提出可能的诊断假设,直至最后明确诊断。这一过程是通过分析来完成的。分析比应用具有更高的智力水平,因为它既要理解知识的内容,又要理解其结构和内在关系。

第5级是综合。综合是指将所学知识的各部分重新组合,形成一个新的知识整体。医生在判断社区卫生问题或者疾病时,是在分析的基础上,进行进一步的综合,逐渐把零散的信息按照知识体系归纳,再经过推理提出观点或者结果。如在一个社区,有关居民健康的影响因素十分广泛而复杂,有环境因素、生活因素、工农业生产问题、社会关系、经济问题、饮水问题、食品问题、文化问题、教育问题、就业问题、家庭问题、伦理问题、信仰问题、医疗资源问题、政策问题、生物因素等等,全科医生要从如此浩瀚复杂的信息中揭示出影响当地居民健康的主要因素,并且明确社区诊断,形成社区卫生问题报告,就需要具有较强的综合能力。

第6级是评价。评价指对材料作价值判断。比如评价乡镇卫生院的工作报告,首先要判断工作报告是否与目标一致,是否用事实或者证据说明问题,这些事实和证据是否真实、可靠、具有代表性,与结论是否有直接关联,结论是否准确。能够科学完成对于一份专题报告的正确评价,需要掌握与之相适宜的知识,在知道、领会、运用、分析、综合知识的基础上作出。评价是最高水平的认知学习结果,因为它要求超越原先的学习内容,并需要基于明确标准的价值判断。

全科医疗团队培训,知识是重要的学习内容,因为知识是发展技术和形成态度的基础。因此,培训内容的选择应该围绕岗位工作任务,并且努力在教学中理论联系实际,把知识应用在解决问题上。

6.2 技能与精神运动领域的学习

6.2.1 技能的意义

技能是指掌握和应用专业技术的能力,技术是在中枢神经系统协调下机体进行的一系列有目的的协调活动。技术是全科医生和全科医疗团队成员为居民提供服务的手段。知识和技术都是蕴藏在专业技术人员身体内的资源,是通过接受专业教育和参加专门培训掌握的,是通过反复临床实践而逐渐娴熟的。大学的医学教育鼓励学生早期接触临床、参加实践,目的是增进学生理论联系实际和解决问题能力的培养。

如果一个百倍热情、千倍负责的卫生技术人员缺乏专业技能,付出多少努力也将一事无成。

全科医疗服务的技术范围广阔,并且是建立在足够知识基础之上。比如病人体检技术、获得病人信息的技术、急诊急救技术、治疗与护理技术、慢性病预防与管理技术、保健技术、康复技术、健康教育技术、计划生育指导技术、健康管理技术、卫生信息统计分析技术、中医技术、社区卫生问题诊断技术、制定社区卫生规划技术、社会工作技术、心理学技术等等。这些技术都是基于相应的专业理论知识而形成的。综合运用这些基本技能,才可以在实现全科医疗服务目标中发挥作用,产生效果。

以胜任岗位为目标的全科医疗团队培训,"胜任"的重要内涵是指对技术的应用和熟练能力。我们为每一项任务规定了技术操作步骤和操作标准,这些规定是以国家权威技术标准为基本准则结合乡镇卫生院实际情况形成的。因为我们经常在调查、评估中发现,基层卫生人员技术操作不规范、不标准是导致服务质量低下的主要原因,渴望提高技术水平也是基层卫生人员的强烈愿望。因此,在培训内容中,全科医疗服务的各种技术都被摆到重要位置,我们对于操作技术的要求包括针对某一任务目标的完整、连续的动作过程,从准备工作到操作步骤,直到操作结束和后续服务。如测量血压这项任务,技术要求从准备血压计(包括打开汞柱开关、检查有无水银漏出、袖带是否漏气等)、向被测者解释测量血压的意义和需要注意的事项(如在运动后测量先作适当休息)、被测者用的座椅(保持血压计、被测上肢、被测者心脏在近乎同一水平位上)、血压计平稳放置、听诊器(寒冷气候适当温暖)、检查环境如光照、噪声、记录笔等开始,之后是测量的 11 个步骤,直至得到测量的血压值后的后续照顾,如告诉被测者测量结果并解释有关问题、关闭水银开关、整理物品、记录测量结果、进行健康教育等。这整个过程就是"测量血压以获得血压值"任务的技术操作标准,培训学员的技术操作能力必须按照操作标准进行。

由于技术能够创造效果,所以,从来没有人怀疑技术的作用。全科医疗服务展示给公众的也主要是技术。技术是全科医疗服务的主要产品,是实现全科医疗服务目标的基本手段。

调查发现,乡镇卫生院卫生技术人员最为缺乏的是技术,确切地说,是缺乏规范、标准、适宜的技术。技术质量不高也最终导致了服务水平的不足。为什么他们缺乏规范、标准、适宜的技术,这在我们出版的《全国乡村二级卫生技术队伍现状及培训需求调查》(人民卫生出版社 2012 年 6 月)一书中有详细的数据分析。所以,我们把技能作为提高乡镇卫生技术人员服务水平和全科医疗团队胜任岗位的重要内容确有依据。

6.2.2 精神运动领域的学习与技能获得

在中枢神经协调控制下所产生的有目的的协调动作被称作为动作技能。人类的生产、生活活动都将通过实施这些技能来完成。教育心理学家将这些技能的学习原理归结为精神运动领域。全科医疗服务所涉及的动作技能十分广泛,它们是实现全科医疗服务目标的基本手段和方法,这些技能的获得需经历以下 6 个层级。

第 1 级是感知。运用感官获得信息对学习的技能有个初步感觉,通过了解技能的相关知识、性质和功能来增加对技能的认识。例如心脏听诊是一个动作技能,学习心脏听诊以前,需要知道胸腔的解剖结构、正常心脏的位置、比邻关系与体表投影,正常心脏的形状、大小,心脏包膜、心脏肌肉、心腔的结构,如左右心房、左右心室、二尖瓣、三尖瓣、主动脉瓣、肺动脉瓣、心腔内部结构等。还需要进一步了解血液循环的过程:左心室收缩射出血液,经过主动脉瓣通过动脉系统抵达全身,完成物质交换后,血液通过静脉系统回到右心房,经过三尖瓣进入右心室。右心室收缩射出血液,血液经肺动脉瓣到达肺动脉,完成气血交换后从肺静脉进入左心房,再经二尖瓣到达左心室。从而,完成人体的正常血液循环。在心脏收缩、心瓣膜关闭和血液撞击心室壁、大动脉壁时引起振动产生心音。心音传导到体表最为清晰的位置,于是形成心脏听诊区。心脏听诊就是听血流通过时心脏瓣膜发出的声音,即心音。正常情况下能够听诊到的是生理性心音,如果心脏出现病变(功能性的或者器质性的)引起心脏血流异常流动出现的属于异常心音,称为心脏杂音。在心脏听诊以前学员必须知道这些才可以正确操作心脏听诊,才可能识别正常与异常心音,才有可能判断异常心音可能的产生机制,所以,技能培训必须与知识培训密切结合在一起,使知识学以致用。这一过程称之为感知。

第2级是准备。当对某项操作的感知完成后,即进入准备阶段。准备是指对规定动作的准备,包括心理定向、生理定向和情感准备。例如,妇幼保健医生即将对两个村庄的新婚妇女进行优生优育指导,她已经完成了对优生优育的"感知",接下来要做的是相关准备,包括准备一份完善的指导方案(包括教育目标、讲解大纲、放映设备、多媒体文件、有关标本与实物、图片、参加人员名单等)。她认为最重要的是对于该村整体人群构成、人群特征、生育趋势、生育价值观、生育愿望、风俗习惯、伦理道德、流行病学资料、经济状况的了解。她特别分析了该村在计划生育、优生优育方面存在的问题(过去的问题与新问题),把每一个讲解指导环节加注了说明,如什么时候需要提问、什么时候需要讨论、什么时候需要展示标本,什么环节列举什么案例,如何表达出关爱、关心和支持的深情厚谊,甚至连讲课的某些节点需要配合什么动作都作了准备,她也考虑到当遇到棘手问题或者难缠问题时如何回答,遇到冷嘲热讽的语言时如何回应,遇到自己回答不了的问题时如何应对等。这些准备对于有效完成接下来的优生优育指导操作非常必要。如此周全的准备在我们的工作中很少见到,有时工作人员甚至连最重要的物品都准备不齐,以至于工作中疏漏百出,影响效果。因此,对于基层卫生技术人员的培训中应该强化准备环节训练。

第3级是反应。是复杂动作技能学习的早期阶段,包括模仿和尝试错误。这在技能培训中是常有的经历,如手术前的"外科洗手"训练,教师会给学员讲解外科洗手消毒的意义、方法、步骤,外科洗手的地点、物品、材料,特别会强调刷手时间及程序、泡手方法、擦手规则。如果只是理论讲解或者观看视频,学员操作时仍然会出现许多问题,这时,就应该通过演示和模仿的方法获得体验,让学员去动手做一遍,教师便可从中发现错误,并给予纠正,使学员体会正确的方法和应当避免的错误,从而达到正确操作的目的。

第4级是机械动作。是指上述反应已成习惯,能以某种熟练和自信水平完成操作。例如,学员每次"外科洗手"都按照规程进行,并且可以在高级别医生和护士洗手过程中,边看边做,随时得以纠偏,日久天长,持之以恒,这种动作便习惯成自然。

第5级是复杂的外显反应。指包含复杂动作模式的熟练操作,所谓熟练是技能操作达到精确、迅速、连贯协调和轻松稳定的程度。如同一位老练成熟的针灸医生,几乎每天都要在病人身体上寻找那些常用穴位,几乎每天都要反复地进行进针、运针、出针的动作,他知道什么穴位如何进针,什么病证如何用针,什么部位要小心谨慎,对于穴位与针刺技术操作达到精确、迅速、连贯协调和轻松稳定的程度,熟练情况易如反掌。一个熟练的中药师也是如此,可以在成百上千味草药中快速准确地拿到要"抓"的那种,甚至在黑暗中也能够靠感觉摸到,非但药名无误,分量也不过毫厘,有时让人看得眼花缭乱,而药师却井井有条、迅速敏捷、忙而不乱。这都是经历了无数次感知、准备、反应、习惯成机械动作,反复实践而成。

第6级是适应。这是技能的高度发展阶段,学习者不但技术熟练,而且能够修正自己的动作模式以适应特殊的设施或满足具体情境的需要。一个高年资卫生技术人员,经过长期历练,已经形成自己独有的技能风格,他不仅可以指导学员或者下级人员,而且技术娴熟、形成个人风格。能够不断发现自己的不足,成功地得以纠正,能够在不同环境和条件下按部就班、得心应手地解决问题。

第7级是创新。这是精神运动领域学习的最高层次,是指创造新的动作模式以适合具体情境。具有高度发展的技能基础才能进行创新。许多卫技人员,在职业生涯发展到一定水平,由于知识的积累、经验的丰富、技术的精湛,品德的修养,如果善于学习、思考和研究,自然就会推陈出新、优化工作、不断超越,形成更为安全、有效、精湛的技能模式。许多医学领域和公共卫生领域的专家最终都能够上升到这一高度,包括全科医生。

6.3 态度与情感领域的学习

6.3.1 态度的意义

态度是对事情的看法和采取的行动,在全科医疗服务中,态度包括了全科医生及其团队成员在服务过程中,对服务对象、服务项目、健康问题、服务工具、物品、设备等的价值判断、情感反应与行为表现,态度通过情感学习形成。因为许多医疗服务产品的消费与生产是同时进行的,任何疏忽和不当都会呈现在消费者面前,引起不满是极容易发生的事情。态度对于全科医疗服务质量有着重要的影响作用,因为医疗服务产品质量中态度占有很大比重,所以人们对医疗服务的不满意也很大程度源于态度。

态度对人而言,包括遵守道德、尊重人格、珍爱生命、忠于职守、甘于奉献、团结友爱、协作共事、助人为乐、平等相待、宽容厚道等等。尤其是全科医疗团队成员,对于每一名病人都应该富有爱心和同情心,能够在医疗服务中更多地为病人、为病人家庭着想,关心其生存处境,同情其不幸遭遇。其实,这些理论灌输在医学教育中并不缺乏,困难的是如何把它融入服务行为中,落实到实际工作上,表现在对待病人的情感中。比如,急病人所急、想病人所想是一种对待病人的态度。不同病人有其不同所急,要根据不同病人的不同所急,采取不同救急态度。对于急诊病人,抢救生命是其所急,因此,用最敏捷的思维、快速的行动、熟练的技能、干练的风格,采取有效果断措施,竭尽全力抢救,这就是急病人所急。对于远道而来的病人,耗时等待、减少周折是其所急,因此,优先就诊、认真检查、抓紧时间、快出结果就是急病人所急。对于贫困家庭来说,如何更经济有效地看病,是其所急,因此,在向病人及其家人提供医疗方案时,要把费用作为重点考虑因素,尽可能帮助其精打细算、选择更为经济的方案,就是急病人所急。

对人的态度还包括对同事、对上级、对助手、对合作伙伴、对其他人员(社区居民、流动人员、利益相关者)的态度,如何协作共事,如何互相帮助,如何集体利益优先,如何包容忍让,这些对处在不同状况的不同人员应该持有的良好态度其内容是各不相同的。

态度对事情而言,是指评价、处理事件的原则和标准,包括公平正义、客观公正、坚持原则、敢于负责、兢兢业业、细致耐心、一丝不苟、尊重事实、崇尚科学、工作热忱、充满激情等。在全科医疗服务中,要以科学精神为指导,客观解释居民健康问题,公正公平分配和使用医疗卫生资源,用科学理论开展健康教育,遵守规则、规范、规章,以维护公众健康为行动目标,把解决看病贵、看病难作为工作的出发点和落脚点,把居民健康状况不断改善作为工作评价准则。比如,为居民建立健康档案这是基层全科医疗服务的一项基本工作,如何深入到每个家庭,访问到每个居民,不厌其烦地解释健康档案对个人的作用意义,耐心地倾听居民的诉说,规范地进行体检,细致地确认每一个信息,准确全面地填写各个项目,科学地分析健康问题,持续地进行慢性病管理和健康促进,认真地更新健康信息等。从以上工作细节的表现中,能够考验团队成员的工作态度。合格地完成好每一份健康档案这种繁重单调的工作,就可以显示出工作人员处理事情的态度,而完全不用念念不忘地把"认真负责"挂在嘴边讲来讲去。

对待事情的态度还表现在许多决策事件上,例如如何控制医疗费用,如何合理使用抗生素、激素,如何把握病人转诊和帮助转送,如何处理个人利益、团队利益与公众利益的关系,如何解决病人投诉,如何在突发公共卫生事件中发挥作用,面对损坏公众健康的事件应该采取什么样的态度等。

我们把工作任务与态度挂钩捆绑,把对待事情的具体态度行为化。如在"进行家访以指导病人康复锻炼"任务中,对指导病人康复锻炼这一任务良好态度的表述是:多数需要家访的病人行动不便甚至长期卧床,需要给予帮助。如果病人家庭条件较差或者卫生状况不佳,不要讽刺或者嫌弃,更不可敷衍对付了事,应该同情病人的不幸遭遇,询问病人的生活情况,细致观察病人情绪,进行认真的体检。在寒冷的季节,检查前检查人员要温暖双手和听诊器等检查器具,对暂不检查部位给以保暖。如果家庭卫生较差,可以策略地提示病人及其家人应该保持环境卫生和个人卫生;如果病人领会较慢,应该耐心教给病人训练的方法,配以动作示范,按步骤帮助病人练习;如果病人疼痛难忍,不要训斥强行坚持,而应该了解疼痛原因,避免误伤。应该鼓励病人坚持锻炼、积极向上,增强信心。向病人家人说明尊重病人的重要性,要积极帮助病人获得社会资助,给予适当的心理疏导。如果病人听力较差,沟通时语速要慢,应该使用通俗易懂的语言,适当提高讲话声音或者辅助以肢体语言和表情以增加病人的理解。如果病人对训练动作掌握困难,应该通过反复演示给以强化。每次指导,最后都应该给病人以安慰和鼓励,告诉病人锻炼应该注意的事项,一旦出现问题,应该如何与技术人员联系,最后把指导过程记录在医疗文件中才标志着这次家访任务的真正完成。

态度对物品而言,是指操作和处置物品应该采取的方式。包括正确使用、爱护物品、轻拿轻放、操作轻柔、细心维护、执行流程、精确应用、用后保养、条件适宜、勤俭节约等等。比如,我们在使用精密仪器时,很重要的态度是轻拿轻放,如果要搬动仪器,先要把拟放置的地方加以固定,如果准备放在桌子上,要使桌子腿保持在同一个平面上,不摇晃,桌子结构应该完好,如果不结实应该加固,桌子面要平整干净。如果仪器质量较重,应该有合适数量的人共同按照指令同时抬起,缓慢移动步伐,一致移向目的地点,然后行动一致逐渐放下,检查确以稳固,按照要求固定。在移动过程应该用适宜的布单罩好仪器,标清楚仪器的上下、前后位置,保护好容易触碰到的按钮、表盘等。通常,在执行医疗、预防、保健、康复等任务时,使用设备器械几乎是每天都有的,所以妥善使用保护设备十分重要,因为现实中由于粗心大意、漫不经心、不按照规定使用设备导致设备损坏的事情发生太多了,造成很大浪费不说,更影响了服务质量,令人惊讶不已。如何正确使用、怎样爱护物品都是保障其使用寿命、发挥其作用不容忽视的细节。特别在使用电子设备时,包括电压稳定、连接地线、打开开关、机器预热、检查仪表等都要严格按照操作说明进行,事先反复、仔细阅读使用说明书,使用完毕,按照操作流程关闭电源、维护机器等。

我们确实在基层发现使用设备仪器时动作粗暴,不按要求操作,有时,新仪器还没有使用就由于盲目操作而不能使用,不得不闲置起来。有的设备由于不按照操作流程使用,对病人造成损伤。有时病人做好了体检准备,但由于物品准备不足或者找不到接线板或者电源插座没电、配套设备不可用、试剂失效、配件不齐等问题,不得不终止或暂停检查。这些本来不该发生的事,由于没有认真细致准备而发生了。

态度是表现,是行为,而不仅仅限于概念和口号。无论有关态度的理论知识多么丰富,如果最终反映不到工作实际中,表现不出来,病人感受不到,都是纸上谈兵,无济于事。

以胜任岗位为目标的培训模式,把职业道德的理论、理念与岗位任务结合在一起,把良好态度浸润镶嵌在操作过程中,把态度要求对应在服务活动中,增强了培训的可操作性和可测量性。

6.3.2 情感领域的学习与态度形成

情感是人对客观事物所持态度的一种反映,表现为对外界刺激的肯定或否定,如喜欢、厌恶等。情感学习既与形成或改变态度、提高职业品质、更新价值观念等有关,也影响认知的发展和动作技能的形成。情感学习的层次依次是:

第1级,接受(也称注意)。指学习者愿意注意某一特定的现象或行为。比如,正在医院实习的学员,看到有的带教老师总是在下班离开科室以前,再逐个到他所管理的病人那里巡视一圈,看看每位病人一天的情况,问问有什么问题,并且向夜班医生作些交代。学员会留意到这个行动。还有,住院医生会利用处理病人以外的一些时间,把病历中的各项化验、检查报告单细心地按照时间和类别整齐地粘贴在病历的专用单上,把左右边叠得整整齐齐,上下均匀一致,既方便查阅,也感觉整齐,甚至像一幅艺术作品。这也容易被学员注意到。因为这些行为不一定是所有医生都这么做的,而只是其中一部分医生去做,所以才会引起善于观察细节的学员的注意,其实,这时学员已经认为是一种值得留意的事件,内心已经接受。

第2级,反应。指学习者主动参与,积极反应,表示出较高的兴趣。当学员注意到上述情况,会认为是件好事情,因此,学员就会进一步关心指导老师与每个病人都说些什么,向值班医生交代些什么,并且在每天的实习结束以前也会去病房巡视一圈。如果学员注意到住院医生那么认真细心地粘贴检查报告单,他会观察整理和粘贴的过程和手法,以后在粘贴检查报告单时也仿照着做,并且很欣赏自己的工作成就。

第3级,价值评价。指学习者用一定的价值标准对特定的现象、行为、或事物进行判断。学员在注意到教师的那些行为以后,也参照、模仿着去做,由此,受到教师、病人、同学和其他工作人员的肯定。巡视病人会增加与病人的沟通机会,同时可以发现和解决病人的问题,了解到病人的更多信息,受到病人赞美和信任,认为这是一件有意义的事情,值得学习。把检查报告单整齐粘贴起来,保持了病历的完整并且便于查阅,方便工作,会产生一定的成就感,也是一件有意义的工作。甚至在学习教师做法的同时,有新的改进。

第4级,组织。指学习者在遇到多种价值观念呈现的复杂情境时,将价值观组织成一个体系,对各种价值观加以比较,确定他们的相互关系及它们的相对重要性,接受自己认为重要的价值观,形成个人的价值体系。以上两件不同的小事,会影响到学员关心病人的各个方面,比如,如果学员在门诊实习,会把门诊病历整理好,会耐心解答病人的问题,对于远道而来的病人给予更多关照和说明。如果学员参加居民健康管理服务,同样会把健康档案管理的整整齐齐,会对每个居民给以耐心解释,如同每天下班前巡视病人一样,不这样做会产生心里不安的感觉。同时,也会发现过去的做法或者其他人的做法不如自己的好。

第5级,有价值或价值复合体形成的性格化。指学习者通过对价值体系的组织,逐渐形成个人的品性。学员长期坚持这样做,久而久之,成为他的一种自然行为模式,成为一种个人风格和工作习惯。学员不仅在处理以上事情时会这样做,而且会推移到类似事情,甚至会在新的工作任务中引移过来加以发扬和创新。

知识、技能、态度的学习和形成过程是人类的一般认知学习规律,在全科医疗团队培训中,运用这些原理,循序渐进开展培训,将有助于增强培训效果。这不但对教师有用,对学员也有用。

7 全科医疗团队培训的实施

7.1 培训计划的制定

一个能够反映现实需求的培训计划将会把一系列培训活动送入正确的轨道上来。培训计划是培训如何实施和培训活动如何进行的具体安排。培训计划回答培训项目针对谁（培训对象）、培训达到什么目的（培训目标）、培训什么（培训内容）、在哪里培训（培训地点）、什么时候培训（培训时间）、谁来进行培训（培训师资）、衡量培训目标完成的具体指标（培训指标）、如何评估培训效果（培训评估）、培训需要哪些条件（培训所需资源如场地、设备、教材、教具）等，表 7-19 是一个短期培训班的培训计划模型。通常培训项目来源于培训需求，把培训需求按照某种方式如学科或者专业归类，确定出具体培训项目，如临床诊断思维培训、合理使用抗生素培训、高血压病人管理培训、健康信息统计分析培训。在胜任岗位的培训中，培训需求来自乡镇卫生院工作任务数据库中那些不能胜任的岗位任务。培训对象是指谁需要培训、安排谁参加培训，被培训的人是谁。一般认为，谁不能胜任工作岗位、谁在工作中存在问题、谁需要承担更多更复杂的工作任务就优先培训谁，如卫生院新配置了心电图仪，过去没有人参加过专门培训，为了能够尽快使用上该设备，决定选送一名内科医生和一名超声检查技师到县医院培训 4 周。目前，各地开展的培训种类繁多，如基层急诊急救培训、基本公共卫生服务项目操作培训、全科医生培训等，都是针对不同对象举办的。培训目标是指该培训预期将达到的结果，如基层急诊急救培训的目标是使全乡 20 名受培训的乡镇卫生院内科岗位、外科岗位、妇幼保健岗位的医生掌握 10 种常见急救技术；使乡镇卫生院参加培训的 30 名乡村医生能够解释和运用 11 种基本公共卫生服务项目的操作流程和实施技术。培训内容是指为实现培训目标需要学习训练的具体内容，通常用培训大纲的形式表达，重点描述培训的知识点和关键技术。培训地点是说明实现这次培训目标、完成培训活动最适宜的教学场所，如专科医院急诊科、医学院校实验室、社区卫生服务中心或者其他特定地点。培训时间是指完成这次培训任务可能需要的时间，这需要根据培训对象的专业基础和培训的实施过程确定。培训指标是衡量培训以前存在的问题是否得到解决、培训需求是否实现、培训目标是否达到、培训任务是否完成的一系列可测量值,如培训数量、合格率、胜任岗位任务率、操作达标率、管理病人数量、临床技术操作数量、能够独立完成的任务数等。以往对于培训指标的作用意义一直没有很充分的认识,从而导致培训内容与培训需求脱节。现在应该把两者紧密联系起来,如某护士不能成功完成岗位任务中的男性导尿,那么她的培训目标就应该确定为:通过培训能够按照规程熟练操作男性导尿,并且能够发现和处理导尿中出现的异常情况。为此,她的培训目标就应该通过以下指标测量:①能够对导尿全过程的各项细节作周全准备;②能够按照尿道解剖结构正确熟练地插入尿管;③能够证实尿管进入膀胱,最终成功将尿导出,导尿成功率达到100%。培训评价是当一次培训或者一个周期培训结束时,对于培训的组织安排、培训设计、培训计划执行情况、培训结果、培训效果、存在问题等的评判分析。如培训地点是否适宜、培训内容是否实用、培训方法是否恰当、培训质量是否保证、培训效果是否良好、培训学员是否满意等。培训师资是指带教指导学员的人员,他们是根据培训任务选拔安排的,具有胜任本次培训的能力。培训师资可以是临床医师、公共卫生医师、医学院校教师,也可以是技师、管理人员或者相关方面有一定经验的技术骨干。培训资源是指完成本次培训任务所需要的环境、条件、材料、设备、人员、经费等。比如某项操作技术需要在实验室或者手术室进行,培训临床诊断技能需要有病例资料和病人,培训实验室检验技能需要有检测仪器和设备等。几乎所有培训都需要经费。

表 7-19　培训计划制订模型

	项目	培训对象	培训内容	培训地点	培训目标	培训时间	培训指标	培训评价	培训师资	培训资源
1										
2										
3										
4										
5										
6										

　　培训计划制定者应该是既熟悉专业内容又懂得教育原理的有经验的人员,应该由一个包括专业技术人员、管理人员和学员组成的培训设计小组来完成。他们必须清楚知道培训对象的工作内容、工作环境、工作条件,明白学员在工作中存在的问题和培训需求。如果由不具备这些条件的人闭门造车,必定会产生出脱离实际的培训计划,这自然也预示着所安排的培训计划不会有较好的效果。

7.2 培训方式方法的选择

　　培训方式方法是指用什么样的方法,通过什么形式实施培训。传统的,也是经典的方法,已经被无数次证明有效,这些方法在不断完善的过程中,搭上了现代科学技术的快车,不断推陈出新,以至于给我们提供了无限的选择。培训方式方法的选择,取决于培训对象、培训内容、现实条件,如果是以知识传播为主要内容的培训,课堂讲授很有优势,因为它可以在一个教室里同时使众多学员受益,是一种节约资源的选择。如果培训的目的是要掌握某些专业技术,显然讲授不应该作为首选,因为它不方便实施演示和练习,这时,应该在更接近真实的环境中进行。假如培训洗胃技术,就应该在医院环境中进行,最差也应该在模拟室里。如今的计算机技术已经延伸到广大乡村,过去必须面对面才可以进行的培训,现在可以远在千里以外完成,通过网络传输可以把真实的操作细微过程清晰地搬到眼前,并且可以反复观看、边看边学。但是,所有先进技术仍然难以取代的,就是到规范的教学医院和其他有资格的卫生服务机构进修学习,这种在真实环境下参与实际工作的方法,把判断问题的思维程序和解决问题的实际行动在没有任何假设的情景下得以实践,是医生培训中可能永远都难以取代的方法。

基层培训可以选择的方法形式多样,如果方便可及,不同培训内容可以选择最为适宜有效的培训方法。图 7-15 显示的是常用的几种培训方法。

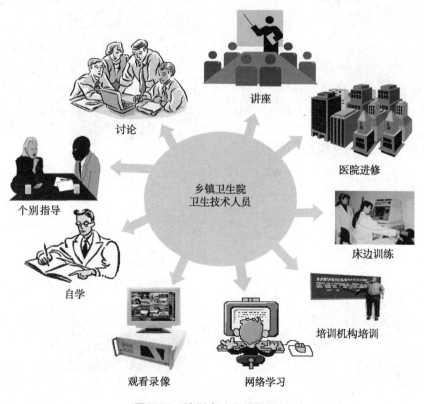

讨论

讲座

个别指导

医院进修

自学

床边训练

观看录像

网络学习

培训机构培训

乡镇卫生院卫生技术人员

图 7-15 培训方法多样性图例

图 7-16 是一组关于案例法、观察法、个别指导法、观摩法、讲授法、角色扮演法、进修法、讨论法、视频学习法、远程教学法的图解和运用比较,它生动再现这些常用培训方法的场景,给只有概念而经验不足的教师创建了一个空间构思的缩影。

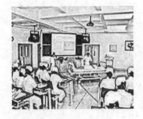

案例法是指把工作中解决问题具有代表性的实际事例作为案例,交给学员研究分析,培养学员的分析能力、判断能力、解决问题能力以及胜任岗位能力的培训方法。

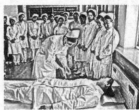

角色扮演法是设定某种情境与题材,学员通过行为模仿或行为替代,充分体会病人的情感变化和行为模式,表现角色人格、情感、内心冲突等心理问题,然后通过观察、体验,进行分析讨论,从而得到改进的方法。

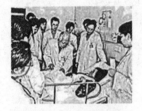

观察法是在自然情境中或预先设置的情境中对学员的工作过程进行直接观察、记录,通过分析以使学员获得新知识和经验的方法。

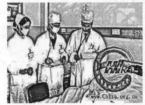

进修法是通过到上级医疗卫生服务机构参与实践,在带教人员指导下,实现培训目标、提高业务水平的培训方法。

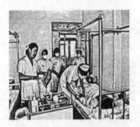

个别指导法是根据个人需求的差异性,有针对性地给予帮助和指导的培训方法。在"导师制"或"师带徒"的培训中体现明显。

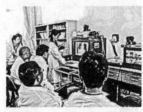

视频学习法是通过观看由各种电子介质如光盘存储的学习内容,达到学习知识、技能、态度的目的,提高理论和技术水平的培训方法。

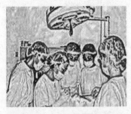

观摩法是通过对实际工作、操作过程的观察、了解和验证理论学习的结果,起到理论联系实际、映证理论效果的方法。

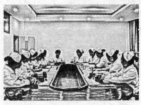

讨论法是就某一问题交换意见或进行辩论,从而提高认识问题、分析问题、解决问题的思路和方法的培训方法。

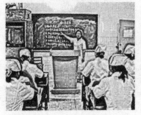

讲授法(讲演法)是指教师借助口头言语表达教材内容,阐明知识联系,促进知识理解、解释工作原理和方法的培训方法。

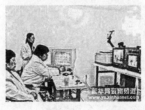

远程教学法是利用通信、互联网、多媒体、计算机技术,克服传统教学的局限性而形成的培训方法。

图 7-16　各种培训方法图解

表 7-20 ~ 表 7-24 是参考刘运国、黄健编写的《卫生人员培训管理指导手册》(中国财政经济出版社)结合全科医疗团队培训特点编制的关于讲授法、行为示范法、案例教学法、角色扮演法、小组讨论法的实际应用指南,对于没有足够教学经验的教师来说,仍然有必要经常复习。

表 7-20 讲授法

教学要点	实施要点	培训场地与设备
什么情况下可以选择讲授法	* 讲授法最适合向一群人传授知识; * 如果运用得体,概念或者原理的培训运用讲授法也会有效; * 讲授法也可以与其他培训方法配合使用,适用于任何类型的培训; * 讲授法需要教师具有较好的语言表达优势。	1. 一个能与学员规模相匹配的安静的教室; 2. 一个为教师准备的可以放置笔记本电脑、教学资料等物品的讲台; 3. 有线或无线话筒; 4. 黑板或白板,以及粉笔或白板笔; 5. 多媒体视听设备,如:投影仪、电脑、电视机、录像机、音响设备等。
教师需要做哪些准备	* 了解学员的基本情况,包括岗位、经验、学历、胜任岗位能力、学习需求、学习偏好等,可以作为设计培训内容和过程的依据; * 准备教案与相关材料(如大纲、其他教学用资料和补充资料等)。	
如何安排讲授内容和课堂结构	* 按照"必须知道"、"应该知道"、"可以知道"的原则安排内容的轻重缓急; * 遵循"引言-重点-阐述-复习"四段式结构讲述内容,引言阶段要阐明课程目标和重点,重点阶段要阐明主题或主要观点,阐述阶段应举实例印证主题或观点,复习阶段应总结和提升并加强印象; * 讲解的内容由浅入深、由一般到特别、由具体到抽象、由熟悉到陌生,把握难点和重点; * 讲授内容要有科学性、针对性、前沿性。	
如何把握讲授技巧	* 教师站立位置应该适当,不遮挡学员的视线; * 合理使用教具; * 发音清晰,使用普通话,语音、语调、语速适中; * 语言风趣幽默,运用发问、故事来启发思考、激发兴趣; * 表情和身体姿势自然,适当辅以微笑、眼神和手势等体态语言,仪表整洁大方; * 随时观察学员的反应,适时调整课程节奏和内容。	
培训应该注意什么	* "开场语"对于激发学员兴趣、引导学员迅速进入学习状态十分重要。 * 讲授过程中穿插提问或者安排适当讨论,可以提高学员的参与度和互动性; * 适当应用多媒体视听工具或其他培训方法有助于改善培训效果。	

表 7-21　行为示范法

教学要点	实施要点	培训场地与设备
什么情况适合运用行为示范法	• 行为示范法最适合于技能与行为的训练。	• 有方便学员观摩的场地和设备进行行为示范; • 有足够宽敞的场地让学员练习; • 有相关的仪器设备或材料供示范或练习使用。
教师需要做哪些准备	• 进行岗位任务分析:确定岗位任务是什么? 执行任务所需要的一系列关键行为是什么? 这些关键行为以怎样的顺序被执行? 要达到的操作标准是什么? • 了解学员情况,包括职位、岗位、经验、学历、问题、学习需求等,以此作为设计培训内容和过程的依据; • 准备教学材料(如大纲、PPT、行为示范的录像以及开展行为示范所需的必要材料等)。	
如何安排示范内容和课堂结构	• 按照"说明—示范—练习—反馈—再练习—应用"的程序,设计和实施培训过程; • 说明:向学员说明和解释完成整个操作的关键行为及其顺序,对容易出错之处予以强调; • 示范:向学员示范完成整个操作的关键行为,必要时加以重复或以错误行为加以对照;示范也可以借助于录像、多媒体投影等方式进行; • 练习:向学员提供反复练习的机会,最好能够使他们置身于必须使用这些关键行为的模拟情境中,使学员多次体验关键行为; • 反馈:对学员的练习情况作出反馈,当学员能够按照正确方式操作时,给予及时鼓励,使学员能够以更高的频度、更加准确的方式重复应有行为; • 再练习:对尚未获得正确行为的学员再次给予练习机会,直至其完全掌握; • 应用:要求学员拟定计划,明确在实际工作中如何应用此项操作或行为。	
培训应该注意什么	• 充分练习和及时反馈是形成新行为的关键; • 学员规模与师资数量应该匹配,保证足够师资对学员的行为练习给予及时反馈指导; • 培训结束后与学员及其所在卫生院定期沟通,促进学习成果在工作环境中的转化,并讨论应用关键行为的成功经验与失败教训。	

表7-22　案例教学法

教学要点	实施要点	培训场地和设备
什么情况适合应用案例教学法	• 案例教学法最适合问题分析和解决技能的培训； • 常用于培养学员的各种临床诊治能力或者管理能力。	• 有足够宽敞的场地使课桌椅能够排列成便于小组学习的形式，如圆形或者椭圆形； • 备无线话筒，可以方便小组发言； • 投影仪或白板，便于小组发言时呈现小组观点。
教师需要做哪些准备	• 课程前最重要的准备是选择或编写一份好的案例； • 了解学员情况，包括职位、岗位、经验、学历、问题、学习需求、学习偏好等，以此作为设计培训方案的依据； • 准备教学材料，包括为每位学员印制案例材料。	
如何安排案例教学的内容和课堂结构	• 按照"准备-小组讨论-小组交流-总结"的程序，设计和实施案例教学过程： • 准备：向学员说明实施的目的和要求；对学员分组和确定组长，向学员分发案例材料；向学员介绍案例背景和材料；让学员阅读和熟悉材料； • 小组讨论：小组成员对案例中的问题进行分析，并就解决对策达成共识； • 小组交流：各组派代表轮流发表观点，期间教师和其他小组可以提出质疑进行批判和论证； • 总结：教师进行总结和提升，全体达成共识。	
培训应该注意什么	• 为便于讨论，最好分成若干小组，每个小组成员4～6人为宜，最多不要超过8人； • 小组讨论时鼓励学员充分参与、勇于发表个人见解，寻求解决实际问题的最佳方案； • 总结时教师要尽量避免将自己的观点强加给学员； • 教师设计课程时要充分考虑案例教学花费的时间。一般案例阅读的时间与案例讨论交流的时间比为1:6，如果需要15分钟阅读案例的话，那么就需要90分钟进行案例的讨论和交流。	

表 7-23　角色扮演法

教学要点	实施要点	培训场地和设备
什么情况下适合用角色扮演法	• 角色扮演法最适合某一角色应具备的行为技能和态度的训练,如门诊接诊过程。	• 有一个能够在一定程度上模拟角色工作环境的小场景,如与学员未来工作相适应的工作环境和条件:办公桌椅、诊疗室等;
教师需要做哪些准备	• 分析某角色的职责、任务、应具备的技能或态度; • 了解学员情况,包括职位、岗位、工作经历、学历、存在问题、学习需求、学习偏好,特别是在其承担的团队工作角色方面行为欠缺的情况,从而作为设计角色扮演过程的依据; • 准备教学材料,包括为学员编写和印制角色扮演用的剧本材料(如剧本或故事大纲,以及供观察员使用的评估表)和"演出道具",规定所需扮演的各个角色及其应该发展的行为能力。	• 参加观摩的其他学员的桌椅排列要有助于观察角色扮演的过程; • 摄像、录音等多媒体设备,便于拍摄过程和用于回放评估。
如何安排角色扮演的教学内容和课堂结构	• 设定表演条件和表演时间,指定表演道具; • 为学员介绍角色扮演过程和要求,并分配角色,提供清晰的演练指导材料,要求被指定扮演的学员能够理解角色; • 安排一些能够创造活动气氛,激发学员参与热情的情节; • 要求学员轮流按照剧本认真体验和练习特定角色;部分学员扮演观察员角色,为其他学员的角色扮演活动提供反馈; • 教师扮演导演或监督员角色,为学员随时提供动态性反馈,使之不偏离预定的学习目标; • 演练活动结束后,及时进行反馈和讨论,帮助学员进行反思和总结,从而更好地复习和巩固从演练活动中所得到的体验。	
培训应该注意什么	• 在实际运用中,角色扮演过程也可以先播放录像;然后由学员演练;或者由教师扮演其中一种角色供学员体验另一角色。	

表7-24 小组讨论法

教学要点	实施要点	培训场地和设备
什么情况下适合用小组讨论法	• 小组讨论法主要适合于: ——澄清或明辨观点; ——从多角度剖析问题、探寻解决问题的策略; ——建立互动的、良好的人际关系。	• 课桌椅排列成便于讨论的圆形或者椭圆形; • 有足够宽敞的场地供小组讨论; • 有白板,供小组讨论用的白报纸和记号笔等物品,以及其他相关仪器设备供讨论和交流使用。
教师需要做哪些准备	• 了解学员情况,包括职位、岗位、工作经验、学历、存在问题、学习需求等,作为设计培训内容和过程的依据; • 选择讨论主题,使之符合以下要求: ——有代表性,是本次培训的重点或关键性问题; ——有启发性,能够启发学员思考和研究; ——难度适中,能够适应大多数学员水平; • 准备教学材料(如讨论提纲或其他必要材料等)。	
如何安排小组讨论的教学内容和课堂结构	• 按照"说明-分组-讨论-小组汇报-总结反馈"的程序,设计和实施小组讨论过程: • 说明:向学员详细说明讨论主题、讨论目的,统一布置讨论要求; • 分组:学员分组,小组规模5~8人为宜;为小组分配组长、记录员、发言人等角色,要求每一学员都要为小组学习尽到义务; • 讨论:讨论过程中,教师扮演好监控和协调的角色。具体任务是关注和观察每一个小组,当小组有问题时给予帮助,指导完之后尽快离开,以免让学员局促不安或缠住教师不放;按照时间要求协调各小组进度; • 小组汇报:注意控制每组发言时间,并给其他小组提问和质疑的机会; • 总结反馈:根据课程目标和小组观点概括总结培训内容;并对各小组出色的表现予以表扬,对问题提出改进意见。	
培训应该注意什么	• 由于讨论比较费时,故周密设计讨论过程,清晰布置讨论要求,严格控制各环节时间非常重要; • 小组讨论法的有效实施,要求教师具备良好的控场和随机应变的能力。 • "以问题为基础的讨论"的基本流程是"提出问题-提出假设-论证假设-排列假设-提出新的证据-重新排列假设-提出解决方案……" • 结构性问题讨论的基本流程是"提出问题-说明问题表现-聚焦问题-提出原因-提出建议-总结"。	

层出不穷的远程培训手段和产品为全科医疗团队培训提供了前所未有的可及性,远程培训依然可以施展各种包括小组讨论形式在内的培训方法。不同地区目前提供的远程手段有所不同。在许多乡镇卫生院,实现远程培训可谓是唾手可得,通过网络的远程诊断、远程培训更是司空见惯。如果一个地方远程学习手段的选项较多,为了帮助培训选择更为适宜的方式,我们把常见的远程培训手段作了优缺点比较供参考(表 7-25)。

表 7-25　远程培训方式各种实现手段的优缺点

远程培训手段	优点	缺点
1. 卫星电视系统	1. 无时空限制,实现了不同地区学员共享优秀教师资源的可能。 2. 无地域限制,所有培训点都能得到同样的信息,以缩小地区之间的差异。 3. 涵盖面广,维护费用低。 4. 人均培训学费较低,适合大范围培训。 5. 能实现视频、音频传播,能体会到较为真实的教学氛围。 6. 通信质量好,可实现实时直播,也可接收非实时的教学资源,培训科目选择面广。 7. 极具交互性,能够实现学员与教师之间的及时沟通。	1. 需要安装接收设备。 2. 传播信号有延迟现象。 3. 信号传播频率在 10GHz 以上的容易受到天气和太阳活动影响。 4. 控制复杂:信号接收后可能需要进行变频、混频、放大等技术支持。 5. 无法对照书本标记重点。
2. 网络多媒体(现代远程教育专用网站、网络电视、网络广播等)	1. 多维双向性:可以在同一时间里实现多个维度的信息双向交流和传递,教学活动可以在同一时间里实现"教师与教师、教师与学员、教师与教学资源、学员与学员、学员与教学资源、资源与资源"等之间的信息互相交流和传递。从技术角度就是在同一时间里可实现一对一、一对多、多对一、多对多的互动。 2. 较容易实现人人有机会接受培训,教与学的交流范围在较大程度上实现最大化,学员获得信息更为及时、充分和全面,更加体现以学员为中心的培训理念。	1. 提供网络培训需要提高大量资金:建设网站、网络资源库、培训平台软件和网络教材开发,网站的正常运行和维护、租用通信线路、计算机的配置、制作高质量可供网络培训使用的课件等都需要大量资金投入。 2. 需要开发专门的学习系统、制作课件。 3. 网络教材开发周期长,内容变化快,缺乏完整的体系。 4. 容易收到网络黑客和非法用户的恶意入侵。 5. 容易夹杂信息污染和信息噪

远程培训手段	优点	缺点
	3. 实时与时空性:培训资源丰富,信息密集,可以将最新的知识信息等内容实时传播;学员和教师对时间和空间选择具有任意性:学员可以按照自己的基础和兴趣自主控制学习时间和进度,教师也可以将其最新成果或者信息随时随地在网络上共享,甚至达到全球化的效果。 4. 交互性:学员、教师及学习资源之间可以有效进行自主和主动交流,拉近其之间的心理距离,可使学员获得更大的收获。 5. 可控性: 5.1 教师可以利用双向、时空和交互性的特点对教学内容和进度进行安排、学员的学习情况,及时给予反馈和评价。 5.2 利于学员对学习的自主控制; 5.3 容易对媒体和资源的管理、使用、分配、传输等实施有效控制。 5.4 网络技术使得教学管理容易实现。 6. 培训形式多样。	声,如果缺乏有效的导航策略,可能发生信息迷航或者认知超载现象。 6. 不利于学员与教师之间的感情培养和交流。 7. 无法对照书本标记重点。 8. 需要学员掌握基本的计算机操作能力。
3. 电视节目、专用频道	1. 无时空限制,实现了不同地区学员共享优秀教师资源的可能。 2. 无地域限制,使所有培训地点都能够得到同样的信息,以缩小地区教育之间的差异。 3. 视听兼备的多元信息符号,集"字、声、像、色"于一体,极富感染力,可以增强学习内容的直观形象和动态感。 4. 时效性强。 5. 可滚动播放,有利于强化学习效果。 6. 覆盖面广,可以在较大范围开展培训。	1. 电视媒介作为特殊的电波媒介,带有电波媒介转瞬即逝,难以存查的局限,要求学员必须保持较长时间的精力集中。 2. 线性传播,选择性差,学习者难以选择适合自己水平和感兴趣的内容。 3. 电视教育片本身制作成本高,周期长。 4. 主题传播性强,传授双方互动性弱,不利于学员与教师之间感情的培养和交流。 5. 学习内容的载体不具有便携性。

远程培训手段	优点	缺点
4. 语音广播	1. 广播信息传播速度快,时效性强,在传统的四大传播媒介中,广播是最为迅速及时的媒介。 2. 信息受众面广泛,覆盖面大。 3. 不受时间和空间限制。 4. 信息传播方便灵活,可以运用语言的特点吸引听众。 5. 制作简单,费用低廉,只需购置收音机即可实现,容易在边远地区或者经济欠发达地区开展。 6. 有较强的亲和力,使观众在一定程度上感受到参与感,更接近于面对面的人际交流。 7. 对学习者素质要求较低。 8. 收音机易于携带。	1. 对于需要展示实际操作过程的内容,广播方式不能实现。 2. 广播信号转瞬即逝,难以存查,要求学习者必须保持一定时间的精力集中。 3. 学习者比较被动,难以自主的选择适合自己水平和感兴趣的内容。 4. 不利于学员与教师之间交流。 5. 室内广播系统对音质要求很高,除要考虑电声技术问题外还涉及建筑声学问题。 6. 室外广播系统容易受到噪声干扰,要求声压级比较高,如遇到建筑物反射会严重影响声音清晰度,还容易受到气候条件、风向和环境干扰等影响。
5. 视频会议或电视会议系统	1. 高度实时性。 2. 可以进行任意场景的切换、广播、控制。 3. 可以随时进行图片资料、电子文档、音像资料的传递与交流。 4. 数字视频可以不失真的多次复制,视觉效果较好,可以动态传播,适合用于实际操作内容的培训,并且可以长时间存放。 5. 学习会场可以实现声音自动跟踪摄像。 6. 操作简单,维护方便。 7. 安全性高,通过专业技术可以保证视频传输的数据安全。 8. 服务器终端可移动,无论任何地区只要将视频传输系统连接入具备 Internet 宽带接入能力的计算机就可以进行视频服务。 9. 可播放的格式丰富。 10. 极具交互性,能够实现学员与教师之间的及时沟通。	1. 视频信号要求较高:模拟视频每转录一次,就会有一次误差积累,产生信号失真,而且长时间存放后视频质量会降低。但是数字视频不存在这些问题。 2. 数字视频数据量大,在存储和传输中必须进行压缩解码。 3. 必须用专线传输,视频信号无法直接在一般条件的数字线路上传输。 4. 互联互通问题突出:应用视频系统不宜与非专线系统连接,容易造成信息孤立。 5. 直接购买设备和后续运营成本高昂。 6. 由于接受设备的限制,需要控制人数和场地。

远程培训手段	优点	缺点
6. 光盘(VCD、DVD、录音带)	1. 具有自主性,学员可以根据自己的课程需求购买课程光盘,可以自主确定学习时间和学习进度。 2. 价格低廉,适合大范围培训使用。 3. 可大规模复制,易推广。 4. 效果好,画面清晰。 5. 保存时间长,信息不易丢失和损害。 6. 体积小,容量大,携带方便。 7. 可以进行转录,转录过程中可以进行编辑,有利于修改和更新教学内容。	1. 需要有硬件设备支持才可以播放。 2. 容易刮损导致播放障碍。 3. 缺乏交互性,难以实现学员和教师之间在学习内容、感情等多方面的沟通。
7. 纸质印刷材料	1. 发行对象明确,选择性强,发行密度大。 2. 发行面广,覆盖人群多。 3. 信息传播较为迅速和准确。 4. 便于阅读。 5. 成本低廉,制作方便。	1. 容易损坏,造成信息丢失。 2. 对于需要展示实际操作过程的内容,印刷品方式不能实现。 3. 可以对学习内容进行重点标记。 4. 缺乏交互性,难以实现学员和教师之间在学习内容、感情等多方面的沟通。
8. 掌上终端(手机、PDA等)	1. 携带方便。 2. 能实现视频、音频传播,能体会到较为真实的教学氛围。 3. 信号质量好。 4. 极具交互性,能够实现学员与教师之间的及时沟通。 5. 无地域限制。	1. 移动教学对技术要求较高,需要开发专门的互动软件平台。 2. 运营成本高。 3. 目前缺乏大量优秀的网络课件资源。 4. 手机终端的存储量有限。 5. 目前在国内尚处于不成熟阶段。

近年来,中央和地方政府加大了基层卫生系统信息平台的建设,这将为广大农村卫生技术人员培训奠定良好基础,远程诊断、远程培训系统更加完善方便。远程培训有可能成为未来全科医疗团队培训的主流形式。目前已经有微信、微博、QQ等诸多便捷通信方式把基层卫生技术人员连成一片,学习交流可以随时随地发生。随着大数据时代的到来,全科医疗服务可能迎来一个前所未有的崭新变革。

7.3 全科医疗服务思维与理念的培训

7.3.1 全科医疗服务思维的基本构架

从询问病情并完成视、触、叩、听检查,到借助某些辅助检查结果,最终对病人作出判断这一过程，全科医生与专科医生的做法实际上没有多大差别。可以说，在临床诊断方面，全科医生没有比专科医生更特别的技术，但是在处理病人过程中，全科医生不仅重视针对疾病实施医学手段，更注重对于发病原因的深远追究，它的优势是对病人的照顾。面对一个病人，全科医生可能要提出若干追问，比如，疾病与病人的行为有关吗？与病人的个人遭遇有关吗？与病人的个人心理因素有关吗？与病人的家庭因素有关吗？与病人的生活和工作环境有关吗？与病人生活的社区因素有关吗？辨别这些情况的目的是为了更加有效的解决问题，决定采取哪些最容易接受和最容易实施的办法消除影响因素，如何用最适宜的方法同时顾及医疗成本解决问题，如何努力使病人的家庭成员避免发生类似问题，在社区水平上如何防止这种问题发生和阻止其蔓延。病人的预后将会如何，采取哪些措施可以促进病人向更好的预后发展。

以往的医生对于没有病痛的健康人不负什么责任，因为这并不会影响到医生的什么。作为全科医生，如果不关心与自己签约的那些健康人的健康就是问题。因为，眼下没有病痛的人一旦成为病人，全科医生必然要负责。

就是这种责任，使全科医疗形成其特有的服务模式，也正是这种理念，构成全科医疗的思维方式。

全科医疗思维是全科医疗服务对待健康、对待病人以及处理卫生问题和健康问题的基本思路和方式方法。如果说全科医疗思维与以往医疗服务的思维有哪些不同，发现问题和解决问题的角度和观念不同是他们之间的最大区别。全科医疗服务是以人为本的健康照顾，全科医疗团队奋斗的目标是努力使他所服务的人群不得病和少得病，保持心理、身体和社会的良好状态，从而使健康的人持续保持健康，使失去健康的人尽快恢复健康。全科医疗服务的所有工作都是围绕这个目标展开的，是从个人、家庭、社区3个方面施加影响，产生作用的。

7.3.2 以人为中心的服务理念

每个人都会是潜在的病人，所以，每个人都是有医疗服务需求的人。在为病人服务时，全科医生首先关注的是人，把病人视为有个性、更有情感的人，而不仅是疾病的载体。全科医疗照顾的目标不仅是要寻找有病的组织器官，更重要的是维护人体的整体健康。在充分维护个人尊严的基础上，体现"三全二化"观念。"三全"即全面了解病人的生活、工作、社会背景和个性特点；全面考虑病人生理、心理和社会需求；全面应用生物学、心理学、社会学、经济学原理分析病人的情况。"两化"是指把病人的个性特征具体化，把解决问题的方案个性化。面对病人诉说的病痛，医生的判断将根据从病人（包括其家庭成员或者知情者）口中获得的主观信息和从病人身上获得的客观征象（各种检查结果）进行综合分析，从中确认证据，经过逻辑归纳和逻辑推理，逐步提出疾病假设，经过发现更准确的证据,最后确定临床诊断,进而确定病变部位、性质。如果作为专科医生,接下来的任务就是制定和实施针对疾病的治疗方案。而全科医生的工作还没有到此结束,他要更加深入地与病人进行除病痛以外更为广泛的深层次沟通,从其生活、工作、社会背景中探寻与疾病相关的因素,从相互交流中判断病人个性特征。这些信息不仅能够作为诊断的证据,也是分析导致病痛原因及影响因素的线索,当然也是提出解决问题方案的重要依据,可以为今后跟进服务和指导病人及其家庭消除有害因素提供帮助。在分析病痛与病变时,全科医生除了考虑病人生理因素外,也关心心理、社会因素的作用。在制定解决问题措施时,不但开具医学处方,还要开出心理、社会因素控制处方。所以,全科医疗的诊断包括了医学诊断和心理、社会问题诊断,全科医疗的治疗包括了医学治疗和心理、社会方面的调适指导。可见,全科医生必须有足够耐心与病人沟通从而获得广泛信息,了解个人特性,不惜花费更多时间去倾听病人诉说。全科医生经常要站在病人角度看问题,把问题追溯到病人的社会活动、工作和生活层面,以揪出其问题根源。全科医生是与病人一起共同讨论解决问题和治疗疾病的指导者和利益共同体,能够让病人明白每一项服务措施的意图和原理,使其成为实施治疗过程中的决策者之一。

7.3.3 以家庭为单位的服务理念

关注家庭是全科医疗服务实现工作目标所必需的作业,是全科医疗服务与专科医疗服务的又一项显著区别。家庭是人们居住、生活、交流的基本单元,家庭生活方式、生活习惯、文化与健康观等对于家庭成员具有重大影响,特别是中国家庭,家庭观念普遍较强,共同生活的时间也较长,家庭成员之间的相互影响较大,其生活方式和经济状况对于健康的态度,具有一致性偏好和共同的倾向。如果家庭中某个成员患病,它会对其他成员造成影响。

如今,人们成为病人已经太有可能并且十分容易,寻找一个持续没有病人的家庭非常困难。所以,每个家庭都会有不同内容和不同程度的医疗需求。来自于家庭对健康的影响大致包括 5 个方面,一是对遗传和生长发育产生的影响,二是对心理、情绪与性格产生的影响,三是对生活习惯与行为产生的影响,四是对疾病产生、传播及其康复产生的影响,五是对疾病预防控制产生的影响。可见,人的健康与家庭有不可分割的关系,解决健康问题,应当以家庭为单位。

对家庭的健康照顾应该包括 3 个方面的内容:第一个方面是一般性照顾,如搜集病人信息时,不仅关注病人本身的状况,而且还要更多更细更全的了解病人家庭整体情况和每个家庭成员的情况,假如在高血压患者家里,可能的影响会涉及遗传或者生活习惯方面,肺结核病人更方便在家庭成员中传播,还有如精神病患者、遗传性疾病、其他有家族倾向的疾病。共同居住和生活在一起的家庭成员在疾病预防和健康观念上也或多或少有潜移默化的影响。特别是在对待疾病、治疗和后续康复方面,不仅受到健康文化和价值观的影响,同时受到家庭成员态度和经济水平的影响。因此,在一个家庭中,无论是有病的人还是健康的人,互相支持、互相照顾、互为影响都是既必要更重要的,全科医疗团队应该致力做好关注家庭的工作。家庭照顾的第二个方面是开展家庭咨询。咨询应该涵盖所有家庭成员,即使是年迈的老人,也在咨询之列。咨询的内容如家庭遗传学、婚姻状况、感情危机、意外事件、家庭关系、病人情绪反应、对疾病的认知、对待疾病转轨的态度等。在咨询中需进一步加深对该家庭实际状况的了解,为分析疾病影响因素、提出家庭解决问题策略和方案提供更为清晰的依据。当家庭出现功能障碍和危机时,全科医生应该提供必要的帮助。家庭照顾的第三个方面是家庭访视,比如开展以评估家庭状况为目的的家庭访视,尤其是对有家庭问题或者心理问题的家庭成员,老年病人或者残疾人家庭,通过访视了解家庭环境、家庭条件、经济状况、家庭成员对病人的态度等情况,为提供连续性服务作好准备。对于家庭有慢性病、行动不便患者及其他需要照顾管理的病人,应该成为团队服务的重点目标,按照计划提供连续服务。家庭照顾是全科医疗以人为本服务理念向家庭的延伸,它将卫生服务的触角扩展到病人生活环境和社会关系的纵深,挖掘和揭示疾病发生发展原因以及提出应对措施。

7.3.4 以社区为基础的服务理念

把个体健康问题放大在社区中和从社区范围考虑个体健康问题,这似乎是以往的医生不屑一顾甚至是毫不相干的事情。然而,全科医疗服务则不然,他们深知,维护每个居民的健康,社区的作用和影响是不可以忽视的。因为,社区环境、社区文化习俗、社区资源、社区居民整体健康状况与每个生活在这里的人息息相关,一个社区居民的身后,可能是一个纵横交错的人际网,不断互相交往和影响把彼此的文化习俗交融在一起,形成在健康观念、生活习惯等方面的特别偏好,如有些地方的居民喜欢吃一种自己加工的特殊食品,尽管这种食物不利于健康,或业已证明可以致病,但是,公众对此却不以为然。所以,解决这样的问题,就不仅仅是针对几个人或者几个家庭的事情,而是要在社区范围内进行干预。可见,追求个体健康需要以社区居民整体健康为基础。全科医生把工作扩展到社区是一种现实和明智的策略选择。以社区为导向的基层医疗,是把以个人为中心、健康为目的的基层医疗与以社区为单位、重视预防保健的社区医疗二者有机结合起来,把医疗服务的范围从单一的临床治疗扩大到社区层面来提供更为全面的照顾。这种服务包括确定目标人群、评价目标人群的健康状况、确定社区主要卫生问题、进行社区问题诊断、确定需要优先解决的健康问题、制定社区干预计划、实施这个计划并且对效果进行评价。

把个体置于社区当中,把社区作为个体的背景,用基层卫生服务工作链条通过家庭把个人与社区连接在一起,个体健康因素放在社区整体中去考虑,把社区影响因素聚焦在个体健康状况上,这就是全科医疗以社区为基础的服务理念。

近期,全科医疗服务引进了社会工作服务和心理服务的理论与技术,极大促进了全科医疗服务内容的丰富和效果提升。社会工作可以把全科医疗服务的纽带连接到与健康有关的各个方面,是促进病人回归社会的码头,从而把全科医学的根深扎进社会角落。心理服务则把病人、居民的个性化照顾发展到可以触摸的深层。这两项服务运用现代科学技术和研究成果,使全科医疗服务更加尽善尽美。

7.3.5 全科医疗服务思维与理念的建立

全科医疗服务思维模式是指导全科医疗团队制订工作计划和选择服务行为的理论基础,只有建立并且全面正确理解全科医疗思维,才有可能运用这一思维模式去指导工作实践。

开展以人为中心、以家庭为单位和以社区为基础的照顾,是目前最容易实现全科医疗服务目标的方式和途径,并且,这3种服务是贯穿在一起而且具有相互促进作用的,他们是健康与疾病相互转归的关键环节。服务每个病人,处理每个卫生问题,都应该在这种思想模式下思考判断和制定策略。我们应该把全科医疗团队成员培养成为具有全科医疗思维模式的专业人员。

如何让乡镇卫生院工作人员学会并且积极运用全科医学思维对待问题、解决问题?

机制可以是最为有效的培育和促成手段。

假设在一种有效激励机制的作用下,全科医疗团队的每个成员都会从实现其工作目标中获取更大利益,如果与过去某一时期相比,现在有更多居民因为采取了有效措施而未患病,或者是通过采取干预手段使那些有可能患病的人避免了得病,这个功劳主要是由全科医疗团队付出的结果,那么,全科医疗团队就会由此得到回报。

采取什么办法才能够产生这样的结果? 全科医生及其团队会创造出许多令人鼓舞的办法,因为他们是掌握了基本医疗技术的专业人员,其能力足以支持他们实现这些目的,而不会因为技术的原因束缚了前进的活力,他们会有足够的方法去努力为此而奋斗。

正因为如此,全科医疗团队将通过利用所有可以获得的一切适宜手段,保障所服务居民的健康。如何促使健康人群不得病,预防医学已经有成熟的办法,比如,开展有针对的和适时的健康教育,为高患病风险人群和家庭提供健康相关指导,采取积极主动的预防措施如免疫规划,提前为某种脆弱人员和易感人群提供增强机体抵抗力的措施。进一步的办法可以延伸到对周边疾病流行地区采取干预控制措施。如果是由于环境因素造成的威胁,应该积极参与说服掌握权力的人采取有力措施减少有害物质的排放;如果是由于生活习惯的因素导致疾病,应该对居民开展有效的健康教育和生活干预。可以说,为了实现居民健康目标,全科医生可以将一切选项列入选择范围。

是什么机制会促使他们全力以赴呢?当他们最大限度地实现了工作目标以后,会有什么回报?

奖赏是针对圆满实现了服务目标的人。全科医疗团队的努力确实使居民患病率减少,辛勤工作的回报就是绩效的提升和由此带来的社会经济效益。

事实上,人们终究都会成为病人,只是个时间问题。面对患有病痛的人,全科医生会用他训练有素的适宜技术给予恰当的处理,他们要用职能范围内较低成本和较低风险的技术进行诊断治疗,尽管他们所能使用的技术受到卫生院功能和条件的限制,但是他们对于疾病的认识和判断远没有局限在这个狭窄的圈子里,他们的良好训练和临床经验足以能够应对基层复杂的问题。他们要对前来就诊的病人用准确的基本技术进行检查,用科学的临床思维分析判断疾病,在较短时间内作出处理决策,他们虽然不能够开展某些技术项目,但是他们有经验并且知道如何开展这些项目。全科医生应该能够较好地把握常见疾病甚至不止于常见疾病的诊断治疗尺度,把不适宜开展的技术项目进行有序转诊,把卫生院应该处理的疾病正确地处理完善。如果把可以在基层处理的问题扩大化转诊到上级医院,卫生院和病人都将会有损失,如果把应该转诊到上级医院的病人盲目留下,有可能延误病情,造成另外一种更大的损失。全科医生必须用技术和智慧权衡两者,在中间作出最有利于病人也间接的最有利于自己的慎重选择。因为任何草率和不负责任的结果除了伤害病人以外,就是对于自己的惩罚。这就是全科医疗团队需要永远孜孜不倦学习、潜心修炼的基本动因。我们的培训就是应该把学员置于这种情景下建立这样的思维和意识,成为具有这样思维模式的专业人才。

由于全科医疗团队要始终对于他们所服务的居民负责,而且这个责任连带着他们的个人声誉和绩效,所以,连续照顾就是他们的思维基础。病人的后续照顾注定与病人的生存后果紧密相连,全科医生对病人的服务并没有因为病人转院或者完成上级医院的医疗计划而终止,因为对病人的照顾目标是生理、心理、社会的康复,最终目标是帮助其早日回归社会,这需要他们付出更大的耐心和责任心去永无止境地努力。因为,没有见到最终成效的结果意味着他们还要继续服务到底。不这样做,引发居民不满意而拒绝未来签约的后果由于损失太大不必轻易冒险。

这就是全科医疗服务的基本思路,一个在特定制度约束下共赢的操作平台,和一个在利益牵引下把医疗资源和医疗技术发挥到极致的运行机制,是经济学与管理学、社会学、行为学、医学等诸多学问相互作用的产物。全科医生在努力为居民和病人服务的过程中获得最大回报,居民和病人则在较小的负担和有效的产出中得到健康。它不仅是一种服务理念,更是一种工作模式。

不具备这样的法律政策环境和运行机制,即使每一个团队成员都受过最好的全科医学培训,也难以发挥出全科医疗的真实作用。

7.3.6 全科医疗思维培训

如何培训学员建立起全科医疗思维,可能这比让他们学习技能还困难。把上述服务理念变成实际行为,培训能够起到应有的作用,但是,是否能够运用到卫生服务过程中,还有一段距离。思维方法的养成,认知是一方面,运用是最重要的方面,关键在于教师和现实环境。对于认同、理解并且有实际经验的全科医疗教师来说,他们会把思维模式自然地表达在全科医疗服务工作当中,面对病人、面对居民、面对家庭、面对社区,会毫不掩饰的把全科医疗服务思想转变为自发行为,像这种情形,理论培训只需要告诉他们全科医疗服务的概念、服务目标及服务内容,如何在工作中运用他们自然有智慧和办法。

现在的困境是,承担全科医学理论课的教师并没有实际从事全科医疗服务的经验,他们所能做的是把书本理论知识讲解给学员。学员在临床学习中,虽然能把全科医学概念背得滚瓜烂熟,但是培训环境和内容没有改变,他们的行为不得已又回到原点。这导致我们的培训前功尽弃。如何把他们从习以为常的套路中引导至一个崭新的平台上,绝非几十个课时的理论教学所能改变。

教育学原理解决思维方法的最好手段是实践。让能够把全科医学理论体现在临床服务工作中的教师指导学员参加各种全科医疗教学活动,比如情景模拟、问题讨论等,会潜移默化的促成这种思想的建立和形成。所以,培训最不可替代的方式是参与实际工作,如果教师一直在那么做,学员就会跟着做,做多了,便形成习惯。

还有一个不可逾越的障碍是至今我们缺乏能够示范地开展全科医疗服务的教学基地,如果学员在那里都找不到或者看不见真正的全科医疗服务运行的地方,也就是示范没有范例,模仿缺乏标准,理论无法得到实践验证。

就目前状况下的培训我们建议:应该先通过课堂讲授让学员从理论上理解全科医疗服务的基本框架,形成对全科医疗服务思维模式的基本认知,之后,通过反复的案例讨论让学员探索和分析全科医疗思维的过程,给学员发现规律和理解程序的时间;接下来通过设计以问题为基础的学习,让学员练习设计全科医疗服务的工作思路和行动计划,最后让学员在教师指导下进行工作实践,以不断巩固和强化这种思维模式。以问题为基础的小组讨论、全科医生角色扮演、案例分析、课堂讲授、现场实践等均是可以选用的方法。

培训提示栏目1 全科医疗思维与理念培训

1. 教师认知 教师应该具有全科医疗服务的实践经验,熟悉全科医疗服务的工作任务。教师知道在全科医生转岗培训和全科医学基本理论培训中，应优先培训全科医疗服务理念和思维模式并付诸实践。教师应该理解全科医学思维的培训目标是使学员全面理解全科医疗服务的宗旨，能够正确运用全科医学思想和服务技能解决居民健康问题。

2. **培训重点** 全科医疗思维的定义、基本特征、基本原则，全科医疗临床思维的基本要求；以病人健康问题为导向的临床思维；全科医疗的临床管理思维、临床转诊决策思路；如何在服务中体现生物—心理—社会医学模式的系统思维。

3. **培训难点** 引导学员从传统专科医疗服务思维转化到全科医疗服务思维具有挑战性。全科医疗思维的基本方法和路径需要结合案例教学；理解以病人为中心、家庭为单位、社区为基础解决居民健康问题思维在实践中的具体运用。

4. **培训技巧** 开始以案例教学把学员注意力吸引到全科医学主题上，通过图表或者视频讲解全科医学思维模式的结构与原理，通过实例吸引学员参与讨论，教师因势利导把学员引向深入，加深对全科医学思维的认知和接受。

5. **注意事项** 照本宣科容易引起学员思维疲劳，拒绝接受；不讲道理的灌输也容易降低培训效果。不要放弃教师通过板书循循善诱、推进逻辑思维的努力。

6. **培训评价** 除考测学员理解基本概念外，考查学员结合实际的运用能力更为重要。

7.4 全科医疗专业技能培训

技术永远都是医疗卫生服务的工具和手段，可以说全科医疗有其特有的组织运用医疗卫生技术资源的思想却没有独特的技术。作为全科医疗团队的乡镇卫生院集体，为了实现不同于以往的工作目标和任务，会根据医疗卫生问题的具体情况去合理有效地选择和利用医疗卫生技术。所以，培训全科医学思维是告诉学员为什么要利用医疗卫生技术和怎样有效利用医疗卫生技术。本部分内容将具体介绍全科医疗服务中需要的技术和方法。

7.4.1 临床技能培训

临床技能是医生诊断疾病、治疗疾病、解决健康问题所用的各种方法和技术能力。医生通过实施各种操作和利用各种仪器设备检查发现病人机体存在的异常状况，并采取相应的治疗措施，都属于医疗技术。迄今为止，越来越多的乡镇卫生院卫生技术人员，经历过各种不同方式方法的医学培训才走上技术岗位，他们已经接受过不同程度和不同范围的技能训练，具备了一般的临床技术能力。但在我们的抽样调查和技能评价中发现，如果严格按照技术操作标准考评卫生技术人员的技能,有超过75%的人不能完全胜任岗位工作,他们在技术操作过程中出现了这样或者那样的问题。有时一个卫生院内几乎没有一个人能够在属于自己工作岗位应该完成的10项任务中,完整规范地完成其中任何一项。这是一个令人十分惊讶更极为担心的问题,因为不规范的技术操作会导致不可预见的灾难性风险,那些导致病人死亡或者伤残的惨痛事例大多源于此。这样的专业素质不应该成为全科医疗团队成员。如果他们确实无法弥补正规教育或者难以退出专业技术岗位,那么,对他们进行基本技能培训和胜任岗位培训则是势在必行的唯一选项。

事实上,无论医疗或者其他某个技术岗位,胜任工作需要培训的技术内容已很明确,技术方法早已成熟,如果说还有需要改进的,那一定是培训效果。在10多年时间里,许多医学院校早已经不按严格的规矩和要求训练学生的临床技能了,教学医院的保守和资源不足,学生的浮躁和无奈,教学标准和要求的降低、教师的漫不经心等,均成为导致问题的根源。因此,对学员临床技能的培训只能是通过在职培训来补充。

7.4.1-1 急诊急救技能培训

全科医生应该能够在不依赖过于复杂的各种检查的情况下,快速识别出病人的危重情况,并迅速展开救治和转运。

急诊急救可以说是临床技能训练中最为优先的项目。因为发生紧急状况或者意外伤害往往是人们不可预知的时间和不可选择的地点。处于危急的病人就在现场,这个现场也许是公路、野外、矿井、作业场所或者病人家中,危急情况不会给专科医生留有时间从容地在医院手术台或者准备精良的急救室中处理,离现场最近的往往是位于基层的医疗技术人员,多数情况下他们是第一个得到信息也是极有可能第一个赶赴现场的专业人员。这时几乎没有机会选择谁是最适合的医生,只要是到场的卫生工作人员,就要毫不犹豫立刻下手采取紧急救治措施,所以,全科医疗团队成员首先必须具有急诊急救的能力,培训他们的急诊急救能力应该是最优先的课目。现实工作中我们发现,当面临复杂的危机情形时,不少卫生人员显得束手无策、不知所措。卫生专业人员严重缺乏现场协调指挥能力,比如,根据事发现场判断潜在危险,有序指挥现场急救人员处理伤员,快捷准确的排查识别伤情,果断优先处理最危重的伤员,正确处理好待转运的伤员等,这是灾难急救最重要的技能。还有,肢体离断伤离断肢体的保存与处理,脊柱损伤病人的搬运,急性大出血的紧急止血,这些技术操作的质量直接影响病人的生命和预后。急诊急救技能训练是临床技术的一部分,培训的基本方法是实践训练。但是,在实际临床教学中,紧急事件不是按照我们的教学需要而有计划的发生,有些情形可能在教学过程中根本见不到,即使能够遇到,面对危急的生命,我们也很难从容地边施救边教学。

因此,急诊急救的技能训练最适宜的办法是平时反复模拟和演练,如果确实遇到某种急诊病人,可以在教师指导下实践。

急诊急救培训的两个关键内容是快速识别、紧急救治及正确转运,快速识别的关键是不依赖复杂的检查项目对病情作出基本判断,能够简单区分出危重、较重、一般病人。紧急救治的关键是能够对危重病人进行紧急抢救如心肺复苏、止血、固定。正确转运的关键是正确搬运病人、对生命垂危的病人实施维持呼吸循环措施、把病人安全转至目的地。以下是一个强酸、强碱类中毒急诊急救培训的案例。

【案例1】 强酸、强碱类中毒的急诊急救

【判断标准】

1. 病史　强酸、强碱类化学物质接触人体后,引起局部或全身性中毒。

2. 常见中毒途径如下:

(1)如果是皮肤接触中毒,可以出现疼痛,局部组织损伤、坏死,严重者可出现休克等脏器功能障碍。

(2)如果是呼吸道吸入中毒,可以出现呛咳、咳泡沫状痰、痰中带血丝等,浓度较高时可发生喉头痉挛或支气管痉挛。

(3)如果是口服中毒,可以出现口、咽、喉头、食管、胃剧烈灼痛;恶心、呕吐物内含有血液和黏膜组织,严重者可导致穿孔。广泛组织坏死及剧痛可导致休克。

【抢救流程】

见图7-17 强酸、强碱中毒抢救流程。

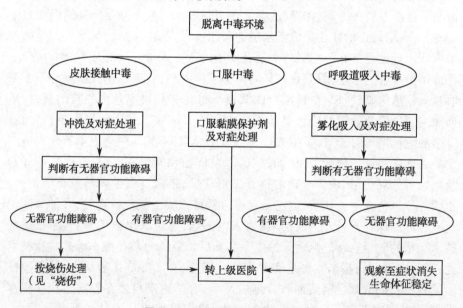

图 7-17　强酸、强碱中毒抢救流程

【操作说明】见表7-26至表7-32。

表7-26 判断中毒类型并脱离中毒环境以防止进一步损伤

操作步骤	知识要求	态度要求
1. 迅速脱离中毒环境的方法 （1）呼吸道吸入中毒：应尽快脱离中毒环境，将病人转移至安全处。 （2）皮肤接触中毒：应将伤处的衣物剪开取下，以减少进一步损伤加重。 （3）口服中毒：妥善保管所服用强酸、强碱类化学物品，以利进一步诊断和防止再次中毒。 2. 判断中毒类型、途径及表现 （1）强酸类中毒：如硫酸、盐酸、硝酸等，皮肤接触中毒者局部组织坏死、脱水，创面干燥、边缘分界清楚，肿胀较轻。呼吸道吸入中毒者出现呛咳、咳泡沫状痰，痰中带血丝等，浓度较高时可发生喉头痉挛或支气管痉挛。口服中毒者出现口、咽、喉头、食管、胃剧烈灼痛；恶心、呕吐物含有血液和黏膜组织，严重时1～2日可发生穿孔。严重者可有酸中毒、窒息、休克及肝、肾损害征象。可遗留食管及胃狭窄或粘连性肠梗阻。 （2）强碱类中毒：如氢氧化钠、氢氧化钾、氧化钠、氧化钾等。皮肤接触中毒者出现局部脱水，脂肪组织皂化，可产热，引起深层组织坏死。局部肿胀明显，丧失液量多。呼吸道吸入中毒者可出现支气管损害，咳出大量泡沫状痰及坏死组织，很快出现肺水肿，浓度较高时可发生声门痉挛而呼吸骤停。口服中毒者出现口腔黏膜水肿、溃疡，口腔、食管及胃有强烈灼烧痛；腹部绞痛，有反复呕吐，吐出血性胃内容物，并有血性腹泻。全身有碱中毒，出现手足抽搐。重症发生休克和昏迷。后期可因继发感染、胃肠道出血及肾功能衰竭而危及生命。食管和胃黏膜病变较深，常后遗狭窄。 3. 把临床情况记录在病历上。	1. 能阐述脱离中毒环境的重要性。 2. 能解释强酸、强碱类中毒的损伤机制及临床表现。 3. 能说出强酸、强碱类中毒的防护措施。	强酸、强碱类中毒是一种极为紧急的状态。应及时发现窒息、消化道穿孔等危急状况，给予积极处理，并注意安慰和鼓励病人，尽量缓解病人的恐惧和惊慌，要及时向病人及家属解释病情，使其了解脱离中毒环境的重要性，取得配合。 检查处理创面操作时动作要轻柔，切忌粗暴，以减少病人疼痛。如病人疼痛明显，可适当给予镇痛药物。呼吸道吸入中毒易引起呼吸道梗阻甚至窒息，要及时开放气道。应该理解病人及其家属的急躁和焦虑心情，既要严肃认真，又要热情温柔，勿私下议论，以免引起病人及其家属的多疑。在帮助病人时不要怕脏怕累，让病人感受到工作人员的真挚感情。除去衣物时要向家属及病人耐心解释，对于女性病人给予必要的遮挡。 如果是因感情纠纷或心理问题的服毒者，不要议论和传播，保护病人的隐私。

续表

操作步骤	知识要求	态度要求
重要提示： 1. 氢氟酸接触皮肤后疼痛不明显，一般在 1~8 小时后才出现。 2. 强碱皮肤烧伤初期的深度估计往往不准确，后期常较初期估计为大。碱烧伤总面积超过 30% 时要谨防因补液不足而发生休克。 3. 应注意保持呼吸道通畅，必要时行气管插管或气管切开。 4. 施救者应注意自身防护，防止中毒。 5. 除去病人衣物时应剪开取下，不可剥脱，以避免损伤加重。		所需物品：剪刀、镊子、手套、口罩等。

表 7-27　冲洗及对症支持治疗以防止局部皮肤损伤加重

操作步骤	知识要求	态度要求
1. 强酸类皮肤接触中毒的冲洗与对症治疗 (1) 立即用大量流动水冲洗，至少 10 分钟。 (2) 局部应用中和剂如 2%~5% 碳酸氢钠、1% 氨水或肥皂水冲洗，然后再用清水冲洗，以防酸进一步渗入皮肤。 (3) 草酸及氢氟酸灼伤，局部注射 10% 葡萄糖酸钙。 2. 强碱类皮肤接触中毒的冲洗与对症治疗 (1) 立即用大量流动水冲洗，眼灼伤时冲洗应更彻底，至少冲洗 10~15 分钟。 (2) 局部应用中和剂，大量流动水冲洗后可选用 1% 醋酸中和。 (3) 石灰烧伤病人应先将石灰粉末拭干净，再用大量流动水冲洗，以免石灰遇水生热，加重灼伤。 3. 对症支持治疗 (1) 镇静镇痛：酌情使用地西泮（安定）、哌替啶，但应注意避免抑制呼吸中枢。 (2) 补液治疗：建立静脉通路，注意补充血容量，防治休克，强碱类皮肤烧伤更应注意积极扩容。 (3) 抗感染　酌情给予抗生素。 4. 把治疗情况记录在病历上。	1. 知道冲洗是抢救强酸、强碱类皮肤接触中毒的关键步骤。 2. 能说出中和剂的性质、作用机制及应用时机、方法。 3. 能描述判断休克及静脉补液的一般知识。	强酸、强碱类皮肤接触中毒，如不及时处理可导致休克、严重感染等严重危害病人生命的紧急状态。应向病人及家属解释大量流动水冲洗是抢救强酸、强碱类皮肤中毒的重要步骤。 要把握好中和剂的应用时机，对可能出现的问题给予充分估计。用流动水冲洗可有效防止烧伤进一步加重，冲洗时要全部覆盖创面，并注意观察和保护病人。 注意严格无菌操作，对病人及其家属的询问要给予耐心准确的回答，不要敷衍。 创面冲洗是个脏累活动，需要耐心、细心。
重要提示： 1. 因地制宜进行对症支持治疗，如不具备条件，不可盲目救治，应在维持病人生命的前提下，尽快<u>转上级医院</u>进一步治疗。 2. 中和剂切勿在大量流动水冲洗前应用。 3. 强碱皮肤烧伤初期的深度估计往往不准确，后期常较初期估计为大。碱烧伤总面积超过 30% 时要谨防因补液不足而发生休克。		所需物品：葡萄糖、生理盐水、氯化钾、维生素、2%~5% 碳酸氢钠、1% 氨水、肥皂水、1% 醋酸、干燥清洁的擦拭物品等。

表 7-28 使用口服黏膜保护剂及对症处理以防止消化道损伤加重

操作步骤	知识要求	态度要求
1. 强酸类口服中毒禁忌催吐及胃管洗胃,也不服用碳酸氢钠,以免产生二氧化碳气体使胃肠道胀气导致穿孔。 (1)即刻口服 10% 氢氧化铝凝胶、2.5% 氧化镁溶液或 7.5% 氢氧化镁混悬液 60ml。 (2)内服润滑剂,如生蛋清 60ml 调水或牛奶 200ml,再服用植物油 100~200ml。 2. 强碱口服中毒禁忌洗胃及导泻;忌用碳酸盐,以免胃肠充气,发生穿孔。措施如下: (1)速给食用醋(橘汁、柠檬汁)、1% 醋酸或 5% 稀盐酸中和。 (2)接着给生蛋清或橄榄油或牛奶。 3. 对症支持治疗措施 (1)补液治疗:建立静脉通路,积极补充血容量,防治休克及肾功能衰竭,强酸类中毒除给予葡萄糖生理盐水外,应用碱性药物,如 5% 碳酸氢钠 250~500ml 或 1.87% 乳酸钠 500ml,以拮抗酸中毒。发生休克则输血和静脉给予右旋糖酐。 (2)镇静镇痛,酌情使用地西泮(安定)、哌替啶,但应注意避免抑制呼吸中枢。 (3)保持呼吸道通畅,必要时及时开放气道,有条件可气管插管或气管切开。 (4)呕吐严重者酌情对症处理。 4. 把治疗情况记录在病历上。	1. 能说出口服黏膜保护剂及对症处理的意义。 2. 能说出强酸、强碱类口服中毒的临床表现及特点。 3. 能叙述口服黏膜保护剂的种类、使用方法。 4. 能叙述对症处理的一般原则及方法。	强酸、强碱类口服中毒是危及生命的紧急状态。一旦发生要果断采取行动。要向病人及家属讲清楚口服黏膜保护剂及对症处理的重要性,取得其理解和配合。紧急情况下,使用中和剂要仔细看清名称、浓度,以免慌乱中用错。要根据当地条件和病情状况,尽可能规范操作。应避免催吐、洗胃及导泻,以防穿孔等严重并发症。 在与家属交代病情时,要客观地说明过程,不应该夸大危险后果,也不应回避问题。如一时判断不清中毒原因,首先应给予流动水冲洗,然后积极送往有条件医院。不要反复争论而延误救治。 对因感情纠纷或心理问题口服中毒的情况勿私下议论或传播,保护病人隐私。
重要提示: 1. 因地制宜地进行现场救治,最好在维持生命体征的前提下**转上级医院**进一步治疗。 2. 禁忌催吐、洗胃及导泻。 3. 铬酸中毒可用硫代硫酸钠静脉滴注。 4. 保持呼吸道通畅,必要时及时开放气道,有条件可积极给予气管插管或气管切开。		所需物品:10% 氢氧化铝凝胶、2.5% 氧化镁溶液、7.5% 氢氧化镁混悬液、生蛋清、牛奶、植物油、食用醋、1% 醋酸、5% 稀盐酸、葡萄糖生理盐水、5% 碳酸氢钠、1.87% 乳酸钠、右旋糖酐、气管导管、喉镜、气管切开物品等。

表 7-29　雾化吸入及对症处理以抢救吸入中毒病人

操作步骤	知识要求	态度要求
1. 雾化吸入　对于咳嗽频繁,并有气急、胸闷等症状的病人,可用 0.5% 异丙基肾上腺素 1ml 和地塞米松 2mg,加水至 3ml 雾化吸入。 (1)如果强酸类中毒,可用 5% 碳酸氢钠溶液雾化吸入,起到中和作用。 (2)如果碱类中毒,可用 3% 硼酸溶液雾化吸入,起到中和作用。 2. 对症支持治疗 (1)地塞米松 20～40mg/d,或氢化可的松 400～1000mg/d,一般使用 3～5 天。 (2)吸氧:有气急、胸闷等症状时,均应给予氧疗。一般用鼻导管吸入,氧流量 3～5L/min。肺水肿时吸入有机硅消泡剂(二甲基硅酮),以清除气道水泡,增加氧吸入。 (3)保持呼吸道通畅　必要时及时开放气道,有条件可行气管插管或气管切开。 (4)发生急性呼吸窘迫症(ARDS)时,有条件可采用加压给氧或给予呼气末正压呼吸,并积极转院。 3. 把治疗情况记录在病历上。	1. 能说出雾化吸入及对症处理对呼吸道吸入中毒救治的重要性。 2. 能叙述强酸、强碱类呼吸道吸入中毒的临床表现及特点。 3. 能指出常用雾化吸入药物的种类、使用方法。 4. 能解释强酸、强碱类呼吸道吸入中毒对症处理的一般原则及方法。 5. 能够描述呼吸道和颈前部解剖结构。 6. 能够说出气管切开的方法、步骤和所需器械物品。	强酸、强碱类呼吸道吸入中毒,严重者可发生肺水肿、ARDS 等严重并发症,是一种危及生命的紧急状态。观察生命体征时要仔细认真,及时判断病情并给予相应处理。要向病人或家属解释雾化吸入及对症处理对呼吸道中毒救治的重要性,取得其理解和配合。 雾化吸入操作时要熟练、准确,动作快速、轻柔,避免加重呼吸道损伤。必须及时记录监测及治疗措施。应因地制宜进行救治,不可盲目救治,以免延误病情。如病情较重,而医疗条件不具备,应在维持生命体征平稳的前提下转上级医院进一步治疗。 需要气管插管或气管切开,要与病人家属进行沟通,操作小心谨慎,以免造成周围组织损失。

重要提示:
1. 应保持呼吸道通畅,必要时及时开放气道,有条件可积极给予气管插管或气管切开。
2. 应特别注意肺水肿及 ARDS 的发生,并积极抢救。
3. 因地制宜地进行救治,不可盲目救治,以免延误病情。应在维持生命体征平稳的前提下**转上级医院**进一步治疗。

所需物品:0.5% 异丙基肾上腺素、地塞米松、5% 碳酸氢钠、3% 硼酸、氢化可的松、氧气袋、氧气筒、气管导管、呼吸囊、气管切开物品等。

表 7-30　判断是否出现脏器功能障碍以利于进一步处理

操作步骤	知识要求	态度要求
强酸、强碱类中毒严重者可出现下列脏器功能障碍： 1. 食管及胃肠道穿孔　多见于口服中毒病人。表现为吞咽困难、胸痛、呼吸困难、腹痛、恶心、呕吐，呕吐物含有血液和黏膜组织。伴发热，胸部呼吸音异常，腹部查体可有压痛、反跳痛及肌紧张等体征。 2. 休克　多因体液大量流失、疼痛等原因引起。病人表现有口渴、乏力、心悸、气促、少尿等。查体可见面色苍白、四肢湿冷、皮肤及甲床血液再灌注延迟、指端发绀、表情淡漠或烦躁不安、意识障碍、脉搏细速、收缩压下降<90mmHg，脉压缩小。 3. 喉头水肿、支气管痉挛及窒息　病人可表现为吸气性呼吸困难、喉鸣及呼吸停止等。 4. 肺水肿及 ARDS　病人可出现呼吸急促、喘憋、缺氧，肺部听诊可闻及水泡音，如有条件，进行血气分析可见严重低氧血症，氧合指数<200 等。 5. 肾功能障碍　病人可出现少尿（<400ml/d）、无尿（<100ml/d）。 6. 如实记录临床表现和判断结果。	1. 能描述强酸、强碱类中毒常见的脏器功能障碍的类型、判断标准。 2. 能说出各种脏器功能障碍的临床表现及相应早期处理措施。 3. 能意识到强酸、强碱类中毒病人一旦出现脏器功能障碍，死亡率高，应积极创造条件，尽可能早期转院。 4. 能够描述食管和胃的解剖结构。	一旦出现脏器功能障碍的情况，表明病情危重，要果断采取行动进行抢救。要向病人及家属解释脏器功能障碍的危害及其预后，征得病人家属的理解和配合。 要根据当地条件和病情状况，尽可能早期转院。虽然出现脏器功能障碍时情况危急，但仍然要有条不紊，沉着冷静，根据当地条件积极抢救。在与家属交代病情时，要客观地说明过程，不应该夸大危险后果，也不应回避问题。如技术力量不足，而病人又不适宜转院时，要争取上级医院的支持，指导抢救。在病情允许情况下，安排好病人的转运，并做好相应的记录。 要给予特别护理。

重要提示：
出现脏器功能障碍后，应因地制宜地进行早期处理，但不可盲目救治，以免延误病情。应在维持生命体征平稳的前提下尽早**转上级医院**进一步治疗。

所需物品：听诊器、血压计、血气分析仪、监护仪等。

表7-31　观察强酸、强碱类中毒病人症状和生命体征以确认是否治愈

操作步骤	知识要求	态度要求
强酸、强碱类中毒病人经过有效治疗后，如出现以下情况，表示已治愈： 1. 病人症状消失，无疼痛、恶心、呕吐、呼吸困难及喘憋，皮肤创面无严重感染。 2. 检查生命体征稳定，包括： 　(1) 意识清醒　无烦躁或昏迷。 　(2) 体温恢复正常　36～37℃。 　(3) 脉搏正常　60～100次/分。 　(4) 呼吸平稳　无呼吸困难。 　(5) 血压正常　>90/60mmHg。 　(6) 尿量正常　>30ml/h。 3. 及时准确记录观察结果。 4. 病人出院前完成出院小结。	1. 能说出强酸、强碱类中毒的损伤机制及临床表现。 2. 能解释生命体征监测的重要性；熟练操作各项生命体征监测的方法。 3. 能说出生命体征各项监测的正常值、异常值的临床意义，并据此判断病情危重程度。 4. 能阐述生命体征产生的生理机制。	观察生命体征时要仔细认真，应特别注意强酸、强碱类中毒病人的呼吸情况及腹部体征，及时发现问题并积极处理。对不熟悉的新工作人员观察的重要结果或有疑问的结果，要进行重复的检查予以确认。不要将观察生命体征的工作交给病人家属，即使是很简单的操作，也一定要由医务人员亲自做。要向病人或家属解释监测的重要意义，取得配合。 应注意保护好局部创面，防止感染，并进行宣教，防止损伤加重或再次中毒。对病人出院后的健康问题给予指导。必须及时记录监测及检查结果。
重要提示： 1. 记录一定要及时、准确、清楚。 2. 症状持续存在者或存在脏器功能障碍者，应在积极维持生命体征稳定的前提下，及时**转上级医院**抢救治疗。 3. 应向病人及其家属进行宣教，使其了解强酸、强碱类中毒的危害及预防措施，防止再次中毒。		所需物品：体温计、血压计、听诊器、监护仪等。

表 7-32　帮助病人转院以获得进一步处理

操作步骤	知识要求	态度要求
1. 明确转院指征如下： （1）卫生院无条件救治，病人目前生命体征尚可。 （2）经积极救治，但病情无明显缓解或进一步加重。 2. 向家属交代转院的必要性以及转院途中可能出现的危险。转院途中应注意： （1）皮肤接触中毒者应注意保护好创面，防止损伤加重及感染。 （2）呼吸道吸入中毒者应特别注意保持呼吸道通畅，防止窒息。 3. 联系转院车辆，并告知上级医院。 4. 准备好转院途中需要的抢救器械及药品。 5. 指定医务人员与病人家属陪同护送。 6. 携带病人的病情资料。 **重要提示：** 1. 病人生命体征允许时方可**转院**。 2. 应特别重视**转院**途中可能出现的危险，并准备好相应的药品和抢救器具。	1. 能识别转院指征。 2. 能说出心肺复苏的方法及程序。 3. 能说出主要抢救物品及药物的使用方法。 4. 知道口服中毒病人积极转院的原因：消化道穿孔多见于口服中毒者，且口服中毒者多因瘢痕形成导致消化道狭窄。	应当在病情允许的前提下进行转院。不要因为怕承担责任而推诿病人。转院前要向病人及家属说明转院的必要性和拟定的转诊医院，征得其同意，要对途中可能出现的危险有充分的准备和应对措施。 护送人员应当是医务人员，不要安排非技术人员或者实习学生，要根据可能的交通工具将病人安置合适的体位，要态度和蔼，语言文明，不断鼓励和安慰病人。 应特别注意转运病人的创面保护，腹部体征及呼吸情况变化，遇到危急情况，要当机立断、全力抢救。同时积极联系取得上级医院帮助。转运过程中应做好生命体征监测，并做好记录。送抵医院后，要向接诊医师介绍病情和抢救经过。 所需物品：车辆、呼吸囊、氧气袋、氧气筒、肾上腺素、多巴胺、阿拉明、利多卡因、碳酸氢钠等。

　　急诊急救的培训要点包括，让学员从理论上掌握基本原理和方法，熟悉各种急救技术的操作规范。应该把现场急救中最有用的方法技术优先详细培训，如判断是否有呼吸心脏骤停，是否有腔内大出血，是否有脊柱骨折脊髓损伤，是否有危及生命的潜在危险，如何用最简单的方法判断，怎样组织抢救和转运，现场如何实施救治。教师应该教给学员最简单、最有效的急救方法，如面对事故现场有大出血的伤员，最优先的办法是止血，能够正确实施"捆住、压住、塞住、包住"等紧急止血措施，尽量把出血控制在最小限度，为进一步抢救赢得时间和机会。当然，捆住的方法不正确和不知道捆多长时间放松一定时间造成的问题也十分严重并且时有发生，应给予特别提示。

　　有人在急救培训使用沙盘推演的方法收到不错效果，可以模拟事发现场的情景,演示应急指挥、资源安排、伤情识别、实施抢救、转运伤员等系统响应。以案例方法实施培训也可以训练学员纸上排兵布阵、实施救治。现在多数培训通过搜集真实情景的急诊急救视频教材,让学员反复观看。技术操作训练采用仿真演练,多半选择由新型材料并且附加了许多现代电子感应技术制成的教学模拟人作为急诊急救训练的道具,这为难得的真实动手机会提供了替代和补充,学员可以不受太多限制地在它身上反复练习,教师也可以从容的通过多角度观察并给予提问和指导。一旦遇到真实病人,已经在理论和操作上经过训练的学员就有可能成功实施。需要指出的是急诊急救技术不是通过一次训练就能一劳永逸,需要定期反复不间断地练习。

培训提示栏目2　急诊急救技能培训

1. **教师认知**　教师应该有急诊急救经验,熟悉乡镇卫生院的急救任务和条件。教师理解并且把这种观念灌输给学员,这就是,生命遭遇危机的紧急状况,是难以预见也不可能选择的,基层卫生技术人员往往是第一个到达现场施救的人员,早期处理的及时、正确与否,会影响到病人的生命和康复。因此,要教给学员熟练掌握急诊急救的基本原则、方法、技术,能够冷静、有序、科学、规范组织和实施抢救,而不过多依赖设备和条件。

2. **培训重点**　一是现场急救的组织协调,二是能够用最简单方法识别危重伤员,三是让学员掌握现场急救的基本技术操作,包括损伤、中毒、急症的75种急救项目的识别、现场急救与转运。掌握352项技术操作(参见席彪主编《急诊急救培训指导》)。

3. **培训难点**　有序组织救治和伤员分类转运能力的把握是个难题;其他如识别危急伤员指标的把握;生命危机抢救方法,如呼吸心跳骤停、大出血、毒蛇咬伤等现场处理技术。有一些急诊案例在临床培训中罕有见到。

4. **培训技巧**　急救技术是学员普遍感兴趣的项目,多数学员有学习积极性。角色扮演用于现场组织抢救和转送效果较好;演示和演练用于技术训练效果较好。视频教学可以使学员观察到临床难以实习到的急救内容,如溺死、自缢、电击伤。

5. **注意事项**　强化学员常备不懈的思想,急诊急救技术平时应该常练;注意纠正学员不规范的操作技术。

6. **培训评价**　重点评价75个急救项目352项技术操作。应以模拟、客观结构化临床考试等评价方法进行,侧重反应能力、应急能力、判断能力、操作能力的评价。

7.4.1-2 临床基本技术培训

现代高端科技孕育出越来越精细准确而且对人体伤害不大的医疗设备,使过去所依靠的视、触、叩、听徒手技能和简单的化验、X线等检查方法望尘莫及。但是,目前在乡镇卫生院,配置如CT、磁共振等检查设备的可能性很小,这不只是个费用问题,而是服务职能限制的原因。乡镇卫生院还应该主要依赖基本的检查手段诊察疾病,他们的责任是提供基本医疗服务。重症和疑难病人需要明智地选择转诊,并且做好转诊服务。因此,基本功训练对于全科医生尤其重要,他们仍然需要通过传统的、基本的技术手段判断处理疾病。中国医学院校的临床医学专业教学计划,大学期间已经安排了比较充足的基本技能训练时间,如果教学计划被完好地贯彻实施,再加上住院医师规范化培训制度的全面落实,他们所拥有的技能,不仅能够在大型高端医疗设备条件下诊治疾病,而且能够使用基本技术和运用经验解决基层的临床问题,就是没有这些设备,依然可以高水平地诊治疾病。

眼下的问题是,目前多数乡镇卫生院还很少有经过如此正规严格训练基本功很硬的医生,他们中约占70%的人只是经过中专教育或者相当于中专水平。因为住院医师规范化培训虽然呼吁了很久,但只是最近才得到全面贯彻实施,许多医生错过这一临床医生教育极为重要的阶段,这可能是医生职业发展一生的遗憾。学历教育的缺陷使基层医生先天能力的不足显得合乎情理,然而其直接结果则是导致了他们不能胜任工作岗位。基层卫生服务机构这种参差不齐的人员素质,整体上降低了医疗服务水平,作为全科医疗团队成员有待于通过在职培训尽快改变面貌。

短期内改变这种状况显然不太可能,因为在偏远农村,即使有些医生还在运用质量不高的技术提供医疗服务,那总比没有医生好。想获得一位高质量的医科毕业学生,在基层确实比较困难。如果让未经正规教育的人全部补课似乎也不现实,这不仅是因为队伍太大,没有足够的培训资源允许从头开始,更因为他们还是唯一能够坚守阵地的战士,大规模离岗参加长时期培训,会使卫生院出现功能缺失,居民的医疗服务没有人担当。

怎么办?我们开发的胜任岗位培训项目有助于解决这个问题。那就是,开展个性化培训,根据每个人员存在的问题,采取缺什么,补什么的方法。我们为乡镇卫生院开发出一个庞大的工作任务数据库,数据库包含了卫生院工作95%的任务。如果一个卫生院的全科医疗团队能够全部良好胜任这些任务,卫生院的基本职能就能实现,居民的基本医疗和基本公共卫生服务需求就可以基本满足,这个假设命题已经被试点实践所证实。数据库的所有任务要分配到不同的工作岗位,进而对号入座落实到人。每个团队成员的工作任务也随之明确,于是,我们可以通过个人测评和专家小组考核的方法,把每个人不能担任的技能列出清单,按照这个清单制订培训计划,依据计划实施培训,经过培训,如果达到培训标准,该人员就可以胜任自己的工作岗位了。

临床基本技能如何培训,供选择的方法很多,可以根据卫生院的实际情况决定。如果某些工作人员不能胜任的任务比较多,而且,通过在卫生院培训又无法改变,可以选择到适宜的上级医疗机构进修。对于不能胜任的任务数量比较少的工作人员,视技术难度和风险度,可以在卫生院由资深专业人员指导或者通过远程视频模仿练习,也可以送到上级医疗机构针对这些任务专门进修。更多的临床技能是可以通过模拟、个别指导、观摩、练习等方法训练成熟的。

临床技能培训理应该在医院中进行,模拟或者观看示教只能是帮助理解和动手训练前的准备,如果仅仅把从图像上理解到的技术搬到现实病人身上应用,对于一些有风险的技术绝不可取。

下面是在临床技能培训中测试学员基本技能的一组问题,可以在临床技能培训中使用,从而强化学员规范系统管理病人的临床行为。这组问题是加拿大 McMaster 大学循证中心提出的在病人床边教学中要求医生和医学生简练陈述病人基本情况的 21 个问题(见梁万年、吕兆丰主编《全科医学理论与务实》P72~74,人民卫生出版社 2012 年 5 月),在此作了适当修改。

临床带教培训,要求学员能够按照以下次序回答问题。

1. 病人的基本情况如姓名、年龄、性别。

2. 病人就诊时间。

3. 病人的主诉;每个主诉均按以下问题分别叙述:

(1)病痛发生的具体部位?

(2)疾病是什么性质?(急性、慢性、恶心、良性,疼痛性质等)

(3)病痛发生频度、强度、损伤程度如何?

(4)病痛是何时开始的,是否为持续性的(持续时间)/发作性的、进行性的?

(5)在什么情况下发生/诱因?

(6)哪些因素可以加剧或缓解病情?

(7)伴随症状有哪些?

4. 病人以前是否有过类似的主诉?

(1)当时做过哪些检查?

(2)当时告知病人是什么原因?

(3)当时是如何治疗的?

5. 对当前疾病有诊断、预后实际意义的、可能会影响到主诉评价或治疗的其他疾病既往史。

6. 病人所说的过去那些疾病是如何治疗的?

7. 病人家族史。(与主诉或疾病治疗有关的)

8. 病人社会史。(与主诉或疾病治疗有关的)

9. 病人的心态:

(1)有关想法;(认为自己患了什么病?)

(2)关心的重点;(担心什么?)

(3)期望什么。(想象自己的身体将会发生什么?)

10. 病人就诊时的情况:

(1)急性和/或慢性疾病?

(2)主诉的严重程度?

(3)需要何种帮助?

11. 有关的体格检查结果。

(1)望诊发现了哪些阳性体征,有识别价值的阴性体征有哪些?

(2)触诊发现了哪些阳性体征,有识别价值的阴性体征有哪些?

(3)叩诊发现了哪些阳性体征,有识别价值的阴性体征有哪些?

(4)听诊发现了哪些阳性体征,有识别价值的阴性体征有哪些?

(5)其他方式检查发现了哪些有意义的体征?

12. 有关辅助检查结果。(为了确证或排除某个诊断,如何根据可靠性、真实性、可接受性、安全性、成本等选择和解释诊断试验)

(1)有必要做辅助检查吗?

(2)如果有,应该优先进行哪(些)项,理由是什么?

13. 用一句话简练地概括病人的问题是什么?

14. 你认为最可能的诊断(最主要的假设)是什么?

15. 你还怀疑可能有其他诊断吗?("备选"诊断)

16. 你打算还做哪些辅助检查项目来确认主要假设或排除备选诊断(鉴别)?

17. 你估计病人的预后如何(病程、预期可能发生的合并症、结局等)?

18. 你打算给病人进行什么治疗、处置和咨询?(包括如何处理可能的、严重的、敏感的问题;如何比较利弊的大小,选择适宜的治疗方案和可接受的成本)

19. 你将如何监控治疗过程?

20. 若治疗方案无效果,你还有何应急的计划?

21. 为了解决上述问题你需要进一步学习哪些核心知识及了解病人的哪些背景情况?(如,病因学方面:如何确定疾病的病因或危险因素及医源性损害?预防方面:如何通过确定和改变危险因素的水平而降低发生疾病的危险,如何通过筛检而早期发现、诊断疾病?)

培训提示栏目3　临床基本技术培训

1. 教师认知　教师应该能够规范、熟练运用基本诊疗技术,并且了解基层医疗卫生服务机构的状况。教师要引导学员重视临床诊疗基本功训练,能够将规范技术操作展示给学员,引导学员正确合理运用医疗设备及检查项目处理病人,而不是完全依赖辅助检查解决临床问题。

2. 培训重点　把胜任全科医疗岗位作为培训目标,一是让学员立足于基层基本医疗服务的技术提高;二是对基层适宜技术进行规范化训练;三是培养学员正确搜集信息、运用循证医学方法分析判断、综合解决问题的能力。培训涉及543项基本技术,按照岗位分配范围熟练操作。

3. 培训难点　学员容易在遵循什么样的临床处理方式上陷入困惑,用大医院的做法培训"小医院"的医生有其不实用之处。所以,要把训练关键放在规范和适宜上。难点之一是适宜技术、技巧的培训和基本技术的规范化训练;难点之二是确定每个学员的技术不足、培训需求以至于落实个体化培训计划。

4. 培训技巧　临床技术培训应该在临床上培训,最好的办法是指导学员参与管理病人,通过床边指导,给学员提供观察、领悟、模仿、习得的机会,同时纠正技术错误。要为学员的表现建立一个台账,根据其培训目标逐条对照、检查、纠正。

5. 注意事项　用大型医院目前的工作流程培训基层医生显然不合适,应该从乡镇卫生院的状况考虑解决问题的思路。只通过实验室演练、或者用观看视频取代实际训练的方法培训不出能够解决实际问题的临床医生。

6. 培训评价　应该把学员动手操作能力和解决实际问题、胜任岗位能力作为评价的主要目标。评价要注重测评岗位任务完成能力。重点测评543项技术的规范操作(参见席彪主编《乡镇卫生院卫生技术人员在职培训指导》)。

7.4.1-3 临床诊疗思维培训

临床思维是医生通过分析信息和逻辑推理进而判断疾病、进行临床决策的方式方法和过程。临床医生解决问题的效果如何,很大程度上决定于思维的方式方法。思维的起点是寻找主要问题和问题的关键环节,其过程是依据各种信息和事实,抓住关键环节展开逻辑演绎和推理,之后把问题归结成诊断,最终按照诊断决定治疗策略,实施治疗和康复措施。如果判断疾病的起点就错了,那么不论后边的处理多么精细,也难以收到好的效果。因此,能够全面系统搜集到信息并且能够对众多信息进行甄别,充分客观利用信息进行决策,是医生的重要基本功。之所以有"好的医生"和"差的医生"之区别,根源就差在思维方法上。临床思维与每个医生的个人风格有关,但是,都必须遵循客观事实和规律。

　　一个以腹部疼痛为主诉的病人来了,医生要针对腹部疼痛这一症状进行考证,详细询问疼痛范围,最疼部位,开始疼痛部位,现在疼痛部位,疼痛的性质、时间、诱因、疼痛时伴随哪些症状等。围绕腹痛这个主诉,医生要进一步了解病人的相关信息,如现病经历、既往病史、家族史、旅游史、用药史、饮食习惯、个人嗜好,如果是女性病人,还要了解月经史、生育史等。甚至还有比这些更多的主观信息需要了解和确认,医生脑海里在不断地甄别、厘清信息,分析归类和整理这些信息,不断产生和排除假设,经验在此非常重要。医生会联想和再现职业生涯过程中所有记忆中的临床经历,挖掘多年积累的专业知识和经验,逐步推理归纳,给疾病划定范围,形成多个可能假设。

　　接下来是获取客观证据的时候。医生要为病人进行全面体格检查,规范、全面、细致、系统的视、触、叩、听检查是搜集体征证据的重要手段。这些技术是临床医生的基本能力。检查同样一个病人,有的医生能够发现细微的阳性体征,有的医生则一带而过,不以为然,也许就是这点蛛丝马迹,就成为判定一个不容置疑的诊断依据。医生在进行体格检查过程中,有可能进一步强化前边的判断,或者颠覆前边的判断,但是把疾病诊断压缩在一个更小范围是其追求的目标。在临床思维路径中,这一段是重新排列假设的过程,因为在获取病人的主观信息后,就会形成一个宽泛的假设群。继续思考的内容,将是对有可能的若干假设按照所有获得的证据进行排列,如最可能的、次之的、其次的。一般最后列出的假设应该被局限在几个以内。

　　继续向下是论证这些假设,即确定每个假设的证据,与典型病例对照,具有最多和最重要证据的假设被排列在前,以此类推把假设再排列起来的过程,称为重新排列假设。演绎、归纳、类比、排除方法都会被运用。至此,医生利用了从病人身上获得的信息和证据把疾病可能性缩小到一个更小范围,疾病靶点逐步显露。有时到此,诊断就已明确了,无须再费更多周折。图7-18所示的是我们临床判断疾病的一般模式。

　　疾病和病人的复杂性,常常使医生不敢就此轻易宣布结果。

　　更多情况是,到此仍然不能把诊断指向一个可以解释的结果,或者几个同等重要的疑似诊断仍然难以被分出高低,接下来可能就要借助辅助检查了,它们真的可以把异常状况精确到微小数字或者追踪到组织细胞甚至微细结构,如实验室检查、X线检查、超声波检查、心电图检查等诸多现代检查方法。如果确实必要,而且有确定的适应指征,更先进的手段如CT、MIR或者更新的检查方法也可以被选用。通过相关检查获得的证据可以帮助医生作出最后诊断。多数疾病到此为止已经可以明确了。如果经过有针对性的治疗收到效果则可以进一步增强诊断的认定,如果得到病理结果,那几乎毫无疑问。当然,这不适应所有病人。如果按照以上常模仍然确定不了诊断,那应该确实是疑难复杂疾病。

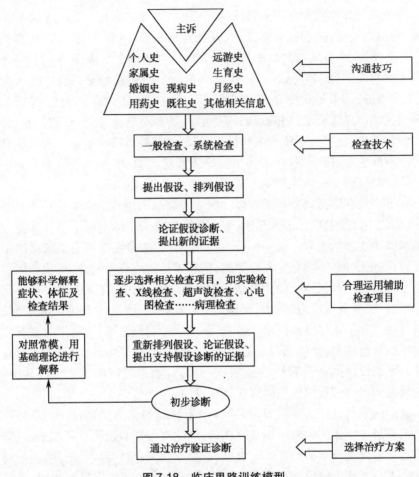

图7-18　临床思路训练模型

　　这种从病人表现中逐步获取证据并逐步明确诊断的程序,是临床逻辑演绎过程,为了更精准解释疾病,我们还有必要再继续思考,即用疾病基础理论如生理学、解剖学、生物化学、微生物学、免疫学、药理学等按照业已形成的理论和定律解释病人出现的临床表现和阳性、阴性结果,如果理论上能够解释其诊断疾病的一致性,那么,可以进一步说明诊断结果的正确,这个用已经建立的疾病常模理论体系推论假设的过程是逻辑归纳。这是临床思维的完整过程。如果我们的医学教育能够保证学员在培训过程中受到这样反复的训练和实践,科学正确的临床思维的建立不会再成为困扰我们的难题。

　　在培训乡镇卫生院医生临床诊断思维时,需要特别加以注意,如今,由于药物滥用、病原体变异、环境改变、非规范的医学干预等因素,许多疾病已经不那么典型了,传统教科书上所描述的典型表现越来越少,这增加了对临床医生的困扰。更需要强调的是,在基层诊断疾病时,首先需要清醒认识到,前来就诊的病人是否有生命危险。有和没有的回答意义重大,如果有,必须立即实施抢救,待生命体征平稳再紧急转送。如果没有,可以作进一步检查,决定是否转诊。我曾经在某卫生院见到如此情景:一个在井下作业的工人不幸受伤,工友用一辆微型面包车把病人送到卫生院,打开车门,便可见伤员右下肢血如泉涌,膝关节以上明显成角畸形。而乡镇卫生院几位医生大致观察以后居然让把病人抬进放射室拍片,当确定为股骨干骨折之后又让把病人抬上车送县医院。类似的案例在卫生院并不少见,更不是耸人听闻。

下面尝试用胸痛的临床诊断治疗思路的案例对学员进行临床思维训练。

【案例2】 胸痛的临床诊治思路

关于胸痛:胸痛是指胸部伤害性的感觉,多数由胸部疾病所致,少数由其他疾病引起。胸痛程度因个体痛阈的差异而不同,与疾病病情轻重程度不完全一致。胸痛病因繁杂,临床易引起误诊和漏诊,发病年龄、部位、性质、持续时间、影响因素、伴随症状都可以影响胸痛的诊断。在临床诊疗过程中,判断以胸痛为主诉的病人,应仔细询问病史,详细查体,常规进行心电图、胸片、血尿便常规、凝血功能、心肌酶、肝功能等检查。首先应排除危及生命的急症,如张力性气胸、主动脉夹层、心肌梗死等,一旦怀疑是以上疾病应给予维持生命体征等基本处理后立即转诊上级医院。

临床思路:

第1步:根据疼痛部位和性质初步判断疾病类别,见图7-19。

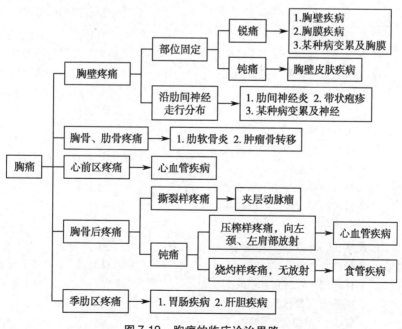

图7-19 胸痛的临床诊治思路

第2步:结合胸痛伴随症状进一步缩小疾病范围。

表现以胸痛为主要临床症状的心血管疾病的特点为心前区或胸骨后胸痛,呈压榨样或撕裂样,有紧缩感,放射至左颈、左肩、左臂,判断要点见表7-33。

表7-33 表现为胸痛的心血管疾病判断要点

伴随症状	临床特点	考虑疾病	需要获取的新证据/处理
1.1 胸痛+劳累诱发	疼痛持续时间短(＜10分钟),休息后或含服硝酸甘油迅速缓解。	稳定型心绞痛	1. 心电图变化:胸痛发作时相邻两个或两个以上导联心电图ST段压低≥0.1mV,胸痛缓解后ST段恢复。 2. 心肌损伤标记物(心脏特异的肌钙蛋白T或I、肌酸激酶CK、CK-MB)不升高。
	运动引发或自发性胸痛,休息或含服硝酸甘油可迅速缓解。	不稳定型心绞痛	1. 胸痛发作时相邻两个或两个以上导联心电图ST段压低或抬高＞0.1mV,或T波倒置≥0.2mV,胸痛缓解后ST-T变化可恢复。 2. 心肌损伤标记物不升高或未达到心肌梗死诊断水平。
	疼痛剧烈,持续时间长,服上述药品无效。	心肌梗死	1. 相邻两个或两个以上导联心电图ST段抬高≥0.1mV。 2. 心肌损伤标记物异常升高。
1.2 胸痛+心包摩擦音	疼痛与呼吸运动有关、呼吸困难、心动过速和体静脉瘀血征或心界扩大、心包摩擦音。	急性心包炎	心电图:所有导联(除aVR和V1导联ST段压低)ST段呈弓背向下抬高,T波高耸直立;1至数日后,ST段回到基线,T波低平及倒置,数周后逐渐恢复正常。
1.3 胸痛+心律失常	1. 劳力性呼吸困难、室上性或室性心律失常、晕厥、黑矇或短瞬间头晕、猝死。 2. 查体在胸骨左缘中下段或心尖区内侧闻及较粗糙的喷射性收缩期杂音。	肥厚性梗阻型心肌病	心电图:左室肥厚、T波倒置、ST段改变、异常Q波、可有多种心律失常。
1.4 胸痛+乏力	1. 胸痛、呼吸困难、乏力、晕厥、水肿。 2. 查体有P2＞A2、颈静脉怒张、肝大压痛、肝颈静脉反流征阳性、下肢水肿及体静脉压升高等。	肺动脉高压	心电图:电轴右偏、右心室肥厚。 胸片:肺动脉段突出、右下肺动脉增宽。

续表

伴随症状	临床特点	考虑疾病	需要获取的新证据/处理
1.5 胸痛+高血压	1. 突发的持续剧烈疼痛,呈刀割或者撕裂样,向前胸和背部放射,亦可以延伸至腹部、腰部、下肢和颈部。 2. 有高血压或动脉硬化病史。	主动脉夹层	需转诊上级医院

表现以胸痛为主要临床症状的呼吸系统疾病的特点为刀割样疼痛,深吸气或咳嗽时加重,呼气或屏气时变为钝痛或消失,考虑为胸膜疾病或肺实质疾病累及胸膜。病变波及肺底与隔胸膜中央部,疼痛可放射至颈部和同侧肩部,判断要点见表7-34。

表7-34　表现为胸痛的呼吸系统疾病判断要点

伴随症状	临床特点	考虑疾病	需要获取的新证据
2.1 胸痛+咳嗽、咳痰、发热	1. 咳嗽、咳痰、发热。 2. 查体有肺实变体征和(或)闻及湿性啰音。	肺炎	1. 胸部影像学　片状、斑片状浸润性阴影或间质性改变。 2. 血常规　白细胞数量 > 10 × 10^9/L 或 < 4 × 10^9/L,伴或不伴细胞核左移。
2.2 胸痛+患侧呼吸音减弱/消失	1. 体形瘦长的年轻男性或有哮喘或肺气肿病史的患者。 2. 起病急骤,发生在剧烈运动或咳嗽、用力排便后。 3. 胸痛呈针刺样或刀割样,伴不同程度的呼吸困难。 4. 查体患侧呼吸音减弱或消失、叩诊呈鼓音或过清音、气管向健侧移位。	气胸	胸部 X 线检查:气胸线、肺组织受压
2.3 胸痛+咯血	1. 胸痛伴呼吸困难、咯血、晕厥。 2. 有肺血栓栓塞症的危险因素如深静脉血栓。	肺栓塞或肺梗死	1. 血浆 D-二聚体升高。 2. 心电图　电轴右偏,$S_I Q_{III} T_{III}$ 波型。

续表

伴随症状	临床特点	考虑疾病	需要获取的新证据
	1. 中、老年人。 2. 胸部闷痛、痰中带血、刺激性咳嗽、短期内消瘦、呼吸困难。 3. Horner's 征、上腔静脉压迫综合征、远处转移引起的症状以及肺外非特异性表现(副癌综合征)等。	肺癌	胸部 X 线　类圆形阴影,可有毛刺、分叶等。
2.4 胸痛＋午后低热	1. 有结核病史或结核病接触史。 2. 午后低热、干咳、盗汗,随着胸腔积液量的增加胸痛逐渐减轻。 3. 查体　有胸腔积液体征。	结核性胸膜炎	1. 结核菌素试验阳性。 2. 胸腔积液为渗出液,白细胞数增高,以淋巴细胞和单核细胞为主。
2.5 胸痛＋胸腔积液	1. 有接触石棉或放疗史。 2. 症状无特异性,胸痛,呼吸困难、咳嗽、发热、乏力、体重减轻,随着胸腔积液量的增加胸痛逐渐加重。 3. 单侧肺叩诊浊音及呼吸音减弱或消失。	胸膜间皮瘤	1. 血常规　贫血、血小板数增多。 2. 胸部 X 线　胸腔积液,胸膜/壁包块。

　　表现以胸痛为主要临床症状的纵隔疾病的特点为胸骨后烧灼样痛,伴反酸、反胃、程度不等的吞咽困难或吞咽时加重,考虑为食管疾病。而原发纵隔肿瘤引起的胸痛症状与肿瘤大小、部位、生长方向和速度、质地、性质等有关,可有胸闷、刺激或压迫呼吸系统、神经系统、大血管、食管的症状,怀疑纵隔疾病时应转诊上级医院进行胸部增强 CT 检查,判断要点见表7-35。

表7-35　表现为胸痛的纵隔疾病判断要点

伴随症状	临床特点	考虑疾病	需要获取的新证据/处理
3.1 胸痛＋反酸＋吞咽困难	1. 胃灼热、反酸、反胃、胸骨后疼痛。 2. 平躺或弯腰可加重或诱发疼痛,餐后、夜间常见。 3. 服用抗酸剂和促胃动力药物可减轻或消失。	反流性食管炎	转诊上级医院做胃镜等检查。
	1. 胸骨下后方及上腹部灼热性疼痛,体位性胃液反流。 2. 胃内容物误吸,可伴有呼吸道症状。 3. 上消化道出血、贫血。	食管裂孔疝	
	胸骨后疼痛,吞咽哽噎或进行性吞咽困难。	食管癌	

表现以胸痛为主要临床症状的胸壁疾病的特点为胸痛部位较固定,局部有压痛,可因咳嗽和躯体运动加重,疼痛在两次咳嗽间期持续存在,判断要点见表7-36。

表 7-36　表现为胸痛的胸壁疾病判断要点

伴随症状	临床特点	考虑疾病	需要获取的新证据
4.1 胸痛 + 局部皮肤红肿	1. 有皮肤或软组织损伤史。 2. 局部疼痛伴患处肿胀,表面黯红,界限不清。	皮下蜂窝织炎	血常规:白细胞计数增多。
4.2 胸痛 + 单侧皮疹	1. 疼痛沿神经走行分布,为刀割样或烧灼样疼痛。 2. 沿周围神经分布而排列成带状、簇集成群的水疱,皮疹为单侧性。	带状疱疹	多根据病史及皮肤表现诊断。
4.5 胸痛 + 皮肤感觉减退	1. 神经痛。 2. 肋间皮肤的触觉减退及肌肉发僵、痉挛或挛缩。	肋间神经炎	
4.3 胸痛 + 肋软骨肿大隆起	第2、3、4肋骨软骨交界处压痛,伴肋软骨肿胀或包块,表面皮肤正常。	非特异性肋软骨炎	胸部 X 线检查正常。
4.3 胸痛 + 骨擦音和/或骨擦感 + 胸外伤史	1. 外伤史。 2. 反常呼吸运动。 3. 查体伤侧胸廓局部触痛和胸廓挤压征(+),有骨擦音和骨擦感。	肋骨骨折	胸部 X 线表现:骨折线。
4.4 胸痛 + 骨质破坏	骨质破坏导致的骨性疼痛。	急性白血病、骨转移瘤、多发性骨髓瘤	胸部 X 线表现:肿瘤骨转移的表现,溶骨性损害、骨质疏松和病理性骨折。

表现以胸痛为主要临床症状的其他相关疾病的判断要点见表7-37。

表 7-37　表现为胸痛的其他疾病判断要点

伴随症状	临床特点	考虑疾病	需要获取的新证据
5.1 胸痛 + 肝区疼痛	1. 肝大。 2. 胸痛多在右下胸,侵犯膈肌中心部时疼痛放射至右肩部。	肝脓肿	血常规:白细胞计数增多。 生化:转氨酶和血清胆红素常升高

续表

伴随症状	临床特点	考虑疾病	需要获取的新证据
5.2 胸痛 + 痛风石	1. 胸痛常于饱餐饮酒、受冷受潮后出现,多夜间发作,呈进行性加重、剧痛如刀割样或咬噬样。 2. 查体见痛风石,关节局部发热、红肿及明显触痛。	痛风	1. 血尿酸增高。 2. X 线检查可见受累关节骨软骨缘有圆形或不整齐穿凿样透亮缺损。
5.3 胸痛 + 精神症状	胸痛持续数小时或数天,会因劳累、精神紧张加重,伴呼吸急促、乏力、心悸	精神性胸痛	心电图、胸部 X 线检查正常

第 3 步:确诊疾病后治疗方案的选择

表现以胸痛为主要临床症状的心血管疾病,诊断基本明确后治疗方案的选择,见表 7-38。

表 7-38 心血管疾病治疗方案的选择

疾病名称	治疗方案
1.1 稳定性心绞痛 1.2 不稳定性心绞痛 1.3 心肌梗死	1. 吸氧、建立静脉通道、持续心电监测。 2. 静脉应用硝酸甘油。 3. 迅速缓解疼痛。 4. 经上述处理后立即转诊上级医院。
1.4 急性心包炎	转诊上级医院。
1.5 肥厚性梗阻性心肌病	1. 基础药物治疗:β 受体阻滞剂、维拉帕米。 2. 避免使用强心药物、硝酸酯类药物。 3. 药物治疗效果不佳或有恶性、心律失常时立即转诊上级医院。
1.6 肺动脉高压	1. 根据基础疾病情况对症治疗。 2. 基础治疗(吸氧,使用地高辛、利尿剂)。 3. 抗凝治疗。 4. 重度肺动脉高压、呼吸困难明显者转诊上级医院。
1.7 主动脉夹层	一旦明确诊断或高度怀疑本病,应立即进行内科处理。 1. 控制疼痛,绝对卧床,避免用力。可选用吗啡、杜冷丁和镇静剂等,根据疼痛控制情况,可每 6 ~ 8 小时重复使用一次。疼痛剧烈的患者,可采用止痛泵。 2. 尽快控制血压和心率至可耐受的低限,防止夹层恶化和破裂,两者同步进行:β1 受体阻滞剂和血管扩张剂联合应用。首先选用静脉给药路径,如选用硝普钠加美托洛尔和/或乌拉地尔或艾司洛尔等,快速(10 分钟内)将血压降至 140/90mmHg 以下,心率至 70 次/分以下;若病情允许,患者能耐受,逐渐调整剂量,将血压和心率降至 100/70mmHg 和 50 次/分左右。 3. 给予基本处理后立即转诊上级医院。

118

表现以胸痛为主要临床症状的呼吸系统疾病,诊断基本明确后治疗方案的选择,见表7-39。

表7-39 呼吸系统疾病治疗方案的选择

疾病名称	治疗方案
2.1 肺炎	1. 尽快(4～8小时内)给予抗菌药物。 2. 初始治疗2～3天后进行临床评估,根据患者病情变化调整抗菌药物。 3. 对症支持治疗 退热、止咳化痰、吸氧。 4. 考虑为重症肺炎或常规治疗无效或加重时应转诊上级医院。
2.2 气胸	1. 肺压缩<20%、单纯性、首次发病、无明显症状的闭合性气胸可保守治疗。 2. 肺压缩>20%,有呼吸困难症状者进行胸腔穿刺抽气。 3. 交通性或张力性气胸,心肺功能差及反复发生气胸的患者,应立即行胸腔闭式引流。 4. 反复发生的气胸,或气胸反复难愈时应转诊上级医院。
2.3 肺栓塞	1. 卧床休息、吸氧、止痛、保持排便通畅。 2. 对于确诊肺栓塞的患者以及尚待进一步确诊的高度和中度可疑肺栓塞患者,如无禁忌,给予肝素、低分子量肝素抗凝治疗。 3. 监测生命体征、心电图、血气变化。 4. 当难以确诊或怀疑有巨大栓子时,尽快转诊上级医院。
2.4 肺癌	转诊上级医院
2.5 结核性胸膜炎	1. 早期、联合、规律、足量的抗结核治疗,疗程一般为6～12个月。 2. 尽早积极进行胸腔穿刺抽液。 3. 抗结核治疗后出现严重副作用、结核性脓胸、积液分隔包裹者需转诊上级医院。
2.6 胸膜间皮瘤	转诊上级医院

表现以胸痛为主要临床症状的纵隔疾病,诊断基本明确后治疗方案的选择,见表7-40。

表7-40 纵隔疾病治疗方案的选择

疾病名称	治疗方案
3.1 反流性食管炎	1. 改变患者不良生活方式。 2. 药物治疗 抑酸药(质子泵抑制剂或H2受体拮抗剂)是基本药物,治疗分2个阶段:初始治疗(8～12周)与维持治疗阶段。无效时可加用促动力药。慎用抗胆碱能药物和钙通道阻滞剂等。

续表

疾病名称	治疗方案
3.2 食管裂孔疝	1. 一般治疗　抬高床头、睡前3小时不进食，白天进食后不立即卧床等。 2. 药物治疗　抑酸、促动力药物。 3. 内科治疗无效时转诊上级医院。
3.3 食管癌 3.4 纵隔肿瘤	转诊上级医院。

表现以胸痛为主要临床症状的胸壁疾病，诊断基本明确后治疗方案的选择，见表7-41。

表7-41　胸壁疾病治疗方案的选择

疾病名称	治疗方案
4.1 皮下蜂窝织炎	1. 炎症早期可予局部处理，物理治疗或外敷50%硫酸镁溶液。 2. 如有脓肿形成须切开引流。 3. 出现寒战、高热、感染不能控制时转诊上级医院。
4.2 带状疱疹	1. 抗病毒治疗，如阿昔洛韦，用药时间为1周左右。 2. 视病情加用营养神经、止痛、免疫调节药物。 3. 疼痛剧烈、常规治疗无效者转诊上级医院。
4.3 肋间神经炎	1. 止痛。 2. 药物治疗，卡马西平、苯妥英钠等。
4.4 非特异性肋软骨炎	多数患者症状可在2~3个月后缓解或消失，亦可反复发作，对症治疗，局部镇痛药等。抗生素及理疗效果不明显。
4.5 肋骨骨折	1. 单纯肋骨骨折，骨折端无明显错位，不需特别处理。 2. 多根多处肋骨骨折者应行外固定或内固定。 3. 出现血气胸、休克表现者转诊上级医院。
4.6 急性白血病 4.7 骨转移瘤 4.8 多发性骨髓瘤	转诊上级医院

表现以胸痛为主要临床症状的其他疾病，诊断基本明确后治疗方案的选择，见表7-42。

表7-42　其他疾病治疗方案的选择

疾病名称	治疗方案
5.1 肝脓肿	转诊上级医院。
5.2 痛风	给予秋水仙碱、非甾体抗炎药，合理地调整饮食。
5.3 精神性胸痛	协助调理情绪的剧烈波动。

第4步:转院指征

由于胸痛病因繁杂,快速、准确做出病因诊断常有一定困难。当出现下列情况时宜转至综合医院救治:

1. 明确或怀疑心肌梗死,不稳定心绞痛患者;

2. 怀疑是肺梗死或夹层动脉瘤或其他威胁生命的疾病;

3. 怀疑食管或胃肠道疾病,需要内镜检查;

4. 怀疑肿瘤性疾病,需要进一步明确诊断;

5. 经治疗后症状无好转的患者;

6. 原有胸痛症状突然出现,疼痛范围扩大、疼痛时间延长、伴随症状增加的患者。

由于乡镇卫生院条件和技术差距悬殊,所以,判断转诊主要应该以能力为依据,当然,如果病情不允许转院或者转院风险很大时,可以请上级医院技术人员前来帮助处理,而不是强行转院。

如何训练学员形成正确的临床诊治思维?病例讨论是首选而且不可替代的方式。无论当今展示病例的技术手段产生了多少次革命性变化,但是采取病例讨论的形式进行分析是使学生形成正确临床思维的必经之路。大学教育的全过程其实都应该把关注点放在培养学生正确认知、科学推理、客观判断的方式方法上。遗憾的是,现在医学生临床观察疾病、分析疾病、诊断疾病能力的培养并没有在大学彻底完成。因此,医学生走上工作岗位以后必须继续进行严格的训练。

我们应该把临床思维作为胜任岗位的重要能力来培养。因为没有科学的思维就不会产生正确的诊断,没有正确的诊断也就谈不上正确的治疗。开展病例讨论可以在教学医院或者卫生院随时进行,由指导教师带领不同临床经验的医生参加讨论。学员参加讨论并且报告病情,提出相关证据,逐步分析推理,提出判断结果。每位参加讨论的人从不同角度分别发表见解,包括反对意见,通过激发批判性思维使不同观点进行碰撞。经过反复争论,逐渐厘清一条路径。那些没有被驳倒的观点和判断应该就是留下来的讨论结果。最后由指导教师进行归纳总结,系统地整理出分析判断的完整路径,使学员从中认识、理解临床思维的步骤和环节,体验从讨论过程中获得的收益和成就。

无论什么方式的病例讨论训练,如常规病例、典型病例、疑难病例、死亡病例、特殊病例讨论,都应该做好这些准备:一是要对即将讨论的病例进行准备,检查病历的完整性、规范性、代表性;二是讨论主持人提前进行科学构思和准备分析推理路径的方案;三是要准备一个不容易被打扰和分神的环境;四是最好用多媒体演示病例信息;五是讨论室应该把桌子围成圆形状,以便引起论争,全面传达每个发言人的语言、肢体和表情信息;六是每次确定一名学员报告病例并进行分析,提出假设及其证据;七是每次参加讨论的人员在 5 ~ 8 名比较合适,如果参加人过多会减少充足表达思维的发言时间,太少则因为气氛不足引不起激烈辩论,辩论是刺激思维形成的有效方式。病例讨论以临床医生为主,但并不排除其他专业人员参加。笔者参加过美国休斯敦大学的学生讨论,学习小组分别吸收不同专业的学生参加,参加者会从不同专业的发言人那里得到与众不同的知识、观点和方法,如针对某个病例,临床医生是怎么看的,公共卫生医生是怎么看的,护士是怎么看的,心理医生是怎么看的,全科医生用什么思维方法看待。不断反复的讨论既可集思广益地更加全面分析问题、解决问题,也可以通过讨论培养专业人员科学正确的思维方法,对于全科医疗团队的培训尤其适宜。

在全科医生临床诊断思维培训中,引用 Murtagh 的安全诊断策略是有益的。

Murtagh 的安全诊断策略(资料来自梁万年、吕兆丰主编《全科医学理论与实务》P62 ~ 63 人民卫生出版社 2012 年 5 月)

出于病人的安全考虑,针对病人提出的就诊问题(主诉、症状),澳大利亚 Monash 大学 John Murtagh 教授从全科医疗的安全诊断策略出发,要求从如下五个方面提出病人所患疾病的诊断假设,然后进行相应的鉴别诊断:

1. 什么是最可能的诊断

基于病人的年龄、性别、病史、当地流行病学和门诊数据,用患病概率评估病人最可能患的疾病。概率诊断法是以临床上最为常见的疾病为首先考虑的假设诊断的方法。例如,流感流行时,对于发热、咳嗽的病人首先应考虑流感。矿业工人中出现的肺部病变,首先考虑职业病。中老年人的心前区疼痛,首先考虑冠心病。又如,进行妇女乳房肿块的鉴别诊断时若按照患病概率思考,可能列出常见问题是:乳癌、囊肿、脓肿、纤维腺瘤、纤维性异生;偶见问题是:乳管扩张症、脂肪坏死、脂肪瘤、乳房佩吉特(Paget)病、结核病、积乳囊肿、多发性囊肿;罕见问题是:肉瘤、淋巴瘤、血栓性静脉炎等。每种症状都应按照患病概率加以思考,都要总结或调查相应的当地常见、次常见、偶见、罕见的疾病,以指导临床实践。

2. 是否存在不可漏诊的将会威胁病人生命的严重疾病

全科医师必须对病人的安全高度负责,对于少见但会威胁病人生命的疾病或问题也必须能够及早识别并转诊病人。不可漏诊的这类疾病有:①肿瘤,特别是恶性肿瘤;②HIV 感染/艾滋病;③严重的哮喘或过敏反应;④严重感染,特别是脑膜脑炎、败血症、会厌炎、感染性心内膜炎等;⑤冠心病、心肌梗死、夹层动脉瘤、不稳定型心绞痛、心律失常;⑥紧迫的或潜在的自杀倾向;⑦颅内病变,例如蛛网膜下腔出血;⑧腹内器官出血,中空性器官的穿孔、扭转、套叠、梗阻及疝,异位妊娠等。

3. 是否存在临床上易被忽略的疾病

有些健康问题病人常不感知或不诉说,表达不清的儿童或老年人的监护人不熟悉病人情况,加之医生也不在意时易出现漏诊(盲点),易被漏诊的这类疾病有:贫血、隐匿型脓肿、过敏、念珠菌感染、慢性疲劳综合征、腹腔疾病、家庭暴力、药物不良反应、带状疱疹、粪便嵌塞、异物、蓝氏贾第鞭毛虫病、血色素病、铅中毒(尤其是儿童)、营养不良、更年期综合征、偏头痛(非典型)、佩吉特病、妊娠(早期)、癫痫、泌尿系感染等。

4. 这位病人是否患有易混淆的疾病

有些疾病不典型,看上去很像其他某种疾病(假象),至少有7种常见的易混淆的疾病/问题,包括抑郁症、糖尿病、药物引起的问题(临床用药的毒副作用、成瘾性物质滥用问题)、贫血、甲状腺疾病(甲状腺功能亢进、甲状腺功能减退)、脊柱问题、泌尿道感染,在临床诊断时需经常进行鉴别、核查。

5. 该病人是否还有其他未说明的问题

这类问题是病人有意或无意的未告知医生的其他服务需求、心理问题与健康相关的社会问题等。对于疾病的不正确认识,尤其是对于严重疾病的恐惧、绝望或隐瞒会导致病人自杀或失去治疗时机,需要注意深入了解,加以甄别。

下面就以呃逆(打嗝)症状的鉴别诊断示例运用5步诊断法分析如下:

(1)按发生概率考虑最可能的诊断是:①食物与酒精饮品过量;②心理作用/功能性的问题;③若为术后的住院病人,则多由胃扩张、膈神经受刺激引起的术后反应。

(2)待鉴别的不可漏掉的严重疾病(重点考虑横膈附近的器官)有:①肿瘤:如中枢神经系统、颈部、食管、肺部的肿瘤;②膈下脓肿;③心肌梗死/心包炎;④中枢神经系统病症,脑血管意外;⑤慢性肾功能衰竭。

(3)易漏诊的疾病需考虑:①因酗酒、吸烟引起;②横膈附近的胃肠道疾病:食管炎、消化性溃疡、食管裂孔疝、胆囊炎、肝大;③罕见:突然的温度变化、颈部囊肿和血管异常。

(4)易混淆的疾病如某些药物会引起呃逆症状,脊柱问题待排除。

(5)还需考虑的其他问题:某些病人受到情感因素的刺激会出现呃逆。

培训提示栏目4　临床诊疗思维培训

1. 教师认知　思维方法决定医生的医疗水平,也是医生发展的潜在影响因素。培养学员的临床诊疗思维,首先教师甚至培训机构必须有一种科学精神和追求真理的文化。教师应该有独特的临床思维方式和风格,能够影响和指导学员形成成熟的逻辑思维判断模式。教师在以病人问题为导向的临床思维实践中有所探索。

2. 培训重点　全科医生临床思维的基本特征、批判性思维、以证据为基础的临床思维,临床思维的基本原则、临床诊断的思维模式和推理方法(演绎推理、归纳推理、类比推理)以及循证医学概念与方法。培训目标是促进学员建立符合全科医疗服务的科学思维模式。要求学员掌握至少36种临床常见症状的判断流程。

3. 培训难点　思维模式比较抽象,特别是有关推理方法(演绎推理、归纳推理、类比推理),学员入门会感到困难。在询问病人的技巧、病人临床资料评估培训时,会出现易懂难学的现象。

4. 培训技巧　创建一个开放的学术环境,让学员参加各种临床病例讨论,要求学员进行充足的准备并报告病历、进行系统思考并且把思考过程陈述出来,鼓励学员运用批判思维发表见解。正确思维需要反复练习和实践才可以形成。

5. 注意事项　理论教学与临床实践应该紧密结合,但关键是通过实践建立起科学的临床思维。对于已经形成了不科学思维模式的学员的思维方法转化应该采取个别训练的方法,通过对比二种思维的合理性、正确性,让学员体会科学思维的结果和成就。

6. 培训评价　可以通过现场观察、书面回答、计算机模拟等多种方法评估学员是否建立了正确的临床思维。考评对36种临床常见症状判断流程的掌握情况(参见袁雅冬、席彪主编《以症状引导的临床诊治思路培训指导》)。

7.4.1-4 辅助检查技术应用培训

临床检查技术日新月异,给临床医生增加了许多寻找证据的机会,尤其是现代影像学的不断更新换代,可以从细微结构和分子水平显示人体异常;现代检验技术可以把人体内许多生物学指标进行定量分析。利用这些技术检测机体异常比一般物理检测结果更准确。但乡镇卫生院的职责是处理基本医疗问题,其医疗行为必须与卫生院的医疗条件和设备配置相适应,赋予卫生院的职能并不需要动用高精尖的设备去处理。目前,在许可配置范围内处于较好水平的卫生院的标志性设备通常有 200～300 毫安的 X 线机,生化分析仪、血球计数仪、小型彩色超声检查仪、心电图检查仪等,有如 CR\DR 或者更高档次的设备仍属少数。这种要求不仅考虑了效率和效益的后果,也考虑了对医疗风险的管控。因为一旦配置某种设备,人们就会想办法使用它,而支撑该设备使用的条件、技术和经验对于多数卫生院来说不健全也不配套,这势必会造成滥用和误导。

过度依赖辅助检查会荒废医生的基本技术,在基层如果缺乏基本技能,胜任岗位的能力就受到限制。

因此,对于基层卫生专业人员进行科学合理运用辅助检查项目和检查结果的训练显得有意义。培训可以给乡镇卫生院医生合理利用辅助检查项目指出正确方向:

(1)如果是为了帮助诊断,每当提出一个检查项目时,先要认定,从病人身上得到的症状和体征信息已经不足以证明目前的假设是存在的、正确的,如果没有新的证据,诊断难以确立。例如一个以喉咙疼痛就诊的病人,通过检查发现扁桃体红肿,表面有脓苔,其他部位体检又没有发现明显异常,那还用得着做血常规、血沉、尿常规甚至肝功能、心电图等检查吗? 即便没有辅助检查结果,这个诊断也应该是明确的。如果一个以咳嗽为主诉的病人,伴有低热、胸痛、消瘦等症状,即使听诊没有发现异常体征,拍胸片也是应该的;如果胸片出现病灶阴影,边界模糊,是结核还是肿瘤难以辨别,进一步做 CT 检查就是必要的选择。针对一个特定病人,究竟选择哪些检查项目最为合适,应该取决于医生的判断和经验,但是,诊疗常规在这方面提供了选择菜单,循证医学应该是可靠的指引。

(2)无论是提出本卫生院能够开展的项目,还是不能开展的项目,或者是要指导病人转诊到其他医疗机构进行检查,都应该对所检查项目的基本原理和适应指标有准确把握,并且对检查可能出现的结果有所预期,以提高辅助检查项目的针对性、合理性。而不是如同大海捞针那样等待检查结果出来才有判断;甚至离开检查条件就失去诊断能力。在某乡镇卫生院遇到过这样的案例,母亲带着 18 岁的女儿找医生咨询,问道:我正在准备参加高考的女儿近一个月睡眠不好,有时头疼,吃了几种中药、西药效果不明显。这位医生不假思索地脱口建议,去县医院做个脑 CT 吧,女孩母亲又问,做了检查就能确诊? 医生答:那么好的仪器能把头里边的所有疾病都检查出来。于是,病人就按照医生说的去了县医院。在另外一家三级综合医院门诊,一个主诉腹部不适的病人经过 1 个多小时的排队见到医生,医生只是简单地询问了几句病情,就开出包括化验、超声、胃镜、心电图等 20 余项检查项目,病人疑惑地问了一句,医生给了极其珍贵的一句话:查完就知道了,去吧。

(3)对检查项目进行优化选择。假如出现某种结果,对于判断会有什么帮助,如果这个检查出现什么结果,将进一步再做什么检查。医生应该把对临床决策有意义的基本项目排列起来,一项一项选择。选择时,不但要考虑检查项目对于诊断的价值,还要考虑这项检查会增加病人多大经济负担、值不值得。尽管 CT 检查比普通 X 线检查清晰准确得多,但对于没有明确指征的疾病还是应该优先选择普通 X 线检查,因为使用 CT 检查不仅费用高,而且 X 线照射对病人的伤害大,如非必须,尽量不说服病人使用。当然,如果已经知道某一疾病用某项检查可以省去病人许多其他检查和等待,并且对于明确诊断意义重大,那么进行这样的检查应该毫不犹豫。但是,千万不要把尖端设备作为放弃基本检查手段的借口,成为无的放矢的工具。

(4)如果提出辅助检查的目的是为了监测或者评价治疗效果,一般这种需要的目的比较明确,使用辅助检查项目的针对性也比较强,但也应该遵循优先原则使用。能够使用简单廉价的项目就尽量避免使用复杂昂贵的项目,因为较为简单的项目通常获得也比较容易,不仅减少病人周折,而且也减少医疗费用。全科医疗的重要标志之一就是在解决病人问题时,一定要把控制医疗成本考虑进来,作为临床决策的重要影响因素。

随着现代物理学、化学、生物技术、电子技术等学科的不断创新运用,在未来,更耳目一新、更先进的技术会不断涌现,那将意味着,技术革命的最新成果会使人类认识疾病的手段进入崭新水平。但是,至少现在或者未来可以预见的一定时期,所有通过设备的检查仍然处在辅助检查的地位,机器不可以取代医生的行为。因为,目前尚未出现智能完全超越医生的产品,医生仍然是临床判断的主体,那些精确定量的、人之感官所不能及的检查结果,必须在训练有素、掌握了科学方法的医生面前才有价值。

合理使用辅助技术能力的培训,首要需要学员能够正确认识辅助检查的作用和地位;重要的是让受培训者知道辅助检查项目的基本原理、临床价值和使用目标;必要的是通过临床实践养成学员科学优化使用检查项目的习惯。实现这个目标可用的培训方法很多,基本理论知识的培训必不可少,比如,CT检查仪,其基本原理依旧是 X 线穿透人体不同组织结构时剩余光量形成的图像,加用了计算机技术使其能够完成断层扫描成像,X 光的特点没有改变。X 光进入人体以后,一部分被吸收和散射,另一部分透过人体沿原方向传播,形成的影像是人体不同组织的密度和厚度对于射线引起不同衰减的结果。如果想通过常规 CT 腹部检查判断胃溃疡、通过盆腔 CT 检查诊断子宫肌瘤,显然不是最好的选择。知道这些,对于医生正确利用检查项目、减少盲目使用很有帮助。

讲授可以让学员懂得检查项目的基本理论和检查原理,病例讨论可以使学员学到科学合理、优先选择检查项目的思想方法,临床实践则可以使学员明白什么情况应该选择什么样的检查项目。

图7-20 是为乡镇卫生院医生设计的在非急诊状态下辅助检验项目选择模型,该模型可以作为一种临床思路在培训时参考,但也不是一味遵守,需要根据病人病情和乡镇卫生院技术条件选择。

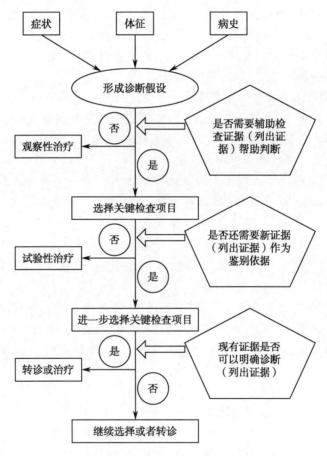

图 7-20　临床辅助检查应用模型

培训提示栏目 5　辅助检查技术应用培训

1. **教师认知**　乡镇卫生技术人员的辅助检查项目培训一是针对辅助检查岗位人员如何规范操作常用检查设备,出具质量较高的检查报告;二是针对临床医生如何按照临床思维合理有效选择辅助检查项目,而且能够利用检查结果指导临床诊断治疗。教师对盲目依赖检查结果、滥用检查项目和过度检查的危害有深刻认识。

2. 培训重点 一是辅助检查岗位人员规范操作乡镇卫生院常规配置的检查设备，保障高质量的检查结果，出具规范的检查报告。二是临床医疗岗位按照科学的临床思维合理选用检查项目（权衡项目选择的优先性、必要性、经济性），能够有效利用检查结果帮助临床诊断和指导治疗，包括 X 线检查如透视、拍片、胃肠道造影；超声波检查、心电图检查、实验室常规项目检查如血、尿、大便常规检查、生化检查等项目的规范操作、检查质量控制、辅助检查项目在临床诊断与治疗中的合理运用。应该掌握 30 个以临床症状为引导的辅助检查项目选择技能。

3. 培训难点 如何保持高质量的检查结果是一个严肃的问题，既需要提高学员的业务水平，更需要改善学员的工作态度。要求基层临床医生，在顾及必要性和经济性的同时，按照临床思维选择检查项目。培训应该使学员在思维方法和职业态度方面同时得到改进。

4. 培训技巧 让临床医生与辅助检查技术人员一起参与检查项目运用的讨论会，以增进双方的配合和理解，提高培训效果。在病例讨论中把辅助检查项目策略用流程图表达出来，引导学员形成科学利用辅助检查项目的习惯。采用典型案例教学方法收效明显。

5. 注意事项 目前一些综合医院的医生过度依赖辅助检查，容易误导基层医生盲目信赖，需要引起注意。

6. 培训评价 应用现场观察、回答问题、临床客观结构性考试等方法评价学员操作能力和实践辅助检查项目选择策略的能力。测评 30 个以临床症状为引导的辅助检查项目选择技能（参见郝冀洪、席彪主编《乡镇卫生院辅助检查项目操作与结果应用培训指导》）。

7.4.1-5 临床合理用药培训

临床用药不合理现象日益普遍而且严重，进而演变成为主要的医源性问题之一，严重危害人体健康，给临床治疗造成潜在威胁。或由于医生习以为常的做法，以至于在群众中也经常产生滥用药物的需求。一些缺乏药理学、生物化学等基础理论培训的基层医生，把抗皮质激素作为万能的灵丹妙药，凡是高热病人就加用氟美松、氢化可的松之类的药物，似乎遇热必输，即使是儿童也不例外。有些医生把抗生素作为应对疾病的主要武器，几乎 80% 的处方都有抗生素的影子，即使真正有应用指征的病人，也不严格按照抗生素使用原则有针对性地使用，甚至把最新最贵的药物作为首选。维生素滥用有可能造成灾难性后果。在基层检查处方时发现，在 62 张处方中，使用维生素 C 的有 51

张,使用维生素 B_1 的有 38 张,其余还有复合维生素、维生素 B_2 等。经常有人错误地把维生素作为所谓营养品、保健品使用,逢病必用,而医生在其中起了极大的误导和推波助澜作用。再就是滥用静脉给药,"打吊瓶"似乎已经成为临床治疗的标志,无论需不需要,先挂上吊瓶。不可否认,静脉给药确实是临床给药的有效途径,特别是危急重症或者静脉给药是最优选择时,它可能是难以替代的途径。但是,目前的问题是,这种需要严格慎重考量以后才可以使用的方法却被滥用成为常规。通常,我们提出能够口服的,就尽量不注射,能够肌内注射的就尽量不静脉输液,因为静脉输液会增加许多副作用和风险。以上 4 种滥用药物的情形,是当前比较流行的趋势,仍然有其他被滥用的药物我们没有指出。

为什么会滥用药物,其原因复杂。研究发现,基层医生滥用药物并不主要是因为利益驱动,其中,确实不懂得临床用药原则、不懂得药物基本原理、不懂得药物毒理学和药代动力学的人不在少数。对于基层医生进行合理用药培训不止是为了降低医疗费用,更重要的是为了减少药物滥用对人体造成的危害。

合理用药培训应该重视理论学习,让基层医生补上药理学这一课,尤其是现在的临床药物如雨后春笋不断翻新,令人眼花缭乱,应接不暇。基层医生信息滞后,继续教育跟不上,所以,应该通过多种形式和途径让他们获得全面、准确、客观的知识,而不是靠药品推销商去实施培训。在一个合适的范围定期组织基层医生培训药理学及临床用药,讲座应该是效果较好的方法;临床用药原则和方法的培训应该通过讨论完成;让上级高年资医生在临床实践中指导如何合理用药可能是十分见效的培训方法。组织专家到基层卫生服务机构检查评审处方作为一种好经验正在推广。当然,不具备以上条件时,网上学习就是最好的替代方式,或者基层医生之间相互交流经验,讨论临床用药问题,相互传达自己在合理用药方面的经验和学习体会。

正在深化的医改将通过建立基本药物制度改写卫生院不合理用药的历史。以当代药物和疾病的系统知识和理论为基础,安全、有效、经济、合理地使用药物。我们把能够满足多数人口医疗、健康需要的药物定义为基本药物,其标准包括:①药物正确无误;②用药指征适宜;③疗效、安全性、使用、价格对病人适宜;④剂量、用法、疗程适当;⑤用药对象适宜,无禁忌证,不良反应小;⑥调配无误;⑦病人依从性好。在合理用药培训中,正确使用基本药物是其主要内容。

图 7-21 是提供给乡镇卫生院医生临床用药选择的一个基本思路。针对不同病人的不同治疗阶段,医生应该提出 3 个可供选择的处方,再根据处方的针对性、适宜性、毒性反应和副作用、给药途径、价格等因素,选择其中一个最合理处方。

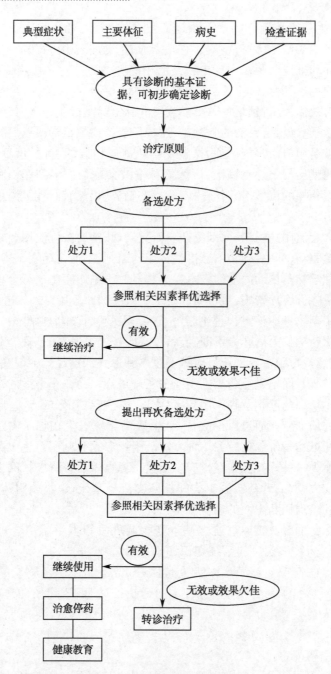

图 7-21　临床用药选择策略

培训提示栏目6 合理用药培训

1. 教师认知 教师熟悉和理解国家基本药物制度的相关政策规定,能够认识到目前存在严重滥用药的状况,以及滥用药带来的危害。教师须具有合理用药的基本理论和能力,在处理常见病、多发病方面具有临床经验,能够指导基层医生科学、规范、合理使用药物。

2. 培训重点 基层用药选择思路和策略;国家基本药物制度;临床药理学基础。常见疾病的药物使用原则,基本药物及常用药物的药理学基础、适应症、禁忌症、毒副作用,给药途径、给药剂量、药物配伍、药物保存。抗生素、维生素、糖皮质激素的合理应用。掌握54个临床症状和疾病的用药选择策略。

3. 培训难点 一是乡镇卫生院卫生技术人员药理学基础较为薄弱,认为药理学的学习理解比较困难。二是他们较少接受用药思路、策略和安全用药的培训,所以在临床工作中容易出现问题。三是针对不同疾病和病人的用药策略和选择方案需要具有较为扎实的临床诊断技能和科学的临床诊断思维基础。四是通过培训让学员改变"唯新(新药)、唯贵(价格昂贵)、唯进口、唯输液"的观念。

4. 培训技巧 通过分析典型用药案例、激发学员参与讨论有助于提高学员的理解。药理学理论最好用图解、实验等多媒体技术将复杂的理论用形象直观的方式展示。

5. 注意事项 重点培训基本药物的应用,但不限于基本药物的范围。药物学培训较为枯燥,多结合临床案例有助于提高学习兴趣。

6. 培训评价 重点考核学员对基本药物作用机理、毒副作用、适应证、禁忌证、给药方法、剂量的理解应用能力。把改变滥用药行为和科学合理选用药物、安全用药作为考评的重点。测评54个临床症状和疾病的用药选择策略(参见袁雅冬、席彪主编《合理用药培训指导》)。

7.4.1-6 中医技能培训

中医有其独特的思想体系和认识疾病、诊治疾病的方法,它的思想方法几乎可以延伸到全科医疗服务的各个领域。由于久远的历史积淀,中医学在中国公众中有根深蒂固的影响,人们相信中医中药、依赖中医中药,中医中药也确实给人们解决了许多健康问题,包括现代医学也无能为力的问题。

中医学理论体系的主要特征,一是整体观念,二是辨证论治。

整体观念主要体现于人体自身的整体性和人与自然、社会环境的统一性两个方面。中医学理论认为,人体是一个内外联系、自我调节和自我适应的有机整体,在生理、病理、预防、治疗上都具有整体性。而自然、社会环境又对人体生理、病理产生影响。

辨证论治，是运用中医学理论辨析有关疾病的资料（病因、病位、病性、病势）以确立证候，论证其治则、治法、方药并付诸实施的思维和实践过程。中医辨证是在认识疾病的过程中将四诊（望、闻、问、切）所收集的有关疾病的信息，包括症状和体征，运用中医学理论进行分析、综合，辨清疾病的原因、性质、部位及发展趋向，然后概括、判断属于某种性证的过程。中医论治，是在通过辨证思维得出证候诊断的基础上，确立相应的治疗原则和方法，来处理疾病的思维和实践过程。

中医学的整体、宏观、辨证的医学理论与实践，以针对病人的生理、病理变化进行辨证论治。综合个体、自然环境、社会环境考虑问题，优化选择中医技术，可充分发挥中医学在医疗、预防、保健、康复中的优势。

例如颈椎病的中医照顾，在理论指导方面，"天人相应"、"五脏一体观"、"形神合一"为调治颈椎病提供了理论依据。正是在这种理论的指引下，中医学非常注重心理因素在疾病发生、发展、转归及养生、防病等过程中的作用，在调治颈椎病方面发挥着独特的优势；中医"治未病"思想又为颈椎病的预防指明了方向；四诊合参的诊察手段，有利于颈椎病的早期诊断；三因制宜的思想为颈椎病的个体化诊疗提供了基本原则；辨证理论的运用，有利于颈椎病证型的辨识；中医体质学说又有助于因人制宜认识颈椎病；丰富多彩的中医技术如针灸、针刀、推拿、穴位注射、内外药物治疗等均可用于颈椎病的治疗；食疗、气功、导引、调摄等保健手段则有利于颈椎病的预防和康复，这些都体现出中医学的优势所在。

全科医学思想与中医学思想在医学整体观、健康观方面有异曲同工之处。全科医疗服务应该运用西医和中医两方面的优势和特长解决居民健康问题。中医对于健康与疾病、正常与异常的认识充满辩证思想，中医在维护人体健康方面更具有独到之处，健康人要注重养生保健，要扶正祛邪，不断增强机体抵抗力，在尚未得病就采取预防措施，患病后要进行辨证施治，痊愈以后继续加强养生保健、预防新的疾病，如图 7-22 所示。

乡镇卫生院应该开设专门的中医门诊，配备受过专门中医教育的中医医生，他们应该接受系统的中医理论和中医技术培训，从而保持中医的系统性和完整性。我们的政策也一直鼓励接受过临床医学（西医）教育的临床医师学习中医，运用中医理论和技术解决临床问题。现在医学院校还培养中西医结合的临床医生，理论上他们应该是能够恰当有效进行中西医结合应用的专门人才。

全面系统地学习中医理论几乎与现代医学丰厚的基础理论一样需要花费时间，但略有不同的可能是中医理论的四大经典著作，如《黄帝内经》《温病条

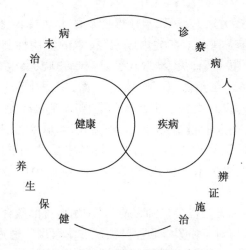

图7-22　中医整体医学观示意图

辨》《伤寒论》《金匮要略》可以闭门研读,领悟哲理,进而指导实践。而现代医学的解剖学、组织学、生理学、微生物学等,如果没有实验课很难靠自己阅读想象获得正确理解。中医医生的临床经验尤为重要。通常,没有一定的实践和修炼的中医医生很难被病人接受。

全科医疗服务追求的是居民身体、精神的健康和社会良好适应的状态,至于运用中医技术还是西医技术,有效、安全、经济、方便是基本选择标准。

在全科医疗团队的中医培训上,提出以下见解:

一是培训学员在全科医疗服务中,把中医的整体医学思想与全科医疗的服务理念结合起来,使团队成员能够更加完善地开展以人为本、标本兼治、持续照顾、中西医结合的服务。不必过分强调理论上的差异,这样会引起许多纷争和歧义,应该把重点放在解决问题上。中医教师可以按照中医学体系指导学员,西医教师可以按照现代医学体系指导学员,如果能够把两者结合起来,是最好的措施。一个包括了中医的全科医疗方案,可能在全科医疗服务中会更加完善。

二是培训学员在解决健康问题时,应该根据居民个人偏好、方法有效性、服务成本、技术安全性综合考虑,可以在工作计划中包含两种方法。通过培训,应该让学员确立一种态度,对于中医或者西医的不同观点和不同理念不要相互排斥,而是应该互相借鉴,发挥各方优势、利用各自优点。在如今各种学科高度融合的时代,严防死守固有的部分可能是徒劳的,不如把目光放在结果上,即凡是对实现全科医疗服务目标有效的,都应该被容纳进来,发挥作用。

三是培训学员运用中医技术和中药(包括药膳、食疗、养生)解决健康问题的能力,如治未病方法与技术、治疗慢性病的方法技术、保健养生技术、康复技术等。中医方法具有丰富的内涵,其技术的实用性和普及性连百姓都可以操作,如刮痧、拔罐、针灸、推拿几乎是家喻户晓,其效果堪比药物,能对一些病痛立竿见影。在预防、保健、康复方面,中医中药更注重全身调理、标本兼治,如医疗气功、太极、药膳等。重视心理状况是中医从不放弃的方略,天人合一又把人的健康与自然、社会密切联系起来。所以,让中医理念与技术在全科医疗中充分发挥作用,是中国全科医疗团队的重要资源。乡镇卫生院卫生技术人员应该能够熟练应用中医技术。中医培训应该坚持不懈。

可以应用的培训方法很多,"师带徒"是中医传统的教育培训方式,现在仍然被提倡。临床进修对于积累经验提升技能非常可取。通过多种形式自学也是成才之路。如果是针对某些技术的培训,可以选择的方法就更多了,如讲授、观摩、模拟、练习。

【案例3】
中医方法与技术在颈椎病诊断、治疗、预保、康复中的应用:

1. 临床分型(根据受累组织和结构不同)
- 颈型(软组织型)
- 痹证型(神经根型)最常见
- 痿证型(脊髓型)
- 五官型(交感型)
- 眩晕型(椎动脉型)
- 食道压迫型
- 混合型(两种或两种以上类型同时存在)

2. 病机　颈椎病各型发病、复发、加重有3个共同的诱因。

2.1 感受风寒湿之邪

风为阳邪,轻扬开泄,易袭阳位,故风邪侵袭,常伤及人体的上部(项背部)。且风为百病之长,可导邪入体,常兼寒、湿之邪合而伤人。寒、湿为阴邪,易伤阳气,阳气受损,失其温煦,易使经脉气血运行不畅,甚或凝结阻滞不通,不通则痛。另外寒性收引,可使气机收敛,腠理、经络、筋脉收缩而挛急;湿邪重浊、黏滞,易致病势缠绵。

2.2 劳逸失度

过劳分为劳力、劳神和房劳。过度劳力而致形体损伤,即劳伤筋骨。如《素问·宣明五气》说:"久立伤骨,久行伤筋。"劳神过度易伤心脾,对本病产生不良影响。房劳过度,根本动摇,易致早衰,颈椎退变。

安逸少动,则气机不畅,导致肢困、肌肉软弱,日久则阳气不振,体质虚弱,发为本病。

2.3 跌扑闪挫

此病因可理解为一个"寸劲",如猛然低头、回头、咳嗽、坐车急停等。此外,病情有所恢复时患者试探活动范围也很容易导致复发,使病情"回到原先"。

3. 诊断流程

3.1 颈型:

【诊治流程】见图 7-23。

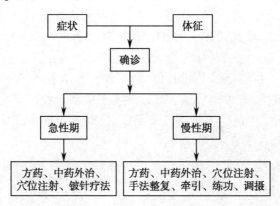

图 7-23 颈型颈椎病诊治流程

【症状】多在夜间或晨起时发病,以颈肩部肌肉、韧带压痛为主要表现。

【查体】急性期颈椎各方向活动范围近于零度。颈椎旁肌、胸 1—胸 7 椎旁或斜方肌、胸锁乳突肌有压痛,冈上肌、冈下肌也可有压痛。前斜角肌痉挛:在胸锁乳突肌内侧,相当于颈 3 至颈 6 横突水平,扪到痉挛的肌肉,稍用力压迫,即可出现肩、臂、手放射性疼痛。

【治法】祛风散寒、解表通络

【方药】桂枝加葛根汤、葛根汤

推荐方:桂枝 12g　　　　白芍 12g　　　　葛根 12g　　　　麻黄 6g

　　　　荆芥 12g　　　　防风 12g　　　　羌活 12g　　　　白芷 10g

　　　　生姜 12g　　　　甘草 6g　　　　大枣 3 枚

随症加减:糖尿病患者去生姜、甘草,伴咽喉炎者可选加连翘 12g、板蓝根 12g、大青叶 12g、金银花 12g、黄芩 10g

【中药外治】祛风通络方热敷,处方如下:

　　　　青风藤 25g　　　　透骨草 15g　　　　伸筋草 9g　　　　川椒 9g

　　　　羌活 9g　　　　白芷 9g　　　　艾叶 9g　　　　桂枝 9g

　　　　麻黄 9g　　　　地龙 9g

将药置于纱布袋中,绑口,加水 3000ml,开锅后小火煎 20～30 分钟,毛巾浸药热敷肩部,或纱布袋直接热敷肩部,1 日 1 次,第二日加水再煎。夏天 1 副药用 2 天,冬天 1 副药用 3 天。注意如果直接敷颈部可能会致头晕。

【穴位注射】选压痛点为阿是穴,进针要浅,回抽无血注射灯盏细辛注射液 2ml/穴,穴位注射根据疼痛缓解程度 3～7 天 1 次,同一穴位 5 针为 1 疗程。

【铍针疗法】铍针是针对中医学中经筋的治疗。经筋,是十二经脉之气"结、聚、散、络"于筋肉、关节的体系,为十二经脉的附属部分,具有连缀百骸,维络周身,主司关节运动的作用。通过铍针对经筋的刺激,可起到疏利关节的作用。

手法:阿是穴(压痛点)为进针处,纱布包裹针体下部,用左手夹持。左手接触患者作为支撑,右手扶针柄。进针时左手控制进针的深度。针进至筋膜时有"韧"的感觉,"咯吱"一声即划破筋膜,此时停止进针,以免损伤出血,见图 7-24、图 7-25。

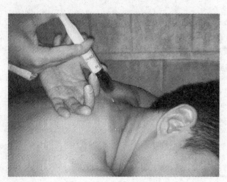 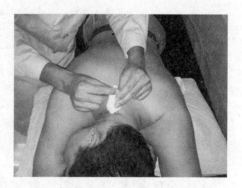

图 7-24　穴位注射　　　　　　　图 7-25　铍针疗法

【手法整复】第 1 步:用揉法、拿法轻柔放松颈肩部紧张的肌肉 5～10 分钟;

第 2 步:将患者头部水平旋转至极限角度,最大屈曲,达到有固定感;

第 3 步:以肘部托患者下颌,轻轻向上牵引 3～5 秒;

第 4 步:嘱患者放松肌肉,肘部用短力快速向上提拉,操作成功时多可听到 1 声或多声弹响;

第 5 步:用揉法、拿法等手法再次轻柔放松颈肩部肌肉。见图 7-26。

注意:如无弹响不可强求,不可用暴力,快速向上提拉最多连续 2 次,手法整复 5～7 天 1 次,3 次为 1 疗程。整复后颈椎制动,可带颈托,以避免整复时错动的滑囊水肿加重。急性期慎用,脊髓型颈椎病禁用。

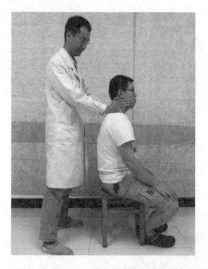

第 1 步①拿法放松颈肩部肌肉

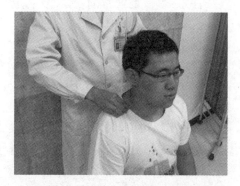

第 1 步②揉法放松颈肩部肌肉

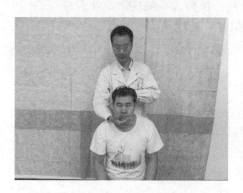

第 2 步①准备水平旋转

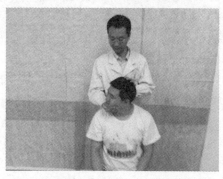

第 2 步②头部水平旋转

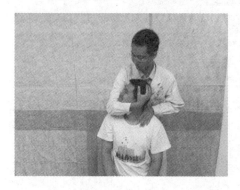

第 3 步向上牵引

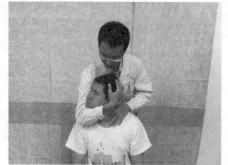

第 4 步向上提拉

图 7-26　颈型颈椎病手法整复

【牵引】平卧位牵引,安全且利于放松。用枕头将患者颈肩部垫妥,不留空隙,水平牵引。初始重量 3kg 开始,最多逐渐增加至 5kg,每天 1~2 次。

注意:牵引是缓劲,不追求感觉,无不适即可。急性期慎用,脊髓型颈椎病禁用。

家中牵引:准备两个枕头及床垫。

牵引枕:呈圆柱形,两头绳缚,内纳荞麦皮,填塞紧凑、密实。垫于颈曲处,枕直径 10~15cm,使上额下颌连线平行于水平面,初枕时不必强求达标,以舒服为度。只限仰卧,不可侧躺,枕时颈肩部放松,不可对抗用力。每日最多 3 次,每次最多 30 分钟。

睡枕:普通荞麦皮枕头,长方形,蓬松状态下 10cm 厚。枕时将颈肩部垫坚实,不要空着,仰卧侧躺皆可。

注意:枕头的位置要放在颈后方,用以衬托颈曲,不要放在后枕部,以免抬高头部使颈部肌肉疲劳,颈曲变直或反张。枕头太高易使颈部和脊柱扭曲,使肌肉疲劳,神经、韧带受牵扯。如果不用枕头或枕头太低仰卧位睡眠时,后枕顶部形成支点,可使颈曲减小,甚至反张,造成椎间关节劳损或错位,加速颈椎的退行性变,故不可取。

床垫:表面柔软适中,当病人卧上时不过分下沉。太软的床垫易造成脊柱变形,使头颈部发生劳损。

正确的睡姿:一般以仰卧、侧卧为宜。俯卧位时头颈处于向一侧极度扭转的体位,颈部呈紧张状态,易引起颈部肌肉、韧带关节等的劳损和退行性改变,不宜采用。

【预防和康复】

第一要法天象地,提倡顺应自然的衣着饮食调配,起居有常,动静合宜,寒热适中;第二要养性调神,这样可避免来自内外环境的不良刺激,提高人体自身阴阳平衡;第三要护肾保精,注意房室有节、运动保健、按摩固肾、食疗保肾、针、药调治等,使形健神旺;第四要注意饮食宜忌、药膳保健;第五要避免本病的诱因;第六要合理练功。运动对骨骼肌肉系统有良好的作用,可以延缓骨质的退行性变,增加关节弹性和灵活性,增强肌肉的收缩力,减少颈椎病的发病。推荐在医务人员指导下做与项争力及扩胸运动,见图 7-27。每天可进行 3~4 次,每次舒适即可,动作要缓慢平稳,以不引起明显疼痛为度。练功要点有三:一为适度锻炼,做到"形劳而不倦";二为循序渐进,运动量由小到大;三要持之以恒,功夫自然上身。

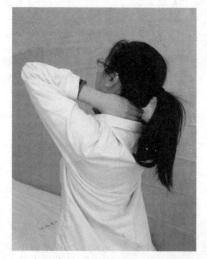 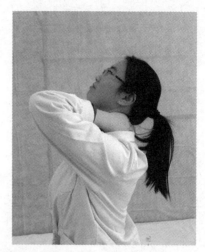

与项争力　要求:双手十指交叉搂抱颈曲部,手用力向前,头颈尽力后伸
使两力相抗,保持 5 秒钟

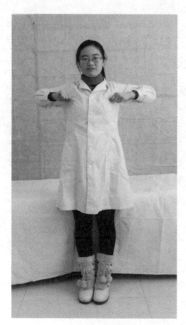 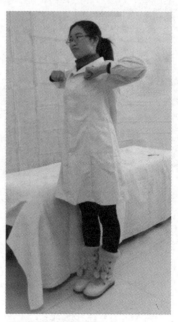

开胸顺气　要求:立位,双足平行与肩同宽,
含胸拔背,两臂与肩相平,扩胸

图 7-27　颈型颈椎病预防活动图解

3.2 痹证型(神经根型):

【诊治流程】同颈型

【症状】根型疼痛:以沿神经根走行的疼痛、麻木为特征。

【查体】受累神经根所支配的肌肉压痛,椎间孔挤压试验阳性,臂丛神经牵拉试验阳性。

【治法】祛风散寒、解表通络

【方药】身痛逐瘀汤、当归拈痛汤(偏湿热)

推荐方:当归 12g   川芎 12g   桃仁 10g   红花 10g
         羌活 10g   五灵脂 3g   秦艽 9g   香附 9g
         地龙 9g   葛根 15g   姜黄 9g   黄芪 30g
         威灵仙 12g   白术 15g   茯苓 15g   炙甘草 6g

随症加减:糖尿病患者去炙甘草,如有湿邪可选加泽泻 12g、猪苓 12g、车前子 12g、葶苈子 12g、苦参 6g、苍术 12g、藿香 12g、佩兰 12g。如有热邪可选加知母 10g、茵陈 12g、黄芩 12g。伴有麻木可选加蜈蚣 5g、全蝎 6g、天麻 15g。

【中药外治】同颈型。

【穴位注射】可选用丹参注射液、灯盏细辛注射液,余同颈型。

【手法整复】【牵引】【铍针疗法】【预防和康复】同颈型。

3.3 痿证型(脊髓型):

【诊治流程】见图 7-28。

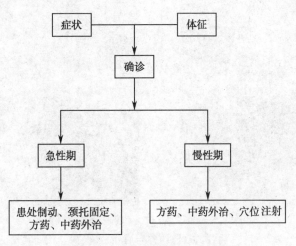

图 7-28 痿证型颈椎病诊治流程

【症状】
- 上肢：一侧或双侧麻木、疼痛，双手无力、不灵活。
- 下肢：一侧或双侧麻木、沉重感，随后逐渐出现行走困难，双脚踩棉感。
- 胸部、腹部或双下肢束带感：如皮带样的捆绑感。同时下肢可有烧灼感、冰凉感。
- 膀胱和直肠功能障碍：排尿无力、尿频、尿急、尿不尽、尿失禁、尿潴留等排尿障碍，便秘，性功能减退。
- 双下肢痉挛性瘫痪：卧床不起，生活不能自理。

【查体】
- 肌力下降，双手握力下降。四肢肌张力增高，可有折刀感。
- 肱二头肌、肱三头肌、桡骨膜、膝腱、跟腱反射活跃或亢进。
- 髌阵挛和踝阵挛阳性。
- 病理反射阳性：上肢 Hoffmann 征阳性、Rossolimo 征阳性。
- 下肢 Barbinski 征阳性、Chacdack 征阳性。
- 腹壁反射、提睾反射等浅反射减弱或消失。

【治法】培补脾肾，活血通络

【方药】复元活血汤、地黄饮子、圣愈汤

推荐方：鹿衔草 15g　狗脊 12g　桑寄生 15g　当归 12g
川芎 12g　楮实子 9g　杜仲 12g　续断 12g
海风藤 12g　羌活 9g　白术 15g　茯苓 15g
仙鹤草 30g　威灵仙 9g　益智仁 12g　三七粉 3g$^{(冲)}$

随症加减：肌张力增高，胸腹有束带感可选加大黄 6g（不超过 3 天）、槟榔 9g、枳实 9g、青皮 9g、莱菔子 15g。下肢无力、肌肉萎缩可选加附子 6g$^{(先煎30分)}$、桂枝 12g、肉苁蓉 12g、山茱萸 9g、熟地 15g、巴戟天 12g、黄芪 15g、党参 15g、赤芍 12g、柴胡 9g。

【中药外治】同颈型。

【穴位注射】可选用丹参注射液、灯盏细辛注射液，余同颈型。

【手法整复】【牵引】禁忌。

【铍针疗法】【预防和康复】同颈型。

3.4 眩晕型（椎动脉型）：

【诊治流程】见图 7-29。

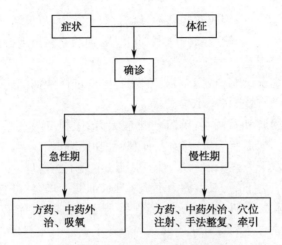

图 7-29　眩晕型颈椎病诊治流程

【症状】 { 眩晕,复视伴有眼震。有时伴恶心、呕吐、耳鸣、听力下降。

下肢突然无力猝倒,但意识清醒,多在头颈处于某一位置时发生。

【查体】 旋颈试验阳性。

【治法】 化湿祛痰、理气通络

【方药】 半夏白术天麻汤、温胆汤、益气聪明汤、血府逐瘀汤

推荐方:黄芪 30g　　　　茯苓 15g　　　　川芎 12g　　　　当归 20g

　　　　菊花 15g　　　　地龙 12g　　　　丹参 20g　　　　葛根 12g

　　　　白芍 12g　　　　鸡血藤 20g　　　枸杞子 12g　　　天麻 12g

　　　　钩藤 15g[后下]　　麦冬 12g　　　　甘草 6g

随症加减:头晕伴头痛可选加桃仁 12g、红花 12g、柴胡 12g、枳壳 12g、桔梗 12g。头晕脑涨如裹,肋痛、口苦、失眠可选加半夏 12g、陈皮 12g、竹茹 12g、枳实 12g。头晕神疲乏力、面色少华可选加党参 12g、黄柏 9g、升麻 9g、蔓荆子 12g。

【中药外治】 同颈型。

【穴位注射】 可选用丹参注射液、灯盏细辛注射液,余同颈型。

【手法整复】【牵引】【铍针疗法】【预防和康复】同颈型。

3.5 五官型(交感型):

【诊治流程】 同眩晕型

142

【症状】

头部:头晕或眩晕、头痛或偏头痛、头沉、枕部痛,睡眠欠佳、记忆力减退、注意力不易集中等。偶有因头晕而跌倒者。

眼、耳鼻喉部:眼胀、干涩或多泪、视力变化、视物不清、眼前好像有雾等;耳鸣、耳堵、听力下降;鼻塞、"过敏性鼻炎",咽部异物感、口干、声带疲劳;味觉改变等。

胃肠道:恶心甚至呕吐、腹胀、腹泻、消化不良、嗳气以及咽部异物感等。

心血管:心悸、胸闷、心率变化、心律失常、血压变化等。

面部或某一肢体:多汗、无汗、畏寒或发热,有时感觉疼痛、麻木,但是又不按神经节段或走行分布。

以上症状往往与颈部活动有明显关系,坐位或站立时加重,卧位时减轻或消失。颈部劳累(如低头)加重,休息好转。

【查体】颈部活动多正常,时伴心率、心律、血压等变化。

【治法】升肝气,降肺气。

【方药】

推荐方:当归15g　　川芎12g　　葛根15g　　茜草12g
　　　　茵陈12g　　苏叶9g　　黄芩9g　　白术15g
　　　　茯苓15g　　柴胡12g　　厚朴6g

随症加减:头晕、眩晕、头痛可选加天麻12g(不超过3天)、钩藤9g(后下)。眼胀、干涩、多泪、视力变化、视物不清可选加枸杞12g、菊花12g。恶心、呕吐、腹胀、腹泻等可选加旋覆花9g、代赭石12g。心悸、胸闷等可选加桂枝12g、炙甘草12g(糖尿病患者慎用)。

【中药外治】同颈型。

【穴位注射】可选用丹参注射液、灯盏细辛注射液,余同颈型。

【手法整复】【牵引】【铍针疗法】【预防和康复】同颈型。

培训提示栏目7　中医技能培训

1. **教师认知**　培训教师应该是经过中医学系统教育并且具有一定基层临床工作经验的专业技术人员。教师理解中医整体观,能够运用中医技术和中药开展治未病、指导养生保健、诊断治疗慢性病。教师理解全科医学精神,能够把中医学与全科医学整合起来,合理地将中医药技术融入全科医疗服务当中。

2. **培训重点**　中医治未病、养生保健、诊断治疗慢性病的基本理论、方法、技术。特别是在乡镇卫生院可以开展的、广大居民容易接受的中医适宜技术,中药的临床应用和中西医结合治疗常见病、慢性病的处方、汤头、技术,中医康复技术。确立以全科医疗服务目的为共同努力方向,而不是以学科体系划分服务内容。可参照席彪、王鹏主编《中医技术在全科医疗服务中的应用培训指导》。

3. 培训难点　现代医学的临床医生学习运用中医学缺乏足够理论基础,应该把培训重点放在中医技术的应用上。中医医生在全科医疗团队中如何与其他团队成员一起实施全科医疗服务。如何在卫生院形成中西医分界不那么明显,能够恰当融合在一起,围绕共同目标开展服务的综合模式。

4. 培训技巧　把中、西医技术人员混合组成学习小组,针对全科医疗服务的同一问题进行讨论,让学员分别从中医和西医角度分析问题、提出见解,最后形成包括中、西医方法的综合解决方案。开展中、西医共同参与的病例讨论可以促进中医技术在全科医疗服务中的应用。

5. 注意事项　中医、现代医学是两种不同的哲学理论体系,是用不同理念、手段和方法认识健康与疾病的医学领域,各有不同优势,不应该厚此薄彼,需要努力和探索的是在服务层面上取其所长,根据实际情况,选择有效、价廉、安全、适宜的技术解决共同的问题。

6. 培训评价　理论考试与技能测量相结合,重点评价中医技术在全科医疗的医疗、预防、保健、康复中的应用能力。

7.4.1-7 病人管理技能培训

病人管理是指在病人高度参与下,通过调适病人的行为、心理状况,提高病人在实施医疗措施中的依从性和主动性,激励病人与全科医疗团队一起有效完成医疗计划、实现尽早康复目标的过程。病人管理是医护人员应该具备的基本能力,但管理效果取决于医护人员的沟通技巧、专业能力和心理调适的艺术水平。病人管理有效,对疾病治疗会有很大帮助。目前在基层卫生服务机构,对于病人管理意义的认识程度仍然处在较低水平,需要通过培训得以加强。

做好对病人的管理,需要有这样5方面的管理工作作为基本保障,如需要制定一个科学合理,针对个性化的医疗、护理计划;需要规范包括从就诊、住院(留观察)到出院后或者转院的全过程流程管理;需要对服务行为进行规范管理,加强对检查病人、作出诊断、实施治疗和护理等行为的管理;需要对医疗技术进行管理,如查房、会诊、病例讨论等活动的管理;还需要对医疗资源进行管理,如病人信息、病历档案、医疗费用等。把这些告诉学员很有必要。

病人管理可以反映出基层卫生服务机构的组织文化,病人来到机构就诊,就意味着他把自己的生命托付给了这里,这也表明了病人对于机构和工作人员的信任。即使他还心存疑虑,这都将需要通过接下来的病人管理使病人建立信任、积极配合、共同努力、完成医疗任务。

病人管理能力涉及许多技能,首先是专业技能,一个被居民认同的医生,病人的信任度和依从度就相对较高。除此之外,医护人员的沟通能力极其重要,有时,医生的良好意图病人不理解,医生认为非常好的治疗方案病人不接受,医生的一片好心病人不买账,这能让病人配合你实现医疗目标吗?所以,医生要把自己对于病人的努力和打算告诉病人,让他明白之后才可以理解、支持和配合。关于沟通技能的培训可以阅读7.5.1部分。关于行为学、心理学、社会工作、健康教育技能培训可以结合7.5.6和7.4.6的具体内容,这些都是病人管理的重要工具和手段,需要掌握其基本技能并在实践中灵活运用。还有一点不容忽视的是应该在工作中不断积累病人管理经验,将技能升华为艺术。把在病人管理中取得的效果,经常进行分析检讨,总结出哪些是成功的,哪些还需要修正完善,为以后的病人管理积累经验。同时需要提醒的是病人管理不可僵化,因为每个病人都有其自己的特点,要因人而异,如同量体裁衣、对症下药,针对不同病人灵活运用管理理论和管理技术,为每个病人开出一个适合个性特点的管理处方。

在以胜任岗位为目标的培训中,我们把病人管理的细节落实到每一项岗位任务之中,每一项任务都有一栏是态度要求,提出完成该任务医护人员应该有的良好表现,包括如何与病人交流、如何尊重病人、如何保护病人隐私、如何同情病人、如何对病人负责、如何鼓励病人等。

这里根据在基层检查发现的主要问题,重点讨论病人管理中有关信息管理、医疗计划管理和病人持续照顾三方面的内容。

一是病人信息管理。病人信息管理是病人管理的一部分,包括获得病人信息、处理信息和贮存信息三项内容。如何与病人及其陪护人员进行良好沟通,从他们那里取得有关病情的真实信息?与医生的临床智慧、经验与技巧有关,这在本书后面的沟通技能培训中另有阐述。

临床病人管理中,获得体格检查的信息完全取决于医生的临床基本技能,严格按照规定程序进行检查,不放过任何一个细节,从所有阴性表现和阳性表现中识别出具有甄别意义的结果。许多临床医生包括高年资医生有时对此也并不在意,比如,对于腹痛的病人不应该遗漏检查腹股沟部位是否有包块,以排除股疝(在腹外疝中的发生率为3%~5%);肛门指征是腹部疾病的必查项目,但有许多医生只是把"无异常"写在病历中而并不真正实施指检。还有就是要忠实地把病人的诉说和体检所见表达在病历记录中。

基层医生分析判断辅助检查项目的意识仍然不强,为什么需要做某项检查,检查结果对于判断病情能够提供什么样的依据,即便是对于这些问题能够回答,往往在病历记录中也难以看到。会诊情况也是如此。甚至因为别的医生提出不同见解和观点而篡改会诊内容的事情也有发生。

还有一个问题非常值得注意,病历的书写和保存有严格的规定,国家卫生部颁发的《病历书写基本规范》(卫医政发【2010】11 号),对于病历管理作了严格、明确的要求。可是,在乡镇卫生院依然可见病历管理非常随意,不按规定修改病历、缺乏严格的病历保存、借阅程序,这实际上给卫生院维权留下极大隐患。遗憾的是,一些临床医生和管理人员并没有这样的认识。

医生不仅需要真实的病人信息,而且还需要全面即时地处理变化中的信息,有时甚至是解析病人不希望别人知道的"隐私"。建立信任和良好沟通有可能会把这一问题处理得更好。

二是医疗计划管理。医疗计划是解决病人问题最核心的内容,需要医患双方共同努力实施。在病人管理中,病人对于医疗计划的依从性和积极态度对于实现医疗目标影响很大,因此医生应该具备开发病人、激励病人的技能和艺术。全科医疗所有的服务最终都体现在医疗照顾计划当中,这个计划包括了卫生院对病人照顾的各个方面,如治疗方案、护理方案、心理安抚方案、生活照顾方案、健康教育方案、康复方案等。对病人管理则是通过与病人的充分沟通和讨论,使病人明白计划的基本原理、作用、意义,可能结果、如何实施,规避风险的预案,最后从几个选项中选择其中最有利可行的方案去实施。在管理过程中,要注重鼓励病人,帮助病人正确认识疾病、增强信心,与工作人员一道完成各项计划的实施,鼓舞病人战胜疾病、实现康复的信念。

良好地完成以上任务,依然是卫生院面临的挑战。我们目睹了卫生院目前的状况,不按照规程去办、不按照标准去做几乎随处可见。更多的时候不仅仅是能力问题,而且是认识和习惯问题,以致可以追溯到组织文化深处。这些问题存在于未经正规培训的专业人员身上有时可以理解,然而,如果发生在科班出身的专业人员身上则耐人寻味。

病人管理有严格的制度规定,甚至受到法律保护。我们在基层考察发现,乡镇卫生院对病人的管理并不规范,如对是否需要住院的指征判断不准确、病历书写和记录不规范、采取的检查和治疗措施缺乏足够证据、查房活动质量不高、对于病情判断缺乏系统性和完整性、增加或者停止某项药物所提供的证据不足、会诊不规范甚至缺乏许多临床资料,没有严格地执行病历管理制度和程序。护理管理同样存在问题。对于病人管理,医生和护士之间缺乏交流和良好沟通,协调较差。这些表现反映出乡镇卫生服务机构病人管理的 4 个方面的严重问题,一是没有严格执行规定的病人管理制度;二是病人管理流程不清晰;三是专业人员没有得到过规范的临床训练;四是临床医生缺乏科学的系统思维。病人管理质量高低,可以直接影响临床诊断治疗效果,不规范的管理容易引发医疗差错和事故的发生,医疗文件记录和保存的缺陷,经常使他们在法律纠纷面前处于十分尴尬的境地。

如果能够取得病人理解,提高病人对医疗计划的依从性就是一件容易的事。所以,病人管理能力培训中,要更多介绍一些技术和技巧。

三是病人的持续照顾。乡镇卫生院比大型医院做得好的服务是病人照顾,可以说,全科医疗在持续病人照顾方面具有无与伦比的优势。

病人在卫生院治疗的结局,无论是痊愈出院还是转诊到上级医疗机构,都不能够说明全科医生已经完成了职责和使命。因为全科医疗对于居民的照顾是终身的、持续的、不断改进的。比如,高血压病人在没有出现严重并发症阶段,全科医疗团队承担主要的管理责任,卫生院要为每一位高血压病人建立健康档案,制定管理计划,开展定期随访,组织保健活动,监督病人规范服药,干预病人改变不良生活习惯,对其家庭成员进行健康教育和行为指导等。假设病人病情加重,包括出现严重并发症,如脑血管意外,卫生院应该在积极维持病人生命体征的同时,尽快将病人转院救治。全科医生应该随同护送病人,把病人情况介绍给接诊医生。病人经过专科治疗,病情稳定好转后,应该再回到卫生院或者建立家庭病床继续进行后续维持治疗和康复治疗,从此以后,医疗照顾将持续病人终身。诸如糖尿病病人、肿瘤病人也是如此。

事实上,这样的服务目前还不尽如人意,病人在双向转诊的衔接上存在短板。

我们曾经把这些问题归罪于培训不足、能力不够。可是,深层次的原因还应该指向制度建设。

培训和管理的共同作用有可能改变局面。

针对病人管理的3个问题,前两个可以通过培训解决。培训能够改变服务理念、提高服务能力。乡镇卫生院在病人管理中习以为常的不规范做法有时甚至成为一种组织文化深深烙在工作人员的工作行为之中,如果想改变,需要持续的培育、反复强化和不断督导。根本上解决问题的方法是建立和实施严格规范的住院医师培训制度和护士岗前规范培训计划。临床专业医学生毕业后无论去哪里执业,都必须先经过规定时间的住院医师培训。如果在职人员重新到大学的教学医院补课困难较大,那么通过短期进修仍然可行,只是必须到能够提供住院医师培训的机构学习,才可以补上规范的病人管理课程。对于部分具有一定的病人管理能力但仍存在缺陷的医生或者护士,也可以通过参加各种病例分析讨论会议和通过案例教学而得到完善。

第3个问题应该通过改革制度解决。通过构建以人为本的制度实现终身照顾、分段规划、对症处理的一揽子方案。首先建立病人双向转诊机制,明确卫生院与大型医疗机构的功能,构建与责任关联的互动模式。形成一旦病人不适合在卫生院治疗就立刻转院,当在大型医院治疗后问题得到解决就把病人"要回来",继续给予后续康复维护的良性循环。由此也可以改善大型医院的病人与医院能级不合理状况,从而降低医疗费用,节约紧俏的医疗资源。培训应该使卫生技术人员和管理人员认识到问题的根源,积极开展研究,进行探索和实践,通过创新管理建立有利于卫生院病人管理的体制机制。

培训提示栏目8　病人管理技能培训

1. 教师认知　病人管理是临床医生必备的基本技能。病人管理包括病人的医疗计划、护理计划、生活照顾计划、健康教育计划、康复计划等围绕病人的一系列活动,通过计划、组织、实施、协调、监督、评估完成治疗全程。虽然乡镇卫生院主要提供基本医疗服务和急诊急救,但是,管理病人仍然要规范。教师应该具有病人管理的基本理论和丰富的实践经验,熟悉乡镇卫生院诊疗功能和服务条件,能够结合实际确定病人管理的培训计划和主要内容。

2. 培训重点　与病人沟通、心理调适、激励病人、病人参与的方法技术。病人管理的责任与要求,病人医疗计划、护理计划、生活照顾计划、健康教育计划、康复计划的制定方法,计划、组织、实施、协调、监督、评估的方法与流程,病人规范管理的基本原则。掌握以上技能涉及的心理学、行为学、社会学知识方法以及良好沟通、激励病人、提高病人依从性的技巧。参见崔学光、席彪主编《卫生服务管理培训指导》。

3. 培训难点　病人管理是医生综合运用相关知识技能的表现,需要在实践中积累和总结。病人管理在许多乡镇卫生院并不规范,包括各种服务计划的制定、病历书写、病人资料管理等存在问题较多,这既是培训重点也是培训难点。一般乡卫生院不设病床,门诊病人管理也没有引起足够重视,培训既要解决认识问题,也要解决规范技术的问题。

4. 培训技巧　让学员参加教学医院的临床训练对改进病人管理是最好的方法,模拟教学或者讨论教学在平时练习也很重要。把病人管理的"作品"展示出来由教师点评和学员互评也可以从中受益。

5. 注意事项　提高基层卫生工作者对于病人管理重要性的认识,培训时注意不要照搬大型医院的病人管理模式,应该按照国家关于首诊负责、分级诊疗、双向转诊的规定,制定适宜基层的病人管理办法。

6. 培训评价　建立病人管理的长期监督评价机制。评价要考查学员对于病人的全程规范管理以及管理技能的改进。

7.4.2 公共卫生服务技能训练

全科医疗团队必须把大卫生观作为行动指南,从全人群角度思考工作目标和行动计划。要实现人群"不得病、少得病"的目标,就应当把预防工作作为重点而持之以恒。凡是能够使人群"不得病、少得病"的积极因素,都是需要我们重点关注和努力为之奋斗的。现在,农村也已经不再是净土,空气污染、土壤污染、水污染,一切与人健康相关的危害,挤压着人们健康生存的空间。自然灾害、交通事故、职业伤害、各种意外事故,就像高悬在头顶的利剑,随时都可以剥夺人们的健康和生命。人类生存遇到前所未有的极大挑战。对此,不管谁负主要责任,全科医疗团队都有义不容辞的责任来尽自己所能。他们要用专业的视觉和方法去识别危险因素;用自己的使命和责任制定应对方案、采取行动;他们要做自己能够控制能够做好的事情,他们还要游说社会各界,努力做自己控制不了但必须要做的重要事情。另外,全科医疗团队要把提高公众的健康意识和促进健康的方法技术从自己身上传播的公众身上。

2009 年以来,国家前所未有地把卫生服务均等化这一重要价值观付诸行动,推行实施基本公共卫生服务项目,包括城乡居民健康档案管理服务、健康教育服务、预防接种服务、0～6 岁儿童健康管理服务、孕产妇健康管理服务、老年人健康管理服务、高血压和社区 2 型糖尿病患者健康管理服务、重性精神疾病患者管理服务、传染病及突发公共卫生事件报告和处理服务、卫生监督协管服务、中医药健康管理服务 11 项。这些包括全体公民都有机会得到的基本公共卫生服务项目在中央和各地财政的慷慨支持下得以全面展开。然而,问题也随之出现了,当怀着满腔热情的基层卫生人员通过被购买方式提供了他们的服务时,他们却受到了能力不足的阻碍,他们拥有的知识技能不足以支撑其成功完成这些任务。

我们发现,记录不完整、信息不准确或者近乎失真的居民健康档案,不仅是草率、疏忽或者不负责任,基本技术方面也充满瑕疵。他们甚至不清楚建立居民健康档案对他们有什么用,他们也不知道这么一大堆东西在什么时候用得上,如何使用。因为他们缺乏基本的流行病学技能和统计分析能力。

健康教育对于启迪公众的健康意识、增加健康认知、改变不良行为是预防保健工作的重要手段,但在实施健康教育时,却又遇到新的问题,乡镇卫生院卫生专业人员没有受过健康教育的有效训练、健康教育内容与居民的需求存在差距、健康教育的方法刻板僵化、健康教育的手段停顿在单一的板报和书面水平。如何实施生动活泼、富于吸引力的健康教育,真正产生认知-态度-行为改变的效果,是基层卫生专业人员面临的一道难题,以至于使得健康教育成为应付检查的一种形式。

基本公共卫生服务中的其他项目如高血压病人管理,有为数不少的基层卫生技术人员不能规范地按照临床技术操作标准测量血压,如果观察他们测量血压的全过程便会发现,真的能够按标准完成者不是很多。那么,测量结果正确吗？我们对21名乡镇卫生院的医生测量血压的操作过程和结果进行评价，在标准要求的12个操作步骤中，没有一人是全部合格的，血压值重复测量结果误差平均超过10mmHg。儿童健康管理服务、孕产妇健康管理服务、老年人健康管理服务同样存在质量问题。由于服务操作不规范，导致基本公共卫生服务的质量大打折扣。对于一个没有经过正规训练或者只是经过不完整正规训练的卫生技术人员，也包括虽然经过正规训练但由于经常在基层工作改变了原有行为，无论是哪种情况，其结果都是不能按照标准和规范提供服务，导致测量结果失真，直接引起临床误判，病人则为此承担后果。

这种局面必须改变。因为投入大量资金和资源的一项重要战略计划，如果没有充分的质量保证，损失的不止是金钱，还包括政府的信誉。

改变局面的办法是培训。培训基本公共卫生服务项目操作人员是突破关口。这些技术的难度并不大，发生问题的环节是操作不熟练和不规范。为此，我们为目前推行的11项基本公共卫生服务项目设计出完整的执行流程，并为流程中的每个步骤制定了操作标准，包括活动目的、操作步骤、完成操作需要的知识、完成操作应该具备的良好态度、操作失误有可能造成的风险、执行该操作需要的物品和助手。把所有项目的操作标准汇集成《基本公共卫生服务项目操作培训指导》。完全掌握这些技术就是培训目标，为了实现这些目标可以采取任何有效的培训方法、方式，可以利用当地任何可以获得的培训资源，可以选择任何可以提供的培训场所。医院、疾病预防控制中心、妇幼保健机构、其他专业防治机构，都可以作为实践训练场所；网络、视频、书本、现场都可以作为因人而异的学习训练方式。

以下是国家正在实施的11项基本公共卫生服务项目中的第5项孕早期健康管理的技能培训指导。

【服务概要】

为服务区域的孕妇，在孕12周前建立《孕产妇保健手册》，并通过询问、体格检查、辅助检查以及保健指导等方法，对孕妇进行第1次产前随访。

【服务流程】见图7-30

公共卫生服务在乡镇的工作远不止这些，诸如儿童免疫规划的实施、学校卫生、食品卫生、环境卫生、职业卫生的指导、监测、报告也都在他们的责任范围之内，与他们的工作目标息息相关。此外，还有根据当地需要开展的专设项目，如结核病控制、艾滋病控制、其他传染病防控、白内障筛查、儿童先天性心脏病筛查等项目。包括农村厕所改造的宣传和指导，其实也应该在卫生院全科医疗服务的工作计划之中。

对于全科医疗服务来说，划分哪些服务与自己有关或者无关，是从影响全科医疗服务目标考虑的。因为上述问题可能影响居民健康，引发人们罹患疾

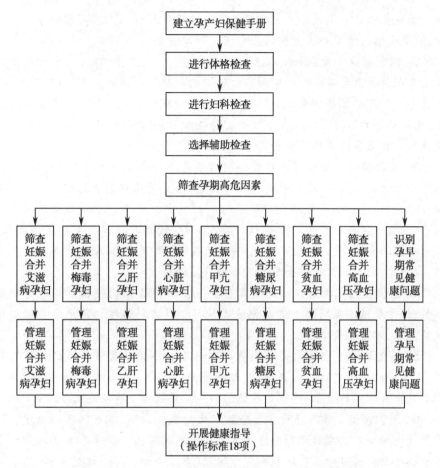

图 7-30　基本公共卫生服务项目孕早期健康管理服务流程

病,从而,改写团队绩效,所以,就应该包括在全科医疗团队的关注范围之内。有的问题仅仅依靠他们自己的力量可能无法改变,然而,他们要为此进行游说和协调,甚至争取项目,寻找机会。有的问题可能他们根本就无能为力,但即使这样他们也要不遗余力地为之奋斗。

　　无论全科医疗团队在公共卫生服务方面能有多少所作为或者有多大改变,但他们对于服务技能的掌握并不因为能不能做而降低标准。

培训提示栏目9　基本公共卫生服务项目技能培训

　　1. 教师认知　基层公共卫生服务的任务很多,近年国家实施并且不断扩大基本公共卫生服务项目,成为实现卫生服务均等化的重要举措,是新一轮医改任务的组成部分。承担公共卫生服务项目培训的教师应该全面了解基本公共卫生服务项目和重大公共卫生服务项目的项目目标、意义、内容和方法。为此，要全面培训学员公共卫生的基本理论和方法。

2. 培训重点　食品和饮水卫生、劳动卫生、学校卫生、环境卫生的基本理论及其在农村卫生工作中的运用。心理卫生与精神疾病的基本知识、诊断、咨询服务。居民健康档案管理，重性精神病人管理，慢性非传染性疾病如高血压、糖尿病等的预防、控制、管理。新发传染病的预防控制、免疫规划技能。12类基本公共卫生服务项目包含 280 个任务的规范操作。

3. 培训难点　目前国家有关部门对于基本公共卫生服务项目执行情况的评估反映，操作不规范是普遍存在的问题，以至于严重影响到基本公共卫生服务项目的效果，这也是培训中的难题。新适宜技术有利于提高项目的实施效率，应该体现在培训中。重性精神病人管理，慢性非传染性疾病如高血压、糖尿病等的管理、食品和饮水卫生、劳动卫生、学校卫生、环境卫生等理论性太强，有的比较抽象，应该结合基层实际进行培训。

4. 培训技巧　把规范实施基本公共卫生服务项目的过程制作成为视频材料，供学员通过互联网或者其他方式学习。以类别为培训单元实施培训系统性更强，容易学员掌握。

5. 注意事项　要让学员深刻认识实施基本公共卫生服务项目的目的和意义，学校的教师更注重理论培训，缺乏基层实践经验；公共卫生机构的教师则会突出具体工作过程，而脱离技能培训。应该把二者有机地结合起来。

6. 培训评价　重点评价学员公共卫生的思想方法、观察问题的角度。评价学员运用公共卫生和流行病学基本方法技术的能力。要求学员掌握 280 个基本公共卫生项目的工作流程和操作规范（参见卢安、崔泽、席彪主编《基本公共卫生服务技术培训指导》）。

7.4.3 健康管理与信息利用技能培训

健康管理是对个人或人群健康危险因素进行全面评价和管理的过程。旨在通过信息搜集、信息统计、信息分析，发现问题，提出对策，进行干预，通过调动个人、人群与社会的积极性，有效利用现有资源达到最大健康效果的目的。健康管理的发端是基于医疗保险机构通过对其医疗保险客户（包括疾病患者或高危人群）开展系统的健康管理，产生有效控制疾病发生、发展，显著降低风险概率和医疗支出费用，减少医疗保险赔付损失的结果。狭义地理解健康管理则是通过实施健康体检，建立专属健康档案，评估健康状况，有针对性地提出个性化健康管理方案。全科医疗团队通过提供咨询指导和连续服务，使居民从社会、心理、环境、营养、运动等多个角度得到全面的健康维护和对危险因素进行全面管控的过程。健康风险评估是健康管理过程中的关键技术或方法,通过搜集大量的个人健康信息,分析生活方式、环境、遗传等危险因素与健康状态之间的量化关系,预测个人在一定时间内发生某种特定疾病或因为某种特定疾病导致死亡的可能性,并据此按人群需求提供有针对性的控制与干预,用最少的成本达到最大的健康效果。

实践证实,疾病特别是慢性非传染性疾病的发生、发展过程及其危险因素具有可干预性,每个人都会经历从健康到疾病的发展过程。一般来说,从健康到低危险状态,再到高危险状态,然后发生早期病变,出现临床症状,最后形成疾病。这个过程可以很长,往往需要几年到十几年,甚至几十年的时间。而且与人们的遗传因素、社会和自然环境因素、医疗条件以及个人的生活方式等因素都有高度的相关性,其间变化的过程一般也不易察觉。但是,健康管理通过全面系统地监测和评估有可能发现疾病的危险因素,帮助人们在疾病形成之前进行有针对性的预防性干预,以阻断、延缓,甚至逆转疾病的发生和发展进程,实现维护健康的目的。

健康管理不仅是一种方法,更是一套科学、完善、周密的服务程序。

健康管理是全科医疗服务的中心内容,是反映全科医疗服务基本理念的系统流程。健康管理涉及居民健康信息搜集、健康档案建立、资料分析、发现问题、提出措施、评估分析等具体技术。

针对每个个体,健康管理服务的目的是根据其成长过程,监测分析健康数据,判断危险因素,发现潜在的健康风险,针对所患疾病进行诊断治疗和康复,努力保障其生活工作能力,帮助其不断提高生命质量。主要任务包括建立和维护健康档案,与病人建立良好沟通渠道,针对存在问题如不良生活习惯、不合理饮食结构或者某种高危行为实施干预,采取预防措施。如果发现疾病,要对疾病进行明确诊断并采取相应的医疗手段。对于患有慢性非传染性疾病如高血压、糖尿病,按照国家权威机构或者学术团体制定的"指南"进行管理。对于患有传染性疾病如结核病、艾滋病,按照国家传染病防治法及有关规范进行管理。健康管理服务为居民家庭提供医疗保健和健康促进服务,分析家庭对健康的影响,促进家庭成员的健康支持,帮助家庭成员处理好健康问题,努力促进家庭和谐、健康、幸福。

针对居民家庭,其目的是通过调查访视了解家庭构成、家庭文化和健康习惯,发现问题,给予健康照顾和健康促进,以形成健康快乐的家庭生活。主要任务包括对家庭成员健康信息进行分析,如遗传性疾病、受家庭生活习惯影响的疾病、其他有家族倾向的疾病等,通过流行病学调查,寻找问题原因,提出干预方案,针对家庭危机、家庭贫困,寻求社会救助。特别关注孤独老人家庭、残疾人或者精神病人家庭、孕产妇家庭、留守儿童家庭的重点照顾。

针对社区,其目的是从社区人群角度分析处理健康问题,通过发挥医疗服务的特殊作用,为社区提供医疗、预防、保健、康复、健康教育等服务,努力增进全体居民健康素养的不断提高。主要任务包括健康信息的充分利用,定期对社区居民的健康信息进行统计分析,通过按照人口结构分类,纵向分析揭示居民健康问题的趋势,如不同性别人群、不同年龄组人群、不同经济水平人群、不同教育程度人群、不同职业人群、不同居住条件人群、不同生活习惯人群、不同民族不同信仰人群以及其他不同特征人群,发现他们的健康问题,进行影响因素分析,从中寻找有特异性、针对性的预防干预措施。通过横向分析,可以比较不同群组的健康差异,发现哪些人是易患哪方面疾病的高危人群。健康信息是社区卫生问题诊断的基础,通过对一个社区人群的健康信息统计分析,可以揭示社区的卫生问题及其影响因素。也可以将一个社区居民的健康状况与附近社区进行比较,从而寻找差距,完善措施。如对某个社区近 10 年或者近 5 年的居民死亡构成进行分析,可以揭示严重威胁该社区居民健康的主要疾病;通过对某个社区全年患病病种及其构成进行分析,可以发现该社区居民的常见病;通过对某个社区全年转诊病种及其构成、转诊病人治疗后果与费用的分析,可以优化今后转诊目标机构及费用支付的预测;通过对某个社区有生育能力家庭的生育意愿进行调查分析,可以大致判断保健工作数量;通过对社区的环境和环境问题建立流行病学地理模型,并不断监测,可以发现环境及其存在问题间的关联程度,并寻求可能的解决办法;这些基本元素,是制定社区卫生规划和行动计划的基础,也是为社区筹集卫生资金的依据。

目前,乡镇卫生院可以统计分析利用的主要信息有传染病疫情信息、居民健康相关信息、慢性病患病信息、精神疾病患病信息、食源性疾病信息、职业病信息、突发公共卫生事件相关信息、居民伤害信息、居民死亡原因信息、卫生供给信息、人文环境信息、社区卫生服务信息 12 类,它们是健康管理的基础。

我们发现,许多卫生院存放整齐的居民健康档案和各种卫生信息资源,只是被部分利用或者是作为完成任务的标志被摆放在专柜里。如何利用健康信息和卫生信息管理居民健康,成为决定卫生工作目标和活动计划的依据,确实需要培训。基层卫生工作人员没有健康管理的认知,也缺乏健康管理的能力。因此,要进一步加强健康管理培训,通过培训,使乡镇卫生院工作人员认识信息资源对于社区卫生工作的重要性,明白如何获取真实的信息,能够评价各种信息的价值,能够运用计算机和互联网技术统计分析数据。这一切能力的获得都需要培训。为此,我们研制出健康信息与基层卫生信息应用技术培训指导,根据乡镇卫生院目前具有的常规信息资源,用案例演示方法告诉学员如何运用基本计算方法、计算机一般方法以及更复杂的统计专业软件三阶不同技术描述、分析社区卫生问题。

【案例4】信息利用分析-乡镇居民死亡原因分析

死因监测是疾病监测的重要内容之一,可以发现影响居民健康的主要疾病,进而及早采取有效的防治措施。为了解某社区居民死亡原因及其顺位,为制订相应的卫生策略措施提供科学依据,下面是某乡镇2007年居民死亡信息的分析利用案例。

一、监测方法

通过到火葬场、派出所户籍管理部门核对死亡人口信息,通过入户调查或查阅居民健康档案记录、查询县级及以上医疗机构居民死亡原因报告,获得辖区居民死亡相关信息。

二、结果

(一)人口概况

2007年全乡共有户籍人口31887人,男女人口数分别为17065人、14822人。

(二)死亡情况分析

2007年全乡的死亡人口数为236人,年死亡率为740.11/10万。以65岁及以上者为多,占全部死亡者的58.47%,0~岁组与65岁及以上人群的死亡率较高。男女死亡人数比分别为137∶99人,其死亡率性别比为1.38∶1。从职业分布看,无业或待业者居死亡之首位,超过死亡总数的10%;其次为各类技术人员。从时间上看,居民主要死亡季节为秋冬季(1月和10~12月)。主要死亡地点为医院。按死亡原因分类,恶性肿瘤、心脑血管病、呼吸系统疾病、损伤和中毒、内分泌疾病、营养和代谢疾病为导致居民死亡的主要原因。该乡居民死亡详细情况见表7-43、表7-44,图7-31、图7-32、图7-33、图7-34。

表7-43 2007年某乡居民年龄别死亡情况

年龄组(岁)	死亡数	居民数	死亡率(/10万)	构成比(%)
0~	6	290	2068.97	2.54
1~	1	1521	65.75	0.42
5~	3	1980	151.52	1.27
10~	1	1767	56.59	0.42
15~	3	1821	164.74	1.27
20~	4	1909	209.53	1.69
25~	4	1881	212.65	1.69
30~	4	2012	198.81	1.69
35~	5	2199	227.38	2.12
40~	9	2110	426.54	3.81
45~	10	2192	456.20	4.24

年龄组(岁)	死亡数	居民数	死亡率(/10 万)	构成比(%)
50 ~	15	2133	703. 23	6. 36
55 ~	16	2208	724. 64	6. 78
60 ~	17	2099	809. 91	7. 20
65 ~	25	1927	1297. 35	10. 59
70 ~	37	1395	2652. 33	15. 68
75 ~	37	1299	2848. 34	15. 68
80 ~	25	752	3324. 47	10. 59
85 岁以上	14	392	3571. 43	5. 93
合计	236	31887	740. 11	100. 00

表 7-44 2007 年某乡居民死因顺位

根本死因	死亡数	死亡率(/10 万)	顺位
恶性肿瘤(I)	85	266. 57	1
心脑血管病(C)	43	134. 85	2
呼吸系统疾病(J)	29	90. 95	3
损伤和中毒(V)	8	25. 09	4
内分泌、营养和代谢疾病(E)	7	21. 95	5

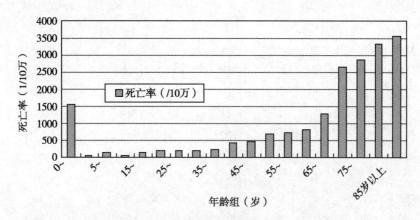

图 7-31 2007 年某乡死亡居民年龄分布特征

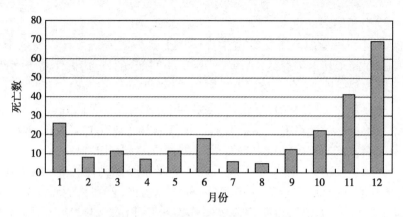

图 7-32　2007 年某乡死亡居民时间分布特征

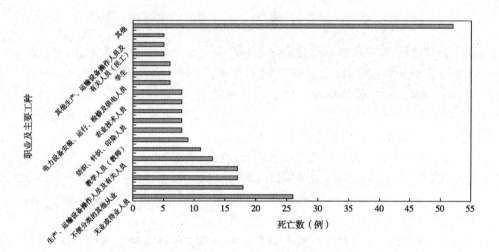

图 7-33　2007 年某乡死亡居民职业构成情况

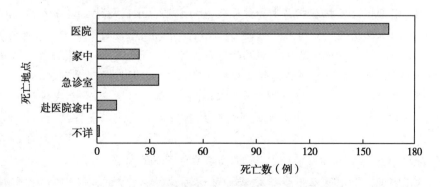

图 7-34　2007 年某乡死亡居民死亡地点分布情况

（三）分析结果的意义

2007年居民死因监测发现，全乡1岁以下婴幼儿和65岁及以上老年人的死亡率相对高于其他年龄组，呈现"两头高、中间低"的特点，男性高于女性，与其他地区相似。因此，全乡公共卫生服务关注的重点人群为婴幼儿与老年人。

一年四季均有居民死亡发生，但1月和10～12月气温低的秋冬季明显高于其他季节。尽管有报道心脑血管病等慢性病有冬季死亡多发的现象，但这种明显的季节性死亡特点较为少见，有必要深入调查其原因。

死因顺位表明，引起全乡居民死亡的主要原因是恶性肿瘤、心脑血管疾病、意外伤害和中毒、呼吸系统疾病、内分泌疾病，营养和代谢疾病及其他疾病。提示恶性肿瘤、心脑血管疾病等慢性病和意外伤害对健康与生命造成的危险性正在凸显。因此，要加强社区慢性病综合防治工作。

培训提示栏目10　健康管理与信息利用技能培训

1. **教师认知**　教师应该具有流行病学和统计学教育实践背景，熟悉农村常规信息统计报告的内容、方法，通过基础数据统计分析为社区卫生诊断提供依据。教师应该了解居民健康档案的资料搜集、统计运用，进行流行病学分析，得出科学结论，提出改进服务的建议。教师应该能够认识到健康管理和信息利用对实施全科医疗服务的重要意义。

2. **培训重点**　法定的卫生信息定义、搜集、整理、上报上传内容与统计口径；居民健康档案的信息及资料来源；数据识别与信度评估；基本统计分析方法（包括统计软件运用）；流行病学分析方法。参见郭建花、席彪、吕萍主编《基层卫生与健康信息分析利用培训指导》。

3. **培训难点**　统计学和流行病学方法技术会令许多学员感到抽象枯燥，望而生畏，缺乏一定基础的学员会知难而退；信息分析利用在基层还没有引起重视，多数资料没有得到充分利用。

4. **培训技巧**　把基本卫生和健康信息与社区卫生问题诊断与全科医疗服务联系起来，会唤起学员的学习兴趣；用形式多样的图表进行分析表达，会更加直观的使学员领会；把信息分析结果与全科医疗服务密切结合，体现出信息利用的价值，从而增加学员学习运用的自觉性。统计学方法培训要循序渐进。

5. **注意事项**　不可用培训统计学和流行病学专业人员的方法培训基层卫生工作人员；用案例教学提高学员对信息利用意义的认识和兴趣，统计学分析方法特别是统计应用软件的培训，要有耐心，逐步推进。给学员亲自分析判断健康问题、得出科学结果的机会，提高学员学习的成就感。

6. **培训评价**　可以用多种方法如理论考试、案例考试、实践技能操作评价学员的应用能力。

7.4.4 保健技能培训

保健服务是全科医疗团队实现奋斗目标的重要措施之一。农村保健服务的重点人群为妇女、儿童和老年人(图7-35)。

妇女保健针对女性不同时期的生理、心理和社会特点及保健需求,为妇女提供融预防、医疗、康复、健康教育、计划生育指导于一体的有效、经济、方便、综合、连续的服务。女童期保健的要点如指导监护人重视培养女童良好的饮食习惯、生活习惯,在行为上为孩子作出榜样,注意培养女孩良好的卫生习惯如不穿开裆裤,勤洗澡,保持外阴清洁,及早发现和治疗幼女妇科疾病(感染、畸形、发育障碍)。青春期保健的要点如心理卫生指导、月经期卫生指导、性教育。应该告诉少女有关月经的科学知识和应对防护办法,防止早孕和预防性传播性疾病。婚期保健做好婚前指导、婚前检查、孕前指导。围生期保健做好孕期0~12周、13~27周、28周以后的保健,产期保健、产褥期保健。要按照有关规定完成每个孕妇的孕产期系统管理,特别要开展好高危妊娠的筛查管理,直至围绝经期保健。在医院门诊中,如果说不清该去哪个专科看病则提示该女孩的健康问题已经很复杂和不容忽视。

对0~14岁儿童实施保健似乎有无穷的内容。人们试图把儿童保健的触角延伸到受精卵,阻断生物遗传因素导致的出生缺陷,是如今家庭生育和儿童保健的有效早期干预措施。从胎儿、新生儿、婴儿、幼儿、学龄前儿童、学龄儿童,直到青少年,全科医疗将负责全程的健康照顾。在儿童早期,父母可能会提供无微不至的关怀,现在人们的生育观念发生了前所未有的变化,少生优生使得孩子在家庭获得至高无上的关爱,关键是这些关爱如果脱离正确指导往往会出现问题,如不合理的添加营养、不正确的教育等等。中国父母宠爱孩子的观念没有像生育观念那样转变得快,宠爱甚至溺爱已经成为培训孩子健康身心的障碍。青春期是一个几乎令所有人头疼的事情,全科医生现在还没有尽到责任,一向听话的孩子会在这个时期变得让父母不知所措,一些缺乏科学方法教育孩子的父母经常采取极端方法控制孩子,最后适得其反。吸烟、酗酒、堕胎、泡网、辍学甚至犯罪可以毁掉一个孩子和一个家庭。青春期的男女生在荷尔蒙的作用下产生某些冲动不是所有人都可以理解的,这些生理现象需要医生向人们作科学解释,心理问题也需要医生帮助解决。全科医生应该能够协调多方面力量共同应对问题孩子,努力保障所有青少年在共同参与下顺利度过青春期。

妇女和儿童保健不应该局限在对于过程指标的追求上,而应该注重结果,如孕产妇死亡率、婴幼儿死亡率的逐年下降,问题青少年数量的不断减少,儿童营养不良发生率的降低、妇科常见病的减少等,这样,团队成员就会创造性地运用现代科学、技术和方法,更加切合当地实际地开展工作。

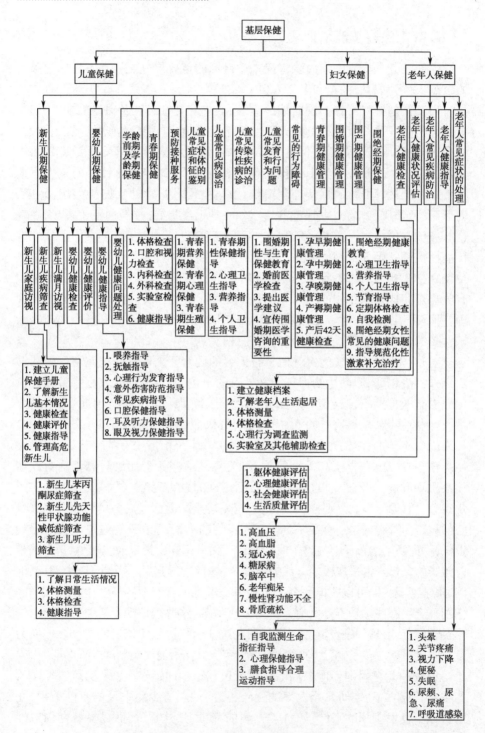

图 7-35　乡镇卫生院保健工作框架

老年保健远不如妇女保健和儿童保健那样作为乡镇卫生院的常规工作普遍展开、扎实推进。老年是任何存活下去的人都必须要经历的，没有哪个人可以摆脱老年问题的困扰。在中国农村，有一些孤独的老人没有人照料，有一些老人日夜被病痛煎熬，留守在家的老人还得挑起家庭重任，老年人面临比任何人都更加焦虑和担忧的困境。医生虽然不能改变老年人的全部，但与疾病、健康相关的问题则是义不容辞的。全科医疗团队如何做好老年保健，对于当地居民的健康状况改善是一项重要考量。

不容置疑的是，人从生至老，最终要离去，走向生命的终结。一个呼吁临终关怀的声音离我们越来越近。在21世纪人类进入高度文明的时代，生命终止被看作人的必然归宿是再正常不过的事情，让人健康地来到这个世界，也让老去的人不那么痛苦悲伤地告别这个世界。于是，临终关怀便成为医生的责任。

妇女、儿童、老年人的保健在全科医疗服务中是一项艰巨任务，培训可以增加他们应对这些挑战的能力。

保健服务饱含情感，全科团队成员必须尊重和热爱服务对象。只有具备更为全面的如心理学、行为学、伦理学、生物学、社会学知识，当然医学相关知识是最重要的，在需要的时候能够准确运用，才有可能把握保健服务的真正内涵。保健技能也涉及如沟通技能、医疗技能、护理技能、社会活动技能等，只有正确、规范使用这些技术，才有可能完成针对不同人群的保健任务。保健的培训应该是综合的、运用的、标准化的。"综合的"是指能够在解决实际问题时，把需要的各种知识联系在一起，从多学科多角度认识和分析问题，用最为适合的理论给以解释，培养学员综合运用知识、技术的能力；"运用的"是指能够用各种知识灵活、合理地解决问题，而不是孤立地、静止地、机械地生搬硬套，培养学员准确把握知识技术的能力；"标准化"是指保健服务所有实施的技术都应该是规范的、标准的。概括地说就是能够围绕保健问题正确选择知识技术。

保健服务贯穿全部基层卫生工作，难以与医疗、预防、健康教育、健康管理割裂开来。在实际工作中，有些可以成为相对独立的任务，如围产期保健，有些则是经常与医疗、康复、健康教育融合在一起的，往往是因为医疗需求扩展至保健需求。

目前，乡镇卫生院的一些保健功能还没有充分体现，因此在培训中既要强化服务理念，也要规范服务技能，特别有必要培养学员的责任感和良好服务态度。保健培训应该注重以下环节：

（1）使学员充分认识到保健是促进全科医疗服务目标实现的重要措施之一。保健服务是全科医疗团队的重要职责，保健与人们的健康息息相关，是促进健康的重要手段。与病人带着痛苦寻求医生的状况不同，保健服务是主动服务，它事先就可以确定出服务对象，并且可以通过访谈等手段了解到需求，通过有计划的工作,有条不紊地安排各项活动,结果是可以预期的,所以要把主动服务的意识灌注在团队成员的思想和责任当中。

(2)让学员知道保健服务的基本概念、原理、方法,获得包括医学、社会学、心理学等相关知识和技能。

(3)培训学员能够解释儿童保健、妇女保健、老年人保健的特点和内容,能够制订有针对性的保健计划。

(4)训练学员能够描述儿童保健、妇女保健、老年人保健的服务流程,能够熟练操作儿童保健、妇女保健、老年人保健技术。

(5)要求学员必须明白保健服务是对居民个人、家庭和社区提供综合、连续服务的重要组成部分,保健服务是每个团队成员都应该掌握的,而且是不可分割地贯穿到全科医疗整体服务当中。

针对保健服务理念和基本知识的培训,通过多种途径如自学或者听取授课、讨论都可以达到目的。但是针对不同保健对象的具体技术,最好是通过参加临床进修或者模拟、演练等实践途径进行训练。

培训提示栏目 11　保健技能培训

1. **教师认知**　保健服务贯穿于全科医疗服务的各个方面,实现全科医疗服务的目标,保健工作不可轻视。儿童、妇女、老年人是保健的主要服务对象。当今可以实施的保健方法、技术很多,传统医学技术和现代医学技术均可使用。把保健融入系统管理不仅涉及儿童保健和妇女保健,而且要照顾到老年人以及社区其他特殊弱势人群。

2. **培训重点**　保健医学的基本概念与原理,基层保健的特点,儿童保健、妇女保健、老年人保健的服务内容、流程与标准。儿童保健系统管理、妇女保健系统管理的主要目的、要求、流程、方法。社区、家庭、个人保健的理念与意义。掌握328项保健技术操作,参照范松丽、席彪主编的《农村保健培训指导》。

3. **培训难点**　目前乡镇卫生院儿童保健和妇女保健工作有一定基础,专业技术人员基本能够胜任保健工作岗位,而老年人保健还很薄弱,需要建立制度、完善内容、培养人员。基层保健人员目前存在的主要问题是操作不规范,有些措施落实不到位,培训的难点也在于此。

4. **培训技巧**　系统的理论培训十分必要,让学员建立起牢固的保健观念,在临床工作中体现保健服务的协调性、连续性、可及性。通过观看视频材料和典型案例表现不同生命周期的保健服务需求,把人不同年龄阶段的生理、心理、疾病、健康与保健密切结合起来。

5. **注意事项**　提高团队成员对保健服务在全科医疗服务中重要作用的

认识,建立全部生命周期的保健服务理念。鼓励学员开展基层保健服务研究。

6. **培训评价**　考查学员对于农村保健、对象、内容、方法的认知水平;现场评估学员在实际工作中的岗位胜任能力,通过演示或者模拟测评学员的保健技术操作能力。测评 12 类项目 328 项任务的规范操作。

7.4.5 康复技能培训

康复服务将会随着全科医疗服务的深入开展而逐渐丰富起来,因为公众中蕴藏着康复服务的巨大需求,据报告:农村人口中,伤残的人数估计有 6225 万人,占全国伤残人数的 70.04%,需要康复服务的人群在 3061 万人以上。然而,康复服务在乡镇卫生院开展得还远远不足,有调查显示,有近 56.4% 的乡镇卫生院不能提供康复服务,即使能够开展一些康复服务的乡镇卫生院,平均服务项目也不过 3 项,乡镇卫生院几乎没有受过系统培训的康复技术人员,康复技术培训尚未走进农村卫生服务机构。这种情况造成全科医疗服务链的重大缺失和断裂,成为实现全科医疗服务目标的障碍。

在最近访问过的一些卫生院,他们没有否认对康复服务观念和技术的生疏与无知,没有条件、缺乏设备成为掩饰这一缺憾的理由。但是他们面对长期卧床在家和生活不能自理的伤残病人时,已经意识到没有尽到责任,力所能及地从医疗的角度而非康复的角度给予一些支离破碎的指导,当然算不上是地道的康复服务。

由于目前乡镇卫生院康复技能培训严重不足,所以,适合乡镇卫生院的康复技能培训势在必行。

康复服务为什么重要? 因为康复是医疗的继续,是对病人连续性照顾的一部分,更是实现全科医疗目的最终结果的体现。经过上级医院的医疗处理,病伤本身达到临床痊愈,至此,病人不应该再占用医院床位,可能这时的病人恢复仍然是不完整和不健全的,如脑卒中病人脱离了生命危险,病情趋于稳定,临床救治任务完成,然而病人可能留下了诸如运动障碍、失语等后遗症。其实,病人仍然没有摆脱疾病困扰,甚至瘫痪在床。全科医疗的任务应该从这里接着进行,努力使病人达到回归社会的最高目标。

康复服务是通过实施物理疗法、运动疗法、日常生活训练和技能训练、言语训练和心理咨询等多种手段,使病人、伤残者尽快得到最大限度的健康恢复,使身体残留部分的功能得到最充分的发挥,达到最大可能的生活自理,使其能够重返社会。通过康复服务不仅要使被服务者实现功能康复、整体康复,而且还要达到重返社会的最终目标。康复需要多部门、多组织、多种人员和力量的共同参与。全科医疗团队不光要做技术方面的努力,还要与教育、民政、社保、残联、妇联等组织进行良好沟通和合作,争取他们的多种支持。在乡镇,康复服务应该与可以利用的资源匹配,以较少成本服务到更多有需要的人。康复服务项目的实施应该与受服务者的个人需求相一致,充分考虑个人文化、信仰与习俗。基层康复不应该套搬专业康复医院的模式,更不应该追求专业化条件和设备。基层康复是不止专业人员完成的而且要有病人家庭成员的参与,其中,有许多康复活动可以在家庭由家庭成员掌握以后实施。

从居民健康档案记录中,可以知道谁需要康复服务,需要什么样的康复服务。卫生院完全可以开展一般的康复治疗,如以躯体运动功能、日常生活活动能力及心理适应能力为重点,提供康复治疗、训练和咨询。

功能锻炼是针对康复病人存在的概念障碍而实施的训练。功能训练不同于临床医学治疗,是以病、伤、残者身心障碍的康复为主要目的,利用物理治疗、作业治疗、心理治疗、言语治疗、康复工程、康复护理、中医康复治疗多种手段克服障碍、改善和补偿功能。如物理和活动训练中,关节活动度训练、增强肌力和肌肉耐力训练、恢复步行能力训练等。生活自理能力训练中,基本生活活动能力训练、转移训练、生活活动相关能力训练等。作业劳动训练中,有日常生活活动、操作和劳动、休闲活动等。语言能力训练中,有失语症的训练、构音障碍训练、吞咽障碍训练等。还有文体活动训练、使用辅助器具训练以及运用传统医学方法康复训练。在乡镇卫生院,最需要也必要的是开展脑血管病、类风湿性关节炎、骨关节病和常见肿瘤的康复。

康复是操作较多的服务,有许多是精细动作,手法和技巧至关重要。为此,培训应该以临床进修、模拟练习为主。当然,在此之前,应该有几个课时的理论讲授最好,以让学员知道康复的基本概念、原理、目标、基层康复特点。如果方便,对一些康复技术进行观摩和见习。最后一个阶段进入临床实践。大型综合医院的康复科十分专业,但是乡镇卫生院不具备这样的环境与条件。因此,在培训设计时,应该根据乡镇卫生院的条件和当地居民需求,制定一份切合实际的培训清单,这个清单应该描述出具体技术,如:

培训目标1:掌握轮椅训练技术。包括如下具体技术:
- 学会轮椅选择的方法。
- 学会教给患者在轮椅上减压防止压疮形成的方法。
- 学会平地轮椅训练和平地驱动轮椅方法。
- 学会斜坡驱动轮椅训练上下斜坡方法。
- 学会如何翘前轮训练越过障碍的方法。
- 学会教给病人家属推动轮椅上下台阶的方法。

训练学员掌握轮椅训练技术,在学员动手操作之前,带教老师要给学员讲授轮椅的结构、种类、功能及适宜对象;如果有可供拆卸的标本,让学员详细观察轮椅的机械构件,之后告诉学员在不同需要时如何操作轮椅,并且演示,让学员模仿练习。最后让学员在老师指导下实际照顾病人。培训中,进行一次关于使用轮椅的讨论非常必要,通过讨论获得一些经验和案例的提示。这段学习可能不需要花费很多时间,但学员必须要经历这个过程,直至能够完全独立操作,并且可以教给他人掌握。这项培训在乡镇卫生院进行也是有可能的,卫生院应该有一台可供练习的轮椅,学员可以按照说明书试用练习,也可以先看一段视频教材再试用练习,也可以团队成员一起边研究边试用。

培训目标2:日常生活活动训练
- 学会帮助患者正确的体位摆放。
- 学会如何教会截瘫患者在床上翻身坐起。
- 学会如何指导截瘫患者从坐位到站立实现体位转换。
- 学会如何指导截瘫患者进行站立位训练。

上述培训内容在基层很需要也很有用。有时看似简单的操作,做不对或者做不好似乎并不奇怪,但是做不好的结果却不那么简单,它可能会给长期瘫痪在家的病人带来伤害,也可能给心身痛苦的病人带来绝望。这4项看似容易的日常生活活动如果真正实现规范熟练操作,不培训难以完成。这种培训并不需要多么复杂的条件,培训在哪里进行,可以根据能够获得的资源而定,不过,正确的培训方法仍然需要在专业带教教师指导下进行,包括,基本概念和技术要领,不同条件和状况下的技术操作,如在病人家里、在卫生院,甚至在农家土炕等地方;演示、模拟,边操作边讲解是较好的方法;讨论是理论联系实际的有效方式,医护人员通过介绍经验体会,让学员感知康复服务的技术技巧;最后是实际操作,开始在教师指导下练习,之后由学员独立操作,教师给予评估。培训不仅要使学员能够掌握一般康复的技能,还要教给学员如何把不很复杂的技术教给病人家庭成员。

乡镇卫生院康复服务培训应该关注以下内容:

(1)培训学员掌握适宜技术。乡镇卫生院的康复装备与其服务内容应该匹配,家庭病床是其主要管理方式。需要康复治疗的病人多数是在上级医院完成主要治疗项目以后,回到乡镇卫生院进行后续康复治疗。因此,全科医疗团队康复技能培训,应该立足于卫生院的环境和条件,而不是追求现代康复设备下的服务,警惕引导学员过度依赖设备开展工作。

(2)培训学员掌握全面的康复技能。简单的康复技术在农村的应用由来已久,特别是中医方法如推拿按摩、针灸拔罐等。心理康复仍然处在萌芽时期。全科医疗服务重视人们的心身健康,肢体康复和心理康复具有同样重要的意义。所以,全科医疗团队培训既要对于肢体、语言、行为的康复技术进行培训,也要补充心理学基本知识和心理测量、心理治疗技能。

(3)培训团队与家庭和社区进行合作的能力。在农村开展康复治疗,不能仅依靠团队成员去完成,更多需要病人家庭的协助和配合。增强病人坚持康复锻炼的信心和力量主要来自家庭,来自亲人的安慰、鼓励和支持。有些康复训练方法和技术可以教给病人家庭成员在家庭实施,医护人员给予帮助指导。

(4)有效的培训方法是进修学习。安排学员到具有一定培训能力的上级医疗卫生机构通过参加临床实践提高康复治疗能力。进修培训具有系统、规范获得技能的优势,可以训练思维方法、学习病人管理、锻炼临床技术、体会临床决策、借鉴风险应对经验,甚至会形成一种工作风格。康复服务由于在基层开展较少,多数卫生技术人员没有受过专门的康复技能培训,所以,选送具有临床专业背景,有一定兴趣的在职人员进修应该是首选的办法。进修的时间,应该服从学习内容,学习内容来自于基层康复任务。

【案例5】康复服务是以评判标准为目标的精神与肢体活动紧密配合的活动,操作方法和技巧十分重要。例如,牵伸肘屈肌以促进肘伸展运动,这项操作适应患者上臂前部肌肉紧张,上肢伸直受限的情况下,进行肘屈肌的牵伸,每次牵伸活动根据肌张力高低维持6~20秒。

——训练操作步骤:

1. 将患者转移到治疗床上平躺,上肢自然放松,平放在治疗师腿上或者治疗床边;

2. 操作者坐在治疗床的一侧,一手放在患者肘部上方以固定肱骨,另一只手抓住患者前臂远端或手腕部;

3. 操作者尽可能在无痛范围内缓慢伸直患者的肘关节以延长肘屈肌(图7-36),同时固定好患者上臂防止代偿;

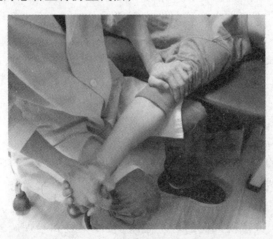

图7-36 肘关节伸展训练示教

4. 每天重复该动作数次,具体依病情而定;

5. 活动完成以后,告诉病人注意事项和下次治疗时间;

6. 记录训练经过。

——学员需要具备的知识:

1. 能够描述肘关节的基本解剖结构、生理运动和相关肌肉形态及其起止点;

2. 能够说出牵伸的目的以及实施要点;

3. 能够运用相关理论解释牵伸肘屈肌对于促进伸展运动的基本原理;

4. 能够解释牵伸的禁忌证如关节周围炎症和肿胀、新发骨折或组织伤害、尖锐疼痛和骨性改变等。

——服务态度要求:

1. 肘伸展运动出现问题的病人,常见的是长期卧床或者有肢体功能障碍者,这样的病人体质虚弱、心理脆弱,甚至治疗信心不足,情绪低落,因此,要在治疗过程中,对病人表示同情和关注,鼓励病人坚持康复治疗,对病人的配合和任何进步表示赞赏,与病人共同讨论训练计划。

2. 实施治疗需要移动病人时,应该动作轻柔、格外小心,以防出现意外。牵伸活动是低强度、缓慢的动作,切忌用力过大造成关节二次损伤。如果患者的肌张力较大,牵伸时应当将维持时间适当延长,次数适当增多,以减轻病人疼痛和不适。牵伸时会出现疼痛,要密切观察患者耐受情况和表情,适可而止。

3. 无论病人家庭状况、经济情况如何,都应该一视同仁。对于卫生条件不好的病人应该说服其努力改善而不可以嫌弃;对于极为贫困的家庭,应该尽可能协调有关部门给予照顾;鼓励和支持家庭成员对于病人的关怀。对于老年病人的反复咨询应该给予耐心回答。

——训练时的提示:

1. 进行牵伸活动时一定不要超过关节正常活动范围!

2. 避免对软组织进行剧烈的牵伸!尤其是在有不稳定性骨折、骨质疏松、关节破坏等情况下更要特别小心。

3. 牵伸训练后超过 24 小时仍疼痛明显者,应考虑减轻牵伸的力度!

培训提示栏目 12 康复技能培训

1. **教师认知** 应该是一名有康复专业背景的教师实施培训。教师了解目前农村居民巨大的康复服务需求。康复服务的不足不是因为条件问题,关键是认识问题。实践证明,如果有一般康复技能的医生,就是在病人家庭,也可以开展许多康复项目,从而改变许多人的生活状况。教师应该运用中、西医多种适宜技术教会学员基本的康复技能。

2. **培训重点**　康复服务的基本概念、原则、内容、方法。重点是康复服务的适宜技术，如物理康复、运动疗法、日常生活训练、技能训练、言语训练、心理咨询，各种康复途径和措施如医疗措施、社会参与、职业训练、健康教育、心理关怀等综合服务。能够使用常用的康复器材指导病人康复训练。掌握 50 项康复项目 524 项操作技术。

3. **培训难点**　康复适宜技术训练对于没有康复基础的乡镇卫生技术人员是一门新知识、新技能；心理测试、健康评估培训也具有挑战性。

4. **培训技巧**　让学员建立信心，理解康复服务对于病人生命质量影响的意义，使他们认识到康复治疗的神圣和伟大；适宜康复技术可以通过观看视频材料、模拟练习、实习等途径得到训练。

5. **注意事项**　系统进行康复医学的全面教育似有困难，可以根据当地康复服务需求确定培训重点，选择一些容易操作、安全有效的适宜项目进行训练，注意培训基本功。

6. **培训评价**　按照乡镇卫生院康复岗位任务目录，通过客观结构临床考试测评学员的基本康复技能和适宜技术如物理康复、运动疗法、日常生活训练、技能训练、言语训练、心理咨询运用技能。对 50 个康复项目 524 项任务操作进行测试。参见李红玲、席彪主编《社区康复技术培训指导》。

7.4.6 健康教育技能培训

努力促进居民"不得病、少得病、晚得病"，健康教育是常用的有效手段。通过健康教育，提升居民的健康意识、获得健康知识和保护健康的方法，促使人们自觉采纳有利于健康的行为和生活方式，从而避免或减少暴露于危险因素之中，把导致疾病的危害拒之门外，帮助实现疾病预防、保健康复、提高健康水平的目的。有研究表明，农村居民中，健康意识比较差的人不在少数，不良卫生习俗、不良生活方式、不良居住环境、不正确的健康观念都是导致易得病、多得病、早得病的原因。这些不良因素破坏机体的生理状态，瓦解机体抵御疾病的能力，为疾病形成酝酿可乘之机，使那些本来可以通过早期预防的疾病不幸发生。健康教育有助于改变这种状况，最显著的例子是肥胖、高血压、糖尿病，这些慢性非传染性疾病如果控制措施有效，理应不该有如此高发的人群。据报道，目前全国患高血压的病人 2.66 亿人，占 15 岁以上人口的 24%，占总人口的 19.56%；全国患糖尿病的有 9840 万人，占 15 岁以上人口的 8.88%；占总人口的 7.24%。每年死于高血压的有 150 万人，死于糖尿病的 113.2 万人。为此，高血压、糖尿病病人每年的花费估计可能高达 400 亿元和 208.6 亿元，耗费了巨额的社会财富,给国家、家庭、个人带来极大的负担。

健康教育对高血压、糖尿病都有较好的早期干预控制效果。研究表明,如果采取有效的预防控制措施,它们的控制率可以提高到 27%,死亡率减少 40%。

事实上,基层能够开展的健康教育活动是有限的,但是,健康教育产生的效果可能是无限的。健康教育的对象应该包括所有公众,穷人或者富人,农民或者干部,有病或者无病的人;健康教育的内容十分广阔,包括一切与增进健康有关的主题,从生活到劳作,从饮食到休闲;健康教育的方法是多样的,包括一切能够让公众获得健康知识、明白影响健康的因素、学会正确的生活行为方式;开展健康教育的地点是不限的,教室、家庭、田间地头、病床旁边都可以。我们目前所能够开展的有限的健康教育活动,应该是问题最严重也最容易干预的领域。

健康教育不只是解决认知问题,更要改变人们的态度和行为,真正对健康有帮助的是行为改变。几乎人人晓得吸烟有害健康,因为吸烟引发的患病数量令人惊讶,由烟草危害导致的死亡人数每年翻新。然而,是否认识到吸烟危害的人都有愿望戒烟可不一定。戒烟是一个极为艰难的事情,烟民不愿戒除烟瘾,并且认为,吸烟可以暂时解除疲劳、解闷消遣。因此,在远期危害和近期"享受"之间,人们选择了眼前"利益"。卫生工作人员吸烟给公众带了个坏头,人们以为,医生最懂得什么对健康有害,如果连医生也在吸烟,老百姓就会认为吸烟不会对身体造成多大危害,这个行为就会继续坚持下去。还有,几乎人人知道适当锻炼可以增进体质、预防疾病,可是,真正能够坚持锻炼的人却又很少。如果乡镇卫生院所有工作人员自觉戒除不良生活习惯如戒烟限酒,周围的人就会意识到,这个问题很严重,连医务人员都不吸烟了,我们也应该引起注意,这时戒烟才有了可能。如果全科医疗团队成员动员全家人坚持身体锻炼,这一表率作用就是最好的健康教育,居民可能开始不以为然,但是,他们中的大多数迟早都会被吸引过来,逐渐成为生活中不可或缺的一部分。因为,健康是属于自己的,珍爱自己的身体是人们与生俱来的本能。

健康教育的目的旨在改变人们的行为。知道什么行为有害健康只是个开头,紧接着是说服人们接受认同这个观点,然后告诉人们如何做才是对的、是有利于健康的。锻炼可以增进健康几乎没有疑问,然而如何锻炼才能够利于健康则各有千秋。全科医生的工作重点应当放在指导公众如何锻炼上。比如 70 岁高龄的老人采取什么锻炼方式,每天锻炼的合适次数、时间、指标;40 岁的妇女如何锻炼,孕妇如何锻炼等等。每个居民的习惯喜好不同,选择的锻炼项目不同,全科医生应该为不同的人提供不同的锻炼指导。

健康教育是全科医生展示多种能力的广阔舞台,健康教育也是全科医生用较少投入换取更大回报的有效手段。

杨功焕的研究总结了中国人群与健康有关的行为特点:①中国男性烟草使用处在全世界人群中最高流行水平,女性和孩子被动吸烟的暴露率也最高,由于吸烟流行高峰不足 20 年,烟草带来的健康危害高峰尚未到来。②中国人的饮食正从热量和蛋白质摄入不足向高脂高糖的方向转化,而熏制食品的摄入依然问题严重。③中国人群中交通违章行为非常严重(42.7% 的摩托车驾驶员经常或者有时不佩戴头盔、23.9% 不佩戴安全带),(目前在农村)尤其是无证驾驶、酒后驾驶和疲劳驾驶,远远高于其他国家报告的水平,而保护措施的执行十分薄弱。其他与伤害发生有关的行为,如农药(农村有 24.2% 和 26% 报告家中经常或者有时存放农药)和鼠药(农村 5.3% 的家庭经常存放,22.3% 的家庭有时存放)的置放都显示了与伤害预防有关的政策制定、执行和管理方面的措施薄弱,使很多本可避免的伤害发生。④对肝炎、性病、艾滋病等感染性疾病预防有关的知识、态度和行为的调查显示,中国人群不仅对有关疾病传播途径的知识缺乏,而且恐惧心理很强,这导致了对感染者的歧视。这种社会恐惧心理和歧视,导致感染源中担心被歧视,甚至仇视社会的心态,由此产生隐瞒、甚至报复行为。这对切断传播途径相当不利,甚至使感染性疾病的控制策略走入恶性循环而失去效果,不利于控制。⑤人们对高血压、高血脂、乳腺癌、宫颈癌筛查的必要性认识不足,接受筛查的比例非常低。

健康教育应该在改变这些问题上承担责任,有所作为。

现在的健康教育热衷于形式而忽视效果。因为绩效考评把关注点引向对过程的过分审查上,如开展了多少次健康教育活动,有多少人参加。如果把多少人改变了不良健康行为、有多少有害暴露被避免或者减少作为评价指标,甚至把慢性病患病人数减少了多少,肠道传染病发生率下降了多少作为评价指标,全科医疗团队的服务模式就会发生重大转变,我们的健康教育将会进入一个新的水平。商家发现了健康产业的巨大潜在市场,各种健康宣传鱼目混珠,令人莫衷一是,不乏不法人员借机挖空心思误导公众,使为数不少的百姓陷入迷茫,甚至跌入宣传陷阱,受到伤害。

此时,最需要全科医疗团队通过科学的健康教育,以正视听。引导居民正确识别媒体健康宣传的内容,防止由于误判引发错误选择,通过有针对性的科学指导,让群众树立牢固的健康理念。这种通过认识错误提高群众健康维护水平的方法本身就是一种生动的健康教育活动。

全科医疗团队活跃在居民身边,居民太需要科学的健康指导。所以,全科医疗团队的任务远不止是开展了多少次健康教育活动,而是为居民进行了多少次健康指导,居民改变了哪些不良行为,最终由不良健康行为引发的疾病减少了多少。

比如,农户使用的切割食品厨具不分生熟、荤素、凉热由来已久。家庭成员并不认为这会是一种潜在危害;直接饮用生水可能是某些村庄人们祖祖辈辈的习惯;喜欢食用腌制食品已经成为某些农村的特色;产妇"坐月子"有许多不正确的限制等。如何改变这种现状？应该通过集中讲解与个别指导相结合的方式让居民认识到这些做法是不科学、不正确的,再用大量证据展示这些做法对健康的危害及其机理,之后也是最重要的,就是通过讲解和演示告诉人们正确的做法。关键要后续跟进,走家入户进行实地观察和调查,针对发现的问题提供具体指导,以实物模拟或者实际演示的方法告诉家庭成员正确的操作。定期回访和评估是保持巩固这些工作成效的重要手段。

可见,健康教育是全科医疗团队十分重要的任务,开展好健康教育要求团队成员具有较强的技能和较高技巧。

对全科医疗团队进行健康教育能力的培训,强化观念、发展技能、提高技巧三者缺一不可。必须对学员进行健康教育重要性和根本宗旨认知的强化培训。健康教育是实现全科医疗服务目标事半功倍的手段,但却不是急功近利的举措,要想立刻见效似乎很难。健康教育通过唤醒人们的健康意识,增加正确认识健康和疾病的基本知识,提高主动预防疾病、增进健康的能力,有助于人们科学理智地理解和对待疾病。如此重要的工作为什么不被重视？原因包括公众对于健康教育的需求还没有达到像患病后求医问药那么急迫的程度,人们会在疾病缠身的时候想到看医生,无病痛的时候多数人是讳疾忌医的。因此,主动寻求医生进行健康指导这种需求尚没有释放出来;同时,健康教育工作在业内也没有受到高度重视,由于健康促进工作效果的反映滞后迟发,人们没有耐心等待未来的成效;还有一个更为关键的因素是对实施健康教育的人员的能力要求较高,一次感人肺腑的健康教育活动需要讲解人员有广博的知识、丰富的临床经验、较高的交流技巧等诸多能力,特别是能够根据参加对象的反映审时度势、灵活运用,把讲课内容与听众的个人健康密切联系起来,这样才能入心入脑。通常这样的人在卫生院较少,即便有,也会被重用到医疗岗位而不会安排在健康教育岗位上。另外是过去基层服务没有把居民少患了多少病、健康改善了多少作为奋斗目标"包干负责",所以,广泛有效开展健康教育既有观念改变问题,也有技术不足问题。

在宁夏回族自治区有一个乡卫生院,长期坚持投入力量实施了一系列健康促进措施,居民经历了一段时间的冷漠以后,热情开始高涨,原因是反复不断的健康教育,循序渐进的引导,潜移默化地改变着人们的观念。突然有一天,他们发现新健康观念在他们思想中生根发芽,并且主导着生活行为,而且这些变化带来的是某些疾病明显减少的实实在在效益时,群众接受了。卫生院宣称他们的奥秘是3个"针对",即针对不同类别人群,针对居民健康问题,针对当地具体情况选择活动项目;3个"落实",即把知识落实到道理中,把态度落实到行动上,把行动落实到效果里。农民不很关注理论而重视利益,健康教育活动使他们少得病少花钱就是受益。卫生院注重配备优势力量认真开展每一次健康教育活动,健康教育活动形式多样,做到适应群众,密切实际,有趣实用,听得明白,学着能做。让那些避免了罹患疾病或者是改善了健康状况的人现身说法,逐渐带动起广大群众的关注和参与。他们对来自需求调查的每一次健康教育的内容、方法都进行有的放矢的精心斟酌,由在群众心目中有较高威望的临床医生亲自讲课,努力保证每一次健康教育活动不流于形式、不降低质量,不让任何一个故事和事例脱离现实、远离群众。他们把健康教育计划在各村人群最集中的地方公之于众,告诉人们什么时间将举行什么样的健康教育活动,这个活动与健康有哪些关系。计划清楚地说明每个活动的针对人群、具体内容、预期效果。在每次健康教育开始之前,他们都要分析讨论听众潜在的需求和感兴趣的内容,将健康教育内容与目标人群的个人或者家庭健康利益密切关联,准备多种教育方法和手段,根据现场反应选择最易接受最有效的方法,他们把演讲内容通过多种形式表现,如截取录像、剪辑图片、角色扮演、对话、讨论、发宣传单等,一切可行的有效方法都被用来展现生动活泼的内容。这比把心思用在购买什么样的纪念品吸引公众参与效果更好。

在基层,健康促进活动是连续的,因为针对某一人群的健康教育不仅是发出知识的信号,更重要的是在提高认知基础上,进一步改变态度,真正的期望是改变行为,建立健康行为,克服不良行为,最终结果是远离疾病、促进健康。所以,健康教育必须有后续活动,即对已经产生的有利于促进健康的成果进行维持和维护。

一个人行为的改变有时伴随着痛苦经历。再谈戒烟,让人们知道吸烟会引起、诱发疾病。全球每年有近600万人死于吸烟,其中有500多万人缘于直接使用烟草,另外有60多万非吸烟者死于"二手烟"危害。中国大陆吸烟人群逾3亿,另有约7.4亿不吸烟人群遭受二手烟的危害;每年因吸烟相关疾病所致死亡人数超过100万。

通过健康教育要使人们相信这一结果,吸烟者正在为自己培育疾病的种子,酿造疾病的果实,相信吸烟引发疾病是迟早的事。由于戒掉烟瘾这个过程伴随着某种痛苦,缺乏坚定意志的人会反反复复、痛苦挣扎,所以,持续的监督和鼓励是攻克难点的必须措施。

全科医疗团队的成员何以能够以极大的耐心和信心把周围的居民一个个从正在遭遇的健康危害中引导出来,用专业的方法和技术让居民建立健康的科学认知,转变对待危险因素的态度,最终落实到行为中。掌握这样的技能,培训责无旁贷。

学员知道健康教育的重要性只是增强信念的认知前提。不仅如此,还要知道健康教育的效果与他们日夜坚守的工作目标密切相关,与他们的工作绩效密切相关,进而与他们的职业发展以及酬金密切相关。培训要告诉学员健康教育的方法手段有哪些,每一种适合什么情况,需要什么条件,如何操作。让学员学会健康教育需求调查的方法、分析健康问题的方法,掌握健康教育的方法技巧,提升健康教育演讲的能力。培训还要特别关注另外 3 种能力,即组织开展健康教育活动的能力、激发听众兴趣的能力、鼓励参加者提出问题和积极参与讨论的能力。同时,要培训学员如何组织健康教育材料如制作多媒体课件、如何准备讲座、如何备课等。

培训提示栏目 13　健康教育技能培训

1. 教师认知　健康教育是全科医疗团队成员都应该具有的技能,在全科医疗服务的各个岗位都有对病人以及其他人群进行健康教育的责任。健康教育已经形成专门课程,并且发展为系统的传播学理论和技术。教师应该具有这些理论、技能和经验。特别是具有针对农村居民实施行之有效的健康教育项目的理论和经验。

2. 培训重点　健康教育的概念、方式、方法、意义,认知-态度-行为的基本原理,健康干预的方法与技术,健康知识与行为的调查方法,农村居民健康教育的特点;健康教育材料如多媒体材料的制作与使用;健康干预效果评价。

3. 培训难点　通过健康干预改变人们的健康行为是健康教育追求的目标,然而,干预技能需要反复实践和领悟才会不断提高。健康教育材料的制作方法,特别是多媒体课件的制作技术,对于不经常使用计算机软件编写 PPT 文件的人来说,需要有个熟练过程;演讲、沟通与示范是健康教育者必须具备的技能,但这不是一蹴而就能够掌握好的;健康干预方法与效果评价对于乡镇卫生院来说,也是新知识、新技术。

4. 培训技巧　演练是获得健康教育基本技能的有效培训方法;健康教育人员应该拥有较为宽广的人文知识、医学知识,这对提高健康教育资料制作和宣传的质量非常重要,应该培养学员综合、灵活运用健康教育方法的能力;培训中应该通过具体案例反复演练和实践,教师注意纠正学员的问题和不足。

5. 注意事项　目前,各种渠道开展的健康宣传活动丰富活跃,但有针对性的健康教育材料和实施健康教育的社区活动仍然与居民健康需求联系不紧密。健康教育要遵循科学精神,教授科学知识,帮助人群客服不正确、不科学的保健方法。提醒学员防止脱离科学误导群众。让学员掌握形式多样、生动活泼的宣传方法。

6. 培训评价　考量健康教育能力,重点应该放在健康教育需求调查、设计和准备健康教育活动、常用健康教育方法运用、演讲技巧、健康教育效果评价 5 个关键环节上。

7.4.7 计划生育技术指导与管理技能培训

无论组织机构如何设计和改革,乡镇卫生院在计划生育技术指导与计划生育管理方面都将承担重要职责,因为,家庭计划生育与居民健康密切关联,是全科医疗服务的内容之一。图 7-37 表达的是乡镇开展计划生育工作涉及的主要任务。基层卫生工作人员在计划生育工作中所需要的管理能力与技术能力兼而有之。

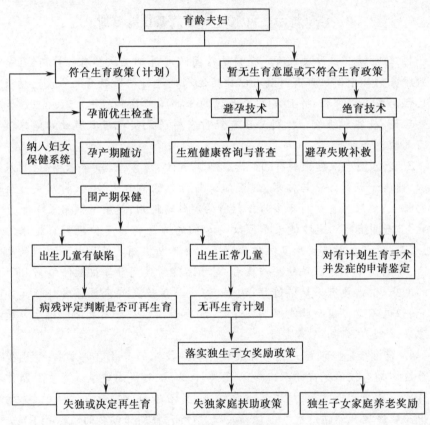

图 7-37 乡镇计划生育服务框架

计划生育在中国是一项基本国策,贯彻落实基本国策需要熟悉相关法律法规和政策,熟悉推行计划生育政策落实的各项工作流程和激励制度,并且把这些制度执行落实到位,从而得到广大公众的理解支持。基层卫生计划生育专业人员对贯彻落实计划生育政策有不可替代的作用,是直接宣传政策、落实政策、提供家庭服务和人文关怀的团队,以家庭为单位的计划生育照顾是全科医疗服务的组成部分。

让公众正确认识计划生育的意义需要有效的沟通技能,严格执行计划生育政策需要有较好理解解读政策的能力,能够根据不同家庭的状况和夫妇意愿提供咨询和选择科学可接受的节育、避孕措施,不仅如此,有关合理安排生育、提供优生优育指导、妇儿保健也在计划生育服务中必不可少。

过去,多数地方的计划生育工作由一个专门团队负责,并不包括在卫生院职能中。随着卫生和计划生育机构改革的深入,乡镇卫生院与乡镇计划生育所会进行资源整合,从而充分优化人力资源和技术资源,最大可能地发挥他们的专业优势。这也将弥合两者之间业已存在的裂痕。

这对双方都是挑战。因此,培训将面临更大任务。

计划生育技术的培训难度不大,但须严格;计划生育政策管理培训并不简单,因为计划生育目前仍然是个敏感话题。基层不可以实施超越其职责和能力的计划生育技术。避孕药具使用的指导应该按照规范和指南具体化、个性化。

计划生育在全科医疗服务中扮有重要角色,它涉及家庭成员健康、家庭文化,影响家庭的和谐美满生活。完成好计划生育工作,不仅需要具有人口学、社会学、心理学、医学、生殖健康等多方面的知识技能,还需要有良好沟通、有效协调、把握政策等能力。计划生育的相关学科培训也不可或缺,如心理学、生殖医学、优生优育、人口学、经济学等等。

我们把计划生育技术指导任务列入乡镇卫生院工作任务库,并据此设置岗位和配置人员,明确岗位任务。

培训提示栏目14　计划生育技术指导与管理技能培训

1. **教师认知**　计划生育是贯彻基本国策的重要工作,乡镇承担着基层最重要和不可替代的责任。乡镇计划生育工作兼有管理和技术指导两方面内容。教师应该熟悉基层计划生育工作实际,理解有关政策规定,不仅对计划生育操作技能熟练而富有经验,而且掌握计划生育手术的风险与控制。计划生育不单是个技术问题,人文关怀、政策落实也不容忽视。

2. **培训重点**　有关人口学、社会学、心理学、医学、生殖健康、优生优育等背景知识。乡镇计划生育任务,计划生育主要政策与规定,避孕药物、器具的使用指导与不良反应处理,计划生育手术操作规范。参见杜丽荣、席彪主编的《计划生育管理与技术培训指导》。

3. **培训难点**　计划生育手术操作如宫内节育环放取技术、吸宫技术、输卵管结扎技术、输精管结扎技术都需要严格规范的临床实践训练;计划生育工作中问题解决与困难突破方法;沟通与宣传技巧;入户指导技术。

4. **培训技巧**　由有基层计划生育管理与技术指导经验的人进行培训会把工作中的许多细节和容易出现的问题强化给学员,并提供经验借鉴。手术培训必须在符合教学要求的机构由带教教师一对一指导训练。

5. **注意事项**　面对群众的计划生育工作需要理解熟悉政策,同时具有较高理论水平与较高技术、艺术与技巧,与通常的医疗工作有所不同,需要做许多心理工作和人文关怀,需要具有高度责任感和敬业精神,这些都应该体现在培训中。实施计划生育手术必须严格按照规定进行。

6. **培训评价**　需要对技术工作、管理工作、政策理解等多方面的能力进行评价,理论考试、工作观察、技能测试等方法均可应用。

7.5 全科医疗团队相关技能培训

7.5.1 沟通能力训练与培训

沟通是人与人之间思想与感情的传递和反馈的过程,是团队成员之间或者与服务对象之间进行的事实、思想、意见和情感的交流。对于全科医生来说,沟通是完成所有工作任务的工具,医疗、预防、保健、康复、健康教育、计划生育指导等各项工作计划的实施都离不开沟通。与居民沟通,能够获得群众的健康需求,同时将健康信息传递给他们;与病人沟通,可以了解其疾病状况,同时就医疗方案倾听其意见;与同事沟通,可以彼此交换工作信息,从而在团队内达成共识;与社会各界沟通,可以争取项目支持,帮助解决卫生问题。

沟通在全科医疗团队工作中时刻需要,是全科医疗团队成员的一项重要技能。有研究发现,在基层医疗卫生工作中,因为沟通不良发生的问题很多,以致影响到工作计划的实施和工作质量,甚至会引发纠纷。基层卫生工作人员有强烈的沟通愿望,他们渴望能够成为一名与各利益相关方面成功有效的沟通者。事实上,全科医疗服务工作中,每天都无时无刻不在进行沟通,然而,有人效果较好,有人效果较差。如果同一件事情分别让沟通能力不同的两个人去处理,效果可能会大相径庭。这就说明,沟通技能在起重要作用。

在农村卫生工作中,常用的沟通有以下3种方式:

(1)口头沟通方式:团队成员与服务对象之间最常见的交流方式是交谈,也就是口头沟通。常见的口头沟通如医生、护士查房询问病情,与病人家人讨论治疗方案、说明病情;与上级医院医师报告病情,进行远程会诊;与学员或者公众沟通,进行健康教育或者授课等,凡此种种。口头沟通的优点是快速传递和快速反馈,在这种方式下,信息可以在最短的时间里被传送,并在最短的时间里得到对方的回复。如果接受者对信息有所疑问,迅速的反馈可使发送者及时检查其中不够明确的地方并进行改正,也就是说,病人如果没有听懂医生的问题,可以当下作出反应。

（2）书面沟通方式:医疗保健工作经常用文书的方式进行沟通,包括备忘录、病历记录、检查申请单、会诊邀请函、专业期刊、书本、健康宣传栏、健康宣传单、卫生服务公告、项目报告、年度总结及其他任何传递书面文字或符号的手段。书面沟通具有持久、有形、可以核实等优点。一般情况下,发送者与接受者双方都拥有沟通记录,沟通的信息可以无限期地保存下去,如果对信息的内容有所疑问,过后查询完全可能。对于复杂或长期的沟通来说,尤为重要。书面语言比口头语言考虑得更周全,可以把东西写出来供对方理解思考。因此书面沟通显得更为周密,逻辑性强,条理清楚。书面沟通也有缺陷,比如虽然表达精确,但耗费了更多的时间,但是医疗行为的书面记录是不可省略的,如书写病历,记录病程、手术记录都是法定的留存档案。书面沟通的另一个缺点是缺乏反馈,缺乏灵活性。口头沟通能使接受者对其所听到的情况提出自己的看法,而书面沟通则不具备这种内在的反馈机制,其结果是无法确保所发出的信息被接收到;即使被接收到,也无法保证接受者对信息的解释恰好是发送者的本意,如健康教育适合于口头讲解沟通,而计划生育政策就应该通过文件形式书面沟通。

（3）非语言沟通方式:一些极有意义的沟通既非口头形式也非书面形式,而是非言语沟通。当医生触摸病人腹部时,病人显示出的痛苦表情告诉医生他/她那里疼痛,病人情绪激动的姿态提示医生某种疾病的可能;医生或者护士无可奈何地摇头,会让病人感觉疾病非常棘手难治,周围人神秘谨慎的眼神会让病人感觉预后不好,健康教育中听众的不屑一顾表示他不认可讲解的观点。不过,非言语沟通中最有特色的是体态语言和语调。病人对医生的任何语言和表现都具有极度敏感性。体态语言包括手势、面部表情和其他身体动作。比如,一副咆哮的面孔所表示的信息显然与微笑不同。手部动作、面部表情及其他姿态能够传达诸如担心、恐惧、傲慢、愉快、不耐烦等情绪,即使是医护人员在其他地方生了气,如果把不愉快或者烦躁情绪带到工作中,病人也会产生许多猜测。语调是指个体对词汇或短语的强调,假设病人问护士一个问题,护士反问道:"你这是什么意思?"反问的声调不同,病人的反应也不同。轻柔、平稳的声调与刺耳尖利、重音放在最后一词所产生的意义完全不同。大多数人会觉得第一种语调表明某人在寻求更清楚的解释;而第二种语调则表明了此人的攻击性或防卫性。任何口头沟通都包含有非言语信息,有研究发现,在口头交流中,信息的55%来自于面部表情和身体姿态;38%来自于语调;而仅有7%来自于真正的词汇。电子媒介是当今发展最快的沟通方式,医疗卫生服务正在向电子化迈进。除了极为常见的媒介(电话及公共邮寄系统)之外还拥有闭路电视、计算机、静电复印机、传真机等一系列电子设备。将这些设备与言语和纸张结合起来就产生了更有效的沟通方式。其中发展最快的是电子邮件,只要计算机之间以适当的软件相连接,个体便可通过计算机迅速传递信息。存贮在接受者终端的信息可供接受者随时阅读。电子邮件迅速而廉价,并可同时将一份信息传递给多人。如今通过 QQ、MSN、微博、微信等电子方式,形成人与人之间的广泛沟通方式,互联网形成的快速传播,是未来不受距离限制的便捷沟通工具,病人和广大群众通过电子媒介与卫生人员联系的越来越紧密、越来越普遍。

沟通培训应该关注这两项特别技能:积极倾听的技能和冲突处理的技能。

积极倾听的技能:目光接触在倾听时具有无穷的含义,目光的变换可以表达不同的喻意,假如你在与同事说话,他\她却不看你或者四处张望,你会感觉如何? 大多数人将其解释为冷漠和不感兴趣。医生在倾听病人的述说,病人会通过观察医生的眼神判断你是否在用心倾听。与沟通对方进行目光接触可以使你集中精力,减少分心的可能性,并使说话的人受到鼓励。赞许性的点头、恰当的面部表情与积极的目光接触相配合,告诉对方你在认真聆听,他\她会更有信心的陈述自己的观点。表现出感兴趣的另一做法是控制那些表明思想走神的举动,倾听时,应该避免看表或者心不在焉地翻阅文件或者拿着笔乱写乱画等动作。这会使说话者感觉到你很厌烦或不感兴趣,病人可能理解为没有受到医生关注,这也表明你并未集中精力,因而很可能会遗漏病人想传递的信息,特别是在询问病情或者进行流行病学调查时会失去许多重要信息。学会提问十分有用,特别是在讨论和解决问题时。具有批判意识的倾听者会分析自己所听到的内容,并提出问题,这一行为提供了沟通内容的清晰度,保证了理解。复述也经常需要,用自己的话重述对方所说的内容,如"我听你说的是……"或"你是否是这个意思?"重述的理由之一是核查你是否认真倾听的最佳监控手段,如果你的思想在走神你肯定不能精确复述出完整的内容。理由之二,它是精确性的控制机制,用自己的语言复述说话者所说的内容并将其反馈给说话的人,可以检验自己理解的准确性。在沟通中避免中间打断正在说话的对方:在你作出反应之前先让说话者讲完自己的想法。如果手头没有紧急的事情,尽量听对方把话说完,而不要去猜测他的想法,认为自己已经知道对方要说什么了,于是打断对方的继续陈述。有时外边等着若干病人,你心里很急,此时遇到慷慨陈词、滔滔不绝的陈述者,他的说话内容已经远远偏离了主题,而你又急于处理别的事情。怎么办? 这时你要克制自己的焦急心态,优先解决最急情况,但是应该告诉对方突出重点,简明扼要。

大多数人乐于畅谈自己的想法而不是聆听他人所说,很多人之所以倾听仅仅是因为这能让别人听自己说话。

冲突处理技能：冲突会在与同事、签约人或病人的沟通中出现。当冲突过于激烈时，采用什么手段或技术来减弱冲突，可以从 5 种冲突解决办法中进行选择。

选择回避。当冲突微不足道时，冲突双方情绪极为激动而需要时间使他们恢复平静；当付诸行动所带来的潜在破坏性会超过冲突解决后获得的利益，选择从冲突中退出或者抑制冲突，这是最好的解决办法。如面对服务群众或者病人家属的某种不适当抱怨、指责时，工作人员可以采取回避的办法。

选择迁就。当争端的问题不很重要或希望为以后的工作树立信誉时，把对方的需要和考虑放在高于自己的位置上，从而维持和谐关系，顺从了他人的看法就是迁就。如某一病人在静脉输液时指定只让某一护士操作，这时，可以尽量满足其要求。

选择妥协。当冲突双方势均力敌时，希望对一项复杂问题取得暂行的解决方法，当时间要求过紧需要一个权宜之计时，要求每一方都作出一定有价值的让步，妥协是最佳策略。如在与病人及其家属解决医疗纠纷时常可采用这种方法。

选择合作。当没有时间压力，冲突各方都希望双赢的解决方式时，或者当问题十分重要不可能妥协折中时，合作是最佳策略。它完全是一种双赢的解决方式，此时冲突各方都满足了自己的利益。全科医疗团队最常用的是合作。如与病人合作，与签约居民合作、与社会组织合作，与政府合作等等。

以下介绍与 9 种特殊病人的沟通技巧。

——与儿童沟通

与儿童沟通前应该营造一个适合儿童特点的环境。在接诊儿童的候诊室准备一些玩具、儿童图书，墙上贴卡通画等。对于能够表达的儿童，就诊虽然有其父母或者其他家人陪伴，那也不应该忽视与儿童直接交流。询问儿童宜采用诱导的方式，结合其父母提供的观察信息，获得较为正确的信息。与儿童相处要注意其感受，给予适度的关爱与鼓励是必要的，例如在做某项检查时，应先简单地向小朋友说明，留意其感受，予以安慰，并用一些小礼物或称赞的话，鼓励儿童的表现，有助于配合和沟通。

——与青少年沟通

青少年是一个很难取得良好沟通效果的对象。青少年多愿意自主，不愿父母在旁或代其发言，也不喜欢被当做儿童来对待。因此与青少年会谈时，应留给他们尽量发挥的空间，并征询是否愿意父母陪伴。言谈的方式也要采用成人对成人的模式。青少年最不耐烦说教式的长篇大论，应注意避免。要适度认同青少年的想法，并为其剖析现实状况，让他们能参与诊断及治疗计划。

青少年常有成长过程中的身心问题,如逆反心理、家庭管制及过高的期望、对身体形象高度关注、异性的交往等。其中有些问题对青少年是高度隐秘的,因此,除非其同意,否则均应予以保密。对青少年普遍因害羞而不愿启齿的事项,应有充足的认知及敏锐的观察力,利用会谈的技巧来发掘及探讨问题。

——与老年病人沟通

老年人在身心方面的主要问题包括多重疾病(如高血压、糖尿病、关节炎、视力听力降低等)、心里感到失落和不受尊重以及经济困难等。在沟通时,要有足够的同情心和耐心,倾听其心声,肯定其以往的成就,鼓励其生活的信心,必要时动用家庭及社区资源,给予经济、医疗及心理上的支持。老年人由于认知及感官能力降低,在会谈中应主动地将要点重复及条理化,必要时可将重要事项写个提纲,以便老人随时参考。询问也应力求简明,以对方能明了及确实有效与可行为原则。

——与预后不良患者沟通

与预后不良的患者(如严重残疾、癌症、多种慢性病等)沟通时,应充分表达同情心及正向态度,以中性的立场为病人谋求最佳的处置方案。全科医生所要做的是,减轻患者身体的痛苦以及给予心理上的支持,后者对于诱发病人积极振奋的精神状态十分有效。如:"既然你很爱你的家人,你现在就不该那么沮丧,因为你现在这种精神状态使得家人一定比你还难过!"医生不应给患者不切实际的保证,以免患者以后因失望而更加绝望,但可保证将持续帮助他们。此外,不宜抑制患者悲哀的心情,而是要给予他们必要的心理支持,让他们能面对现实,有时倾听就具有很好的疏解效果。

——与有疑病症倾向患者的沟通

这种病人有疑病的心理倾向,也就是过分关心自己的身体状况,总担心身体某部分有病。当医生为他们解决了一项疑点后,他们立即会将注意力转移到其他组织器官,并害怕、推想是否得了某种疑难杂症(如癌症)。他们常对检查结果不太放心,这往往令医生感到疲惫不堪,也无成就感。在面对这类病人时,除了认真地排除其是否真的有身体疾病外,应给予适度的支持与关心,因为有疑病倾向的人,心理上往往既缺乏安全感又特别希望别人关心。重要的是应该努力发掘病人成长及日常生活情况,帮助病人正视自己在现实中所遭遇的困难,以指导其如何去调适。

——与多重抱怨患者的沟通

这类病人可以主诉多系统、多器官的症状,可以告诉你他\她从头到脚都不舒服,但这些症状通常都很含糊,如头晕、倦怠、酸痛等,有时也抱怨生活、工作、社交等方面的事件,即所谓的社会紧张综合征。这类病人抱怨医生的治疗无效且症状不断,常使医生感到无从下手。这些人常有焦虑及不满的心理,又多缺乏家庭及社会资源,因此在沟通时须了解其真正问题,而不是局限于所抱怨的事情上,可能是生活压力事件或资源不足等所导致的调适不良的结果,故应从这些方面给予照顾。

——与充满愤怒患者的沟通

这样的病人现在越来越多,有时可以因为一点小事甚至是一句无关紧要的话而被激惹。他们说话愤世嫉俗,容易发生冲突,不遵医嘱并且有抗拒心理。病人多因疾病使个人目标受到挫折、生活压力无处疏解,导致人格异常。因此应以坦诚的态度,表达积极协助的意愿,并设法找出病人挫折及压力的来源加以疏解。笔者在 2012 年进行的 10 省区乡镇卫生院服务现状调查时发现,有近 60% 的卫生工作人员最担心病人的愤怒和发生纠纷。

——与依赖性强的患者沟通

这类病人会将所有问题都依托给医生来解决,认为医师可给予其无穷的帮助,因此常缠着医生,使医生疲于应付,最后常使医患关系恶化。因此应在建立医患关系的早期,即告知病人医生所能负责的极限,鼓励他们主动地解决自己的问题,并协助其利用各种有效的资源,以减少对医师的依赖程度。

——与临终病人的沟通

对临终病人要显示出同情、热忱、支持及尊敬。要认识到大多数不久人世者可能都要经历从不接受、与疾病抗争、沮丧直至接受死亡的一系列痛苦阶段。在每阶段都应给予情绪上的支持,并提供连续与综合的服务:对症处理、姑息疗法、解除身体上的疼痛与不舒服;诚实回答病人的问题,并以能接受的程度向其说明真实状况;动员病人家属、社区服务机构或同事朋友提供服务。此外,应给病人家庭成员以必要的支持,包括情绪与心理调适,健康状态观察以及照顾过度悲伤反应的人,并帮助其进行适度的心理宣泄。

沟通技能是难度较大的培训项目,因为每完成一次沟通,看似容易,实际上是对团队成员知识、能力、素质、态度的综合考验。沟通能力和技巧不是一蹴而就就可以学会的,需要经过较长时间的实践,不断汲取教训、总结经验。团队培训时需要提醒 5 点:一是作为卫生专业人员与服务对象进行交流,由于存在信息不对称,所以,要充分考虑对方的认知情况,而不是夸夸其谈专业理论。二是应该具有明晰完整的思路,能够按照人们的基本认知过程表达思想。混乱的表达只能把对方引向迷茫。三是应该有较好组织语言的能力,把想表达的意思巧妙地安排在各个部分,以免敏感问题集中引起对方的顾虑,沟通过程会出现许多不确定因素,把握的如何,关键在于沟通者的综合能力。四是要有敏捷的思维和判断能力,准确感知和理解对方的想法,适时调整沟通进程。五是要具有良好的态度,能够保持耐心,坚定信心,同情对方的不幸遭遇,对于对方的冲动和误解给予宽容理解,引导对方能够按照服务工作的需要达到沟通预期效果。

沟通技能培训是一个长期训练、漫长积累的过程,教师能够做的是把沟通基本方式方法及注意事项告诉学员,通过多种方式训练学员的思维、表达和反应,让学员反复实践,在真实或者模拟情景下,尝试与服务对象沟通,与同事沟通,同学之间互相沟通。教师从中发现问题,给予指正。沟通技能可以随时随地进行,任何交流过程都是培训的机会。

培训提示栏目15　沟通能力训练与培训

1. **教师认知**　沟通能力训练在我们的医学生教育中仍然没有得到足够重视,需要不断提高这方面的认识。临床出现的许多服务纠纷源于沟通不良所致。担负沟通能力训练的指导教师应该具备一定的沟通理论和有效沟通实践经验,能够运用各种能力和技巧,体现用真心去与对方进行包括语言、非语气方面的交流,最终达到和谐共赢的目的,从而给学员做出示范。

2. **培训重点**　必要的沟通理论如人类行为学基础、沟通的基本要素与基本特征、沟通中的语言系统和肢体语言系统,影响沟通的因素如价值观和兴趣对沟通行为的影响,个性特质对沟通行为的影响。人际关系形成因素。医患沟通的特点与技巧。

3. **培训难点**　沟通基本理论,沟通技能如语言技巧和非语言技巧的运用。沟通影响因素的控制。

4. **培训技巧**　语言技能需要通过各种案例向学员展示不同情节与对象的沟通方法,让学员进行角色扮演,教师给予点评。非语言沟通应该有较为规范的演示,让学员参照练习,教师给予纠正。

5. **注意事项**　让学员认识到沟通是相互交流、理解的双赢过程,而不是把自己的意识强加给他人,与病人的沟通不是简单的告知,是让病人理解医疗方案和医疗措施的过程。与服务对象的沟通不是灌输什么内容,而是获得对方认知的过程。沟通双方应该是平等的。

6. **培训评价**　学员应该理解基本沟通理论,掌握沟通技能,逐步形成个人的沟通方式和风格。这些可以通过理论考试、案例观察、角色扮演观察等方法评价。

7.5.2 科研能力培训

基层卫生工作人员经常提出这样的问题:我们没有条件开展科学研究,我们没有能力开展科学研究,科研对我们几乎是可望而不可即的,是一种奢望。

笔者曾经帮助过一个乡卫生院的科研项目,当成功以后,他们感叹地说,原来科学研究在我们这里也能进行,我们缺乏的是科学研究的基本理论和方法。开始与他们讨论科研选题时这样问他们:你们认为现在你们卫生院的工作有问题吗?有不尽人意之处吗?如果有,是什么?他们列出大约 10 多个问题,如医疗质量不高、培训学习效果不佳、专业技术能力不强、对职业前景表示担忧、有关优惠政策没有落实、公共卫生技术不规范、工作人员积极性不高、技术竞争压力大、公众对服务不满意、卫生院管理效率低等。接着与他们一起把以上问题按重要性排列起来,确定为前 3 位的是:卫生院优惠政策没有落实、专业技术能力不强、技术竞争压力大。进一步让他们评价这 3 个问题,哪个是在卫生院容易解决的?他们认为是第二个问题"专业技术能力不强"容易解决,第 3 个问题可以随着第二个问题的解决而改变。于是,我们共同对第 2 个问题"专业技术能力不强"进行分析,大家指出解决该问题至少有 14 个影响因素在起作用,包括卫生专业人员的个人素质、个人专业教育基础、毕业以后专业工作经历、接受培训的机会、培训的效果、培训与实际工作的相关程度、自我学习提高积极性、卫生院技术条件、职业发展环境、居民的信任度、上级专家指导、工作中提高的机会、工作绩效评价、与外界交流等。之后与他们逐一讨论每个问题的成因和表现,分析影响因素,确认哪些是卫生院可以控制的,并且把影响最大、最容易解决的因素排列起来。接下来,我们开始确定解决问题的目标,把影响较大、容易控制的问题确定为要改变的目标。以此为目标,设计出课题研究方案,并且完成了课题计划,最终产出了综合提高乡镇卫生院在岗人员技术能力的"政策-培训-管理一揽子方案"的研究成果,评估专家对这项研究给予了高度评价,认为具有推广意义。这极大地鼓舞了乡镇卫生院开展课题研究解决现实问题的积极性和信心。

参与这次研究活动的卫生院工作人员对于什么是他们可以开展的科研作了如是回答,他们认为,用科学思维和科学方法研究解决工作中存在问题的实践过程就应该是科学研究。这完全可以给他们的答案打个高分。随后又系统地给他们介绍了科研设计、科研方法、科研实施、科研控制、科研评价等科学研究的基本理论,并且,把"居民健康档案信息和基层卫生信息利用方法"确定为一个研究课题,由他们按照科研的基本思路和方法设计和实施。最后他们成功地完成了居民健康信息和基层卫生信息在乡镇卫生院保健计划中应用的研究。并且,对其实施效果进行了评价,认为他们总结出的利用居民健康信息和基层卫生信息资源考虑当地卫生问题的方法是科学的、可以明显提高利用信息资源更好地为医疗保健工作和科学决策服务的水平。这次实践也有助于说明,乡镇卫生院可以开展科学研究,特别是针对工作中存在问题的研究,既有用也可行。通过参与研究,对于促进基层卫生工作人员建立科学思维、运用科学方法研究解决问题产生了重要影响。

基层开展解决现实问题的研究，其影响不仅仅是研究结果本身的作用，更重要的是促进基层卫生工作人员建立科学思维，能够应用科学原理解释和解决全科医疗服务问题，能够与现代医学进展和技术进步进行沟通，能够用科学方法和技术改进和创新全科医疗服务工作。

通过科研能力培训，应当让基层卫生工作人员深刻理解到：①科研是为了解决存在问题而开展的严格控制的活动，因为有问题需要找出正确的解决方法，所以，问题就是研究命题。②不要以为只有在威严的实验室和尖端精密仪器条件下做的才是科学研究，乡镇卫生院为了使基本公共卫生服务项目产生更大效益，经过科学探索，创新了一系列管理方法，这些实践和探索同样具有科学意义。③经过科学设计、用科学方法和技术揭示某种规律、观察某种方法、检验某种结果、进行某项试验等均可以认为是科学研究。乡镇卫生院面临的问题很多，所以，开展科学研究具有无限广阔的空间。④同时必须强调，凡是作用在人体上的各种方法、技术要严格控制，不可以随意试验，也不可以随意创新，必须要经过严格的论证和审查。

目前，绝大多数乡镇卫生院专业人员科研能力较低，甚至没有接受过科研能力训练，但这不应该成为放弃培训的理由。

全科医疗团队科研能力培训应该注重以下3个方面：

一是科研思路的建立。科学研究的基本思路就是用事实和证据揭示规律和真理，这个事实和证据是经过严密设计和严格控制、用公认的科学方法产生的。科学方法追求的如研究样本的代表性，干预措施的可行性，资料来源的可信度、数据处理的准确性，结果判断的客观性，研究结果的可重复性等。研究就是用客观事实和证据论证假设的过程。当然，不能忘记，研究是在回答还没有正确解决的问题，是站在别人研究的前沿解决新的问题。

二是科研方法的掌握。寻找真理的方法很多，但这些方法首先应该是经过科学研究发现并经过实践检验是正确的。科学研究很关键的环节是选择解决问题最适宜的方法，如同度量身高应当选用有距离刻度的尺子而不是使用标有重量刻度的秤。如果乡镇卫生院想要知道服务区居民有哪些健康需求，那么，使用调查的方法较为适宜，按照统计学原理对服务人群总体进行随机抽样，再对这些样本进行调查，从而得到居民健康需求的答案。调查问卷就是研究工具，确定问卷内容应该紧扣调查目标，调查内容效度越高，表明调查满足目标的程度就越高。调查表的设计也非常体现技巧和经验，一张好的调查表，其内容不仅简明易懂，也容易并且愿意使被调查者接受和回答。至于一份好的调查表怎样才能获得真实信息，可以选择不同的调查方法，如果时间、资源没有太严格限制，由经过统一培训的合格调查员亲自按照调查要求面对面询问和记录其结果最为可靠。如果时间、资源受限制，必须在短期内完成调查，那么可以通过互联网或者其他现代通讯工具也可以完成调查。如果想得到的信息比较专业而且具有深度和开放性，那么，个别访谈就比较有效。如果卫生院想知道自己设计的人群健康管理方案是否有效，最好选用试验研究的方法，对方案试用前后的结果用相关指标进行客观评价，从而获得其应用成本、应用效果方面的对比结果，以说明这个方案的价值。有资料表明，乡镇卫生院也可以进行某些适合于基层条件的临床医学、公共卫生等方面的实证研究，但需要训练有素的专业人员和相应的环境条件，在上级医疗卫生机构的引领指导下开展，或者与专业科研团队合作，是基层卫生服务机构开展科研的可取途径。

三是科研结果的评价和运用。必须让团队成员明白，科学研究是探寻追求真理的过程，不是所有探索都一定有成功的结果，失败也是正常而且有意义的，失败会提醒他人"此路不通"。因此，对于科研结果的评判应该严肃认真、实事求是，严禁杜撰和虚构。评价科研结果主要是看研究目的是否实现，科研的方法是否适宜，科研结果是否准确客观，研究结论是否正确。我们发现，目前基层卫生服务机构开展的科研，很多是迫于专业技术职务晋升所需，因此表现出急功近利，甚至弄虚作假。如果能够从解决医疗卫生服务问题的需要出发，或者从专业兴趣、职业发展需要出发，基层科研工作就会展露出无限希望。

科研能力有助于增强和提高专业能力。全科医疗团队进行科学研究的意义不仅局限于获得研究成果，更重要的是解决工作中存在的问题，探索解决问题的方法，其深远影响是历练科学精神和培养科学思维。科学研究对于增进团队合作精神、提升团队文化品质也是不可忽视的。

最好的科研能力培训方法就是参与式学习，让学员与科研人员一起经历科研选题、设计、论证、实施、控制、评价、总结全过程，从中获得科学思维、科学方法的基本技能。

培训提示栏目 16　科研能力培训

1. **教师认知**　教师应该具有一定的科研能力，并且主持或者参与过完整的科研过程。教师需要认识到，科研就是为了解决现实问题，工作中遇到问题通过科研方法来解决。乡镇卫生院有自己的问题，因此，科研也是为了解决自己的问题而进行。不要把科研搞得很神秘而高不可攀，用科研方法解决工作问题会寻找到更为科学、严谨、客观的办法，从而使解决问题的方案更可行，更有效。鼓励基层卫生技术人员开展科学研究，对于促进良好组织文化形成和构建学习型团队意义重大。

2. **培训重点**　注重查阅文献、发现问题、确定选题、课题设计、数据处理、资料分析、撰写报告、撰写科研论文等方法的系统培训。把重点放在基层容易开展的科研项目如调查研究、健康干预研究、社区流行病学研究、慢性病管理研究、全科医疗服务研究等方面。

3. 培训难点 科研思路和流程的建立需要转变观念和习惯方法;一些统计学方法会使没有受过严格科研训练的人感到困难;改变学员对于科研高深莫测的认识,需要通过实践证实。

4. 培训技巧 通过模拟或实践若干个与基层科研工作相关的课题使学员对科研工作产生兴趣,之后,让学员讨论工作中遇到的但没有寻找到科学解决办法的问题,再针对其中 1~2 个问题进行科研设计,如果有条件,带领学员把这个课题做完,让大家分享成果和快乐。

5. 注意事项 不要误导学员认为科研一定是研究机构、大专家、高科技实验室里才能够做的事情,基层有其自身需要研究解决的问题。不要把统计学做为培训科研的主题,关键是培养学员的科研思路和崇尚科学、追求真理的精神。使学员认识到科研是职业向更高层次升华的阶梯。

6. 培训评价 评价目标应该关注学员是否能够发现问题、分析问题,用科学思路和方法解决问题。可以通过考试、工作考察等评价方法测试学员对科研一般方法技术的掌握和把科学精神落实到全科医疗服务之中的情况。建议采取案例评价和理论考评相结合的方法。

7.5.3 职业品德修炼

自从 2004 年出版了《医生职业修炼》一书后,有关医生修炼的讨论至今没有停息。曾经接到来自全国各地 51 位读者的来信和电子邮件,其中有 11 位是乡镇卫生院和社区卫生服务中心的医生,他们多数表达的意思是同意书中的观点,但是也流露出对于基层卫生人员职业发展的担忧。时过境迁,形势在不停地发生变化,今天再重新提起这个话题,显然对全科医疗团队职业修炼产生了新的认识,但是没有改变原来的价值判断。

笔者依然认为,医生职业修炼主要应该在 3 个方面:一是职业品德修炼;二是职业思维修炼;三是职业技能修炼。不止是医生,全科医疗团队的所有成员都应该潜心修炼,通过一生的不懈努力,才有可能铸就卫生工作人员的崇高品格。其中,职业品德修炼应该是第一位的,因为具有高尚品质的人才可以将医学技术正确地运用到防病治病、解除病痛的事业当中,技术娴熟的外科医生如果行为不端,有可能混迹于非法倒卖人体组织器官的黑市之中;行为不轨的临床专家也有可能成为通过蒙骗病人牟取利益的杀手。所以,要做一名好医生,同时必须做一名品德高尚的人,做一名有爱心和同情心的人,做一名有公平正义、有责任感和使命感的人，做一名崇尚生命、追求科学、病人利益优先的人。

卫生专业人员如何进行职业品德方面的修炼？教育学理论认为，"态度（情感领域）"的形成是通过以下过程完成的：对于某种与情感有关的事件，例如，当实习的学生发现有临床带教老师每次都积极热情帮助病人，协助其料理生活，帮助其节省费用，耐心回答病人的问题，总是面带微笑地与病人交流，鼓励病人坚强信心、渡过难关、战胜疾病的一系列表现，这种做法会潜移默化对学员产生影响。首先能够引起学员的关注、留意，表示赞许，接下来会对这种行为产生积极正向反应。由于赞同这一做法，学生会经常对同学赞美和传颂该事，有时会模仿，之后，逐渐从心里认为帮助病人这个行为非常有意义，是人类共同崇尚的价值，能够与自我意识形成共鸣。经过反复品尝这种行为带来的效应和快乐，这种行为最终会逐渐成为自己的行为模式，一旦遇到同样的情况，就会自觉而毫不迟疑地学习带教老师的做法去做，久而久之地学习、模仿，就把这种行为自然而然地形成一种自觉行为，完成性格化过程。这就是医德、态度形成的原理。

由此可见，态度形成过程中的"接受"环节应该在临床实践中进行，因为现实中自然发现的情节具有强大的感染力和说服力，是看得见、摸得着的现实状况，刺激性强、震撼力大，在个人心理易产生激荡，留下深刻的印记。所以，如果在"医德"、"态度"等对人（如何对待服务人群、如何对待病人）、对事（用什么样的价值判断事情、是否公平正义处理问题）、对物（是否按照规范流程执行任务、是否认真、细心操作物品、是否爱护物品）的情感领域，开展有效培训，最好的方法是从现实中学习榜样。开展以榜样为引导的学习讨论，从事实引申到理论，理论联系实际，不断升华和强化其理论认知，通过价值判断与评估，使其成为效仿的行为，通过正确价值体系的建立，使其成为个人稳定的性格，从而完成职业品质和职业态度的培训。

职业态度培训应该在真实环境中进行，虚构情景可能会培养出虚假的态度。态度培训应该在与现实匹配的环境和氛围中进行，开展以案例为基础的价值判断、职业操守讨论，使学员明辨是非曲直，通过正面的、积极的范例现身说法，而不总是在一种非现实的假设或者虚构中完成培训。当然，职业品德内涵丰富，家庭、社会每时每刻都会影响其形成的过程。

卫生工作人员个人品德修炼不应该完全依靠培训来实现，个人禀赋、家庭养成、社会影响都有影响作用。修炼主要是个人的自觉行为，是个人通过学习、领悟不断完善和塑造自我的过程。教育和培训的责任包括引导、影响、促进学员向社会主流价值期待的方向发展。

就医生职业行为这个主题，笔者访问过 16 位医生，他们有的已经是省级医院的专家,有的是区域中心医院的技术骨干,有的是县医院的高年资医生,还有的是乡镇卫生院或者社区卫生服务中心的中青年医生,在交流中发现,他们对于目前医生群体的职业态度表现其实也不满意。他们认为,一个医生真正形成个人风格和品德是在漫长的临床实践中靠自我管理和自我学习形成的。个人崇拜的专家、主管自己的上司、关系密切的同事、同学,还有上级医院的医生,甚至是其他行业的朋友,都是影响职业行为的主要因素。有时,一些不经意的话题可能成为某种行为形成的重要基础,如进修医院的指导老师、实习医院的带教老师都是非常关键的影响人物,有的医生原来佩戴听诊器的方式是挂在胸前,可进修回来以后就变成搭在颈后;有的医生原来询问病情随意性很大,想起什么便问什么,进修回来以后变成按照住院病历格式顺序询问;诸如此类的行为改变,就是因为进修时发现那里的医生是这么做的,所以为了不显另类,就模仿着形成了习惯。有趣的是,这些改变了原来行为模式的医生,回来3~6个月的时间,就又会回到原有的行为方式,因为他又被当地的环境影响了。几乎所有的职业行为,都会受到这样的影响。几位从医学院校毕业3年多的青年医生讲,在大学学到的一些技术操作与乡卫生院操作的不一样,来到卫生院以后,我们就学会按照这里的方法来做,尽管不规范,但是大家认同。

由此可见,全科医疗团队的职业行为养成和职业品质修炼,是职业发展的重要成分,是自我修养的基本实践。自我修炼起决定作用,培训能够起到引导作用,教师作为榜样能够起到关键作用,而社会环境则有显著影响作用。

团队成员良好的个人品德、职业思维和专业技术密切整合在一起,不断升华和修正,推动着他们在职业发展的阶梯上不断迈进,以致完成全科医疗服务的光荣使命,达到实现快乐人生的美好愿望。

培训提示栏目17　职业品德修炼指导

1. **教师认知**　职业品质是卫生技术人员服务行为和作风所显示的思想、品性、认识,包括善良、宽容、乐观、淡泊、正义、博爱、尊重生命、富有同情心等基本医疗卫生职业素养。职业品质主要靠个人修炼而成,社会、培训机构、卫生院文化、教师行为对学员的职业品质形成会产生影响。教师在理论上的指导和引导是必要的。教师首先应该是良好职业品质表现的楷模。

2. **培训重点**　理论培训方面如医学伦理学、中外医学历史、医学生誓言、价值观理论、行为控制理论、医德修养等,实践方面主要是服务中的行为表现、行为纠正、关键行为控制等。教育学原理参见6.3态度与情感领域的学习。

3. **培训难点**　职业品质的形成和提升主要依靠个人的修炼,是通过长期的职业生涯磨练和实践形成的。理论培训只是一种方向引导和启蒙,有许多真实含义很难表达,容易使学员感觉到空洞的说教。开展职业品质形成的教学改革势在必行,应该对现在的职业品德教育进行改革。从而提高培训和自我修炼的效果。

4. 培训技巧 营造良好的文化环境具有重要意义,行为形成需要有效的监督和纠正。通过案例、榜样的表现,让学员体会高标准的职业品质是如何形成和发展的,从而得到启发。

5. 注意事项 理论讲的和实际做的不一致,甚至严重分离是教育失败的主要原因,社会和周围环境的影响、教师行为的影响对于职业品质培训和修炼有重要意义。

6. 培训评价 学员对职业品质修炼的认知效果可以通过各种考试进行评价。建立长效的科学、合理、可操作的评价体系。

7.5.4 团队精神训练

什么是团队已如前述。之所以要把乡镇卫生院打造成为一个团队,真实意图在于倡导团队精神,以团队方式完成医疗卫生保健服务任务。一个有 30~50 人的乡镇卫生院可以是一个大的团队,其中又可以根据服务项目组成若干个作业团队,如健康教育团队、妇幼保健团队、健康管理团队等。或者按照工作任务组成服务团队,如巡回医疗团队、某种急性传染病防治团队、病人转送团队。现在团队这个概念被广泛使用,无论用的是否恰当,用意都在强调以一种新的组织形式和新的精神风貌投入工作。

团队精神在我们以往的工作中并非没有,但不是严格意义上的组织形式,过去当遇到特殊任务时,会成立一个所谓的"突击队"或者"尖刀班"等临时组织,专门针对某一特定任务进行工作,它或多或少能够表现出团队的特征。可见,基层卫生服务机构对于团队工作并不陌生,只是由于没有进行过专门的团队训练,所以,完全实现诸如协同作战、专业互补、气氛活跃、人人平等的工作风格还有差距。

将传统组织模式改变成为团队工作模式的过程,就是团队培训的基本目标。

为了研究乡镇卫生院团队培训,我们的研究小组先后到福建省宁德市、贵州省遵义市、广东和河北省等地进行了调查访谈。

在河北省石家庄市的社区卫生服务中心,一进门跃入眼帘的就是彰显团队精神的标语,墙上挂满了团队组织的具体介绍,如团队结构、名称、任务等,还有每个团队成员的彩色照片。他们按照层级结构,将全中心的人员分成 6~8 个工作团队,如免疫规划工作团队、妇幼保健工作团队、健康教育工作团队、健康信息管理工作团队、中医工作团队、康复治疗工作团队、基本医疗工作团队，或者是某某街道工作团队。每个团队3~5人不等，有时一个团队成员的名字可以同时出现在2个或者3个团队中，每个团队有一名"团队长"，负责管理团队工作。我们详细询问了团队的工作基础，原来他们请了专门的培训机构，对于中心的全体工作人员进行为期2天的团队训练，现在的每个团队，建立有明确的目标、任务和绩效考核制度，每周的第一天上午，中心主任会召集所有团队长"碰头"，了解工作进度和存在问题，有时提出新的工作任务。之后的时间，由团队长带领团队成员研究、协商工作方法和步骤，按照计划落实任务。一个团队内的工作协调由团队长负责，团队之间的协调由社区卫生服务中心领导负责，中心主任就是实际意义上的大团队长。团队成员进入团队，首先由个人报名，中心领导审批，团队长由中心领导任命，团队基本上是围绕某个专业任务组织的，通常团队成员组成结构比较稳定。

在福建省宁德市的乡镇卫生院，也有团队工作的标志。一个乡镇卫生院\社区卫生服务中心设立3~5个工作团队，每个团队4~6人不等，其中2~3人是乡镇卫生院\社区卫生服务中心的工作人员，另外的成员是乡村医生，从而构成一个由乡镇卫生院工作人员和乡村医生混合组成的工作团队，负责一个行政村的公共卫生服务。值得关注的是乡镇卫生院的工作人员不只是一个村的团队成员，他们的名字还可以出现在另外2~3个村的卫生工作团队名单上。这种团队结构也比较稳定。

在贵州省的一些乡镇卫生院，可以听到他们介绍以任务组织的工作团队，团队成员数量依据工作量和限定时间而定，任务一旦完成，团队成员又回到原来的科室岗位中。

北京市提出的建立家庭医生服务模式为，在社区卫生服务中心组建若干个家庭医生服务团队，每个团队由1名全科医生、1名社区护士和1名防保人员组成，原则上每个团队与600个家庭进行签约服务。

目前出现的基层卫生服务机构服务团队形式如图7-38所示。

调查发现，目前一些地方实行的卫生服务团队（全科医疗团队）作业方法极大地改善了卫生服务机构的工作状态和工作效率。但也存在问题，一是团队过于专业化，工作范围局限，甚至还没有从原来的专业科室脱胎出来，体现不出专业互补优势；二是团队成员长期保持稳定的另外一面是容易失去活力，有关工作计划仍然是团队长说了算，其他成员的想法容易被忽视，由此，压抑了每个成员聪明才智的发挥。还有一点，尽管他们没有明确提出来，笔者却意识到了，那就是乡镇卫生院受到人员构成、人员编制和管理制度等约束，组织团队的灵活性和可选择空间十分有限，所以，形成真正意义上的团队组织仍然需要获得更具自主力的人事管理制度的彻底改革。

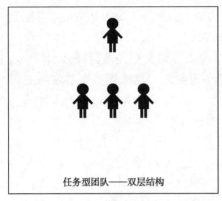

任务型团队——双层结构

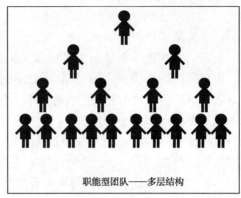

职能型团队——多层结构

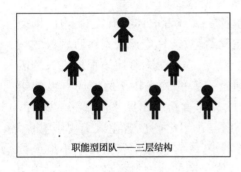

职能型团队——三层结构

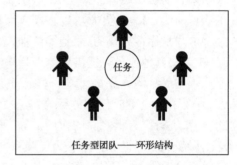

任务型团队——环形结构

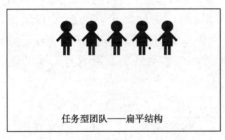

任务型团队——扁平结构

图 7-38　基层卫生服务团队类型

　　尽管如此,对于乡镇卫生院工作团队的培训仍然应该付出不懈努力。如何培训乡镇卫生院卫生工作人员的团队精神,如何最大限度地发挥团队的创造力,如何使团队在农村卫生服务工作中作出更大贡献? 这都是团队培训要回答的问题。

　　团队精神培训可以说不限时间地点,形式可以多种多样,模拟训练应属首选方法。可以先通过讲授告诉学员团队工作规则和团队工作理论,继而进行团队拓展训练、模拟演练和实际训练,通过实践感受团队工作的成就感、快乐感。培训可以从学员反思过去工作模式的缺陷开始,让学员提出问题并分析原因,与团队工作的优势进行比较,逐渐加深对团队精神的认知和理解。从另外一个方面,向学员展示典型的团队工作方式,让学员边练习边讨论,使他们感觉到团队工作将会明显改变他们的工作绩效。

我们参加澳大利亚新大南威尔士大学的团队训练则是从游戏开始,16 名学员被分配到 A、B、C、D 4 个小组中,每个小组 4 人。教师把事先准备好的没有任何标记的卡片发给每个小组,每个小组得到 12 张来自 4 张较大卡片裁剪而成的不同形状的小卡片(每个大卡片裁剪成 3 张小卡片,这 12 张小卡片刚好能够拼成(复原)原来的那个较大的矩形卡片),把 12 个小卡片混合在一起,随机进行分配,每个人得到其中 3 张(它不能再复原成原来的大卡片),见图 7-39。教师说明游戏规则:①每个人看清楚自己分到的 3 张卡片形状;②任何一人如果想要拼出原来的一张大卡片,需要根据自己已有的和再从其他成员那里获得的卡片拼成;③不可以去别人那里伸手要或者取你所需要的卡片,即使某个卡片是你最需要的,而是等待别人主动给你;④你应该观察顾盼别人的情况,主动将其他成员可能需要的卡片送给对方;⑤每个人都应该根据别人的需要积极主动帮助其完成组合,同时,也通过别人的关注和帮助完成自己的组合;⑥每个小组完成任务的标志是每个成员都重新拼出原来的那张大卡片。紧接着,进行组与组之间的拼图游戏,小组与小组之间也遵循以上规则操作,这不仅涉及 4 个组,而且 16 个学员参与其中,最终目标不仅是每个小组成员完成自己的拼图,还要以每个小组集体完成拼图的速度排列名次。具有挑战而有趣的游戏结束了,看看每个小组的结果:第一组到终止时间没有完成任务,每个人都把拼凑不全的卡片捂在手里。第二组首先圆满完成任务;第三组第二名次完成任务;第四组有 2 人完成,另外两人因为各自拿着对方需要的卡片不肯放手而大家都没能完成。

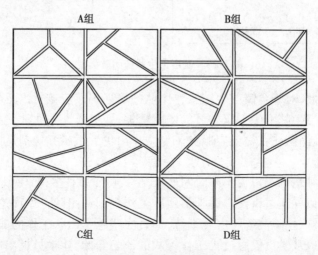

图 7-39　团队游戏图片

教师让所有参加游戏的学员谈谈体会,大家各抒己见,把共同认定的内容归纳为以下3点:

(1)眼睛只盯着自己,只考虑自己而不顾及别人的人,难以完成任务;只顾及自己小组的任务而不关心其他小组的工作也不能实现共同目标。如果只顾自己眼前的那一小部分得失,或者小圈子利益,最终影响的是整体利益。

(2)互相帮助、照顾其他成员,最后也就成全了自己。如果互相排斥或者彼此阻挠,大家一起受损失。只有站在全局高度才利好自己任务的完成,每个人的工作目标都应该服从整体目标。各自为政,会影响整个团队的工作绩效。

(3)信任是团队工作的基础,建立信任需要相互尊重,如果互相挖墙脚、互相拆台、互相看不起,就不能集思广益、发挥大家的聪明才智,集体优势就会丧失。

有一位学员作了最简单、最精辟的发言:团队是实现整体目标的利益共同体,整体目标实现依靠大家彼此照顾、相互支持、扬长避短,发挥集体优势,如果各自为政,最终都将半途而废。

全科医疗服务通过团队的方式实现最为适宜。因为全科医疗服务的目标是乡镇卫生院全体工作人员共同为之奋斗的目标,无论分成多少个团队,无论每个团队的任务有多大不同,都是为了实现服务居民的不得病、少得病、晚得病,都是为了全体居民的健康。所以,具有团队风格的全科医疗服务组织,会有更大优势实现目标。

团队精神训练不是单靠几次培训可以完成的,它的实质是蕴藏着深厚文化的一种思维模式和工作模式,是需要通过经常实践而养成的习惯。课堂只能讲原则、说规则、明道理,实践才能化作行为,持续的行为便成为习惯。

团队培训不乏有许多好方法,但是课堂上练就不出高效的团队,团队需要一个长期适应和磨炼的过程。能够把全科医疗团队训练成为良好组织,应该优化制度设计,改革人事管理,把组织目标实现作为评价团队最具影响力的指标,促进团队必须通过共同努力获得成就。同时,也要控制其抛弃集体利益走向纯粹利益小集团的倾向。所以,团队应该随着不同任务而不断变换组成人员,不是一成不变。应该设计跨专业跨学科团队,有利于团队创新和专业融合。同时,培训团队成员胜任多角色、具有多能力,则更有利于建立开放、包容、具有凝聚力的团队。

培训提示栏目18 团队精神训练

1. 教师认知 教师首先把自己作为一名团队成员融入其中;按照团队组织形式和团队活动规则与学员一起参加团队活动。教师需要领会团队工作的机制和理论基础,熟悉团队的组织和工作方式,确实保障团队优势的体现。教师要精心准备团队训练的各种游戏。

2. **培训重点** 全科医疗服务团队的组织形式和工作规则;充分体现团队精神;比较团队工作与以往工作方式的区别;理解高效团队的特征;使学员既可以成为合格的团队成员,又能够根据工作任务组织高效团队和卓越团队,成为优秀的团队长。

3. **培训难点** 难点之一是如何让学员感受到与以往组织结构相比团队工作的优势,不仅需要理论上的认知,还需要实践中的体验。难点之二是一个没有团队经验的教师很难完成培训目标。难点之三是如何使团队成员能够保持团队精神、遵守团队规则。

4. **培训技巧** 如果有典型的全科医疗团队活动视频材料对于增加学员的感性认识很有意义。演练和实践是最好的培训方法,游戏可以从不同方面训练学员的团队精神和团队合作技巧。教师首先遵守团队规则,与学员一起组成团队,进行实践。

5. **注意事项** 在医疗卫生服务机构组织类似团队的工作小组、任务突击队、项目小组已经屡见不鲜,虽然其中蕴含某些团队成分,但毕竟不是真正意义上的团队。规范的团队在基层仍然是新近出现的,因此,培训时,既要反映团队规则和精神,又不机械照搬书本和教材。关键要把握"团队精神形成"和"高效团队建设"二个重点。

6. **培训评价** 团队培训评价可以采取现场评价或者回顾性评价的方式,通过一张考卷难以得到结果。考评重点应该侧重工作效率和团队协作方面。可以用团队工作评价量表评价团队成员的表现。

7.5.5 学习能力培训

不断学习和不断超越是全科医疗团队必须具备的基本素质,全科医疗团队应该成为一个学习型组织。

需要学习的理由很多,因为:①学习是专业技能发展的需要。医学以及与全科医学有关的科学技术随时都有新的发现和新成果问世,全科医疗团队成员应该不断关注和学习这些新知识、新技术,以跟上科技发展的步伐,实现自我超越;②学习是改进服务的需要。公众健康需求在不断提高,依赖已有的知识技术已经不能解决现实中的新问题,或者说不能满足居民不断增长的健康服务需求。全科医疗团队应该认真研究这些问题,通过创新思维、创新方法、创新实践,实现创新服务,这要通过学习获得知识技术来实现创新;③学习是职业发展的需要。医疗卫生技术人员奋斗在一个要求苛刻、竞争激烈的行业,一生要经历无数次的选拔和淘汰,如每隔几年一次的晋升考试、每年都必须得到规定的继续医学教育学分,还有业内形形色色的学术活动,都需要通过学习完成跨越、走进成功,不学则废,不进则退。学习是任何卫生工作者都逃避不了的。

然而,不是有学习愿望的人都能够有效地学习,并获得所期待的结果。在多个乡卫生院,我们与工作人员讨论了有关学习的问题。

讨论的焦点首先集中在学习动力上。他们认为,有现实需求才会产生学习动机,需求越强烈,学习的决心和动力就越大。一位有乡村医生背景的防保人员讲述了他的学习心路历程:当年为了考取乡村医生资格证书,她连续16天夜以继日地学习,反复阅读了5本书,最后顺利地通过考试获得证书。因为没有证书她就不能在村卫生室工作,更没有资格升迁到乡卫生院。还有一名护士讲述,她毕业以后来到卫生院工作,一次在给一个严重脱水的小儿进行静脉穿刺,连续5针都没有成功,她看见小儿父亲愤怒的眼神和小儿母亲痛苦的表情,痛恨自己技术不过硬,于是,在以后的一段时间,她多次在自己身体上练习,与同事互相练习,后来成为当地远近有名的"一针见血"。可以从这两个例子中发现学习目的对于推动学习的重要作用。他们认为,乡镇卫生院不同于大型医院,具有浓厚的学习氛围,如果只是为了完成学习任务而安排的学习,形式大于内容,效果往往不好。所以,激发卫生院工作人员的学习愿望和学习动机,重要的是不断创造出与个人相关联的学习需求。

讨论的第2个问题是学习途径和学习手段。大家认为,现代技术给人们提供了广阔的学习途径的选择,对于想学习的人可以说无处不能、无处不可,互联网可以把知识送到千里以外最边远的乡村,视频教材可以把规范精细的操作实况让你在需要时反复观看,手机能够使你这一端与世界各地的同行进行交流。可以说,只要想学习,坐在家里舒适的沙发上或者安静的办公桌前可以任意学习,没有人能够阻止。

讨论的第三个问题是如何形成学习习惯和如何有效学习。持之以恒坚持终身学习不只是一个需求问题,而且应该成为一种生活方式。如何培养这种习惯和生活方式,如何使学习过程更加有趣并且能够开发思维、解决问题,我们尝试了"以问题为基础的学习(PBL)"模式。"以问题为基础的学习"是为了解决某个问题展开的学习活动。它的学习设计有3个关键环节:一是提出问题,激发兴趣。问题是根据学员不同的工作背景和面临困惑提出的,来自于学员需求,如刚进入医学院的新生,对于医生如何看病很有兴趣,问题可以从对临床症状、体征的探讨开始,譬如发热、咳嗽、呼吸困难、黄疸、疼痛、腹泻等,都可以作为讨论的问题;对于已经有一定工作经历的学员可以从工作中出现的问题展开学习,譬如高血压病人的管理、本地主要高发疾病的判断、小学生视力减退的预防、妇女更年期保健等;承担特定任务的工作团队可以围绕具体任务展开学习,譬如群体性预防接种反应防范、艾滋病高危人群干预、肺结核病人管理、临终关怀等。这些问题应该是学员急于想有效解决的,因此,可以通过对特定问题的分析研究激发学员的探索欲望。二是开放讨论,引起竞争。鼓励学员围绕问题进行广泛热烈的讨论,针对问题,提出各种可能的假设。每个学员用自己准备的所有相关理论论述自己所提假设的正确性和科学性。心理学理论认为,每个人都期望能够更加出色的表现自己,从中获得成就感,产生愉快体验。当一组学员在争先恐后讨论时,大家可以争得面红耳赤、互不让步,目的是想证明自己是正确的,深层次目的是想表现自己的聪明才智,被大家认可和佩服。以问题为基础的学习中,小组讨论的规则是开放性的,没有人可以干涉或者阻止别人的发言,为了澄清观点,鼓励学员相互争论,发扬批判精神,任何观点都应该被记录在写字板上,作为集体成果贡献之一。经过提出假设-论证假设-排列假设-论证假设……直至形成大家认同的集中意见。学员为了在每次讨论中充分表现自己,甚至出人头地,赢得挑战,唯一的途径就是通过广泛深入的学习思考,奠定理论基础,形成系统思维,产生逻辑判断,用科学证据展示自己的观点所具有的说服力,使自己的推理无懈可击,使自己的证据无可辩驳,使自己的结论无法推翻。笔者在美国休斯敦大学一个分校考察发现,小组学习具有极大的刺激性和诱惑力,同时具备挑战性和成就感两个足以让人为之尝试和冒险的要素。学员可以为了下一次讨论时能够有出类拔萃的表现,花费一个星期或者更长时间在图书馆或者实验室进行充足的准备,为寻找某一证据愿意废寝忘食趴在图书馆里学习,并没有人提醒或监督。讨论还是一种互相学习的机会,因为每个人提出的观点不同,寻找的论据就不同,所陈述的理论和描述的知识更不同,在讨论时,这些知识、思路、方法都毫无保留地表现在大家面前,所以,集大家的知识可以成为自己的知识,集大家的智慧可以成为自己的智慧,良好的思维方法也同时被别人借鉴,这样学习的效率无疑是很高的。三是科学判断,追求真理。小组讨论的规则是人人机会平等、地位平等,任何人的任何观点都可以被接受或者受到批判,凡是科学的、正确的就会被认同,即便是教师,也不可先声夺人、强迫大家接受。小组成员之间通过反复争论,谁的理由充分、谁的证据可靠,谁的推论正确,大家就会认同谁的观点。特别是小组成员之间不可以互相挖苦、讽刺。如果遇到不喜欢发言的学员除了必要的鼓励以外,无须施加其他影响,相信他迟早会开口的,因为他不可能永远因保持沉默而被冷落在集体之外,不可能周围的人欢快和热烈的表现对他来说无动于衷。

以问题为基础的学习,具备了促进学习的许多要素,兴趣、动机、表现、挑战、追求真理、成就感等等。所以,学习的效率更高、兴趣更浓、印象更深、应用更活,特别适合全科医疗团队学习借鉴。它对学员的影响是全面的、深远的,如沟通技能、分析方法、表达技巧、人际关系等等,它还可以培养学员的学习兴趣、习惯和学习技能。

对于在职人员培训,以问题为基础的学习流程应该改良成以下步骤:

(1)指导教师根据学员工作的实际需求,准备能够引起兴趣的问题,问题应该与学员学习的基础和经验相关,问题应该具有代表性和概括性,围绕问题有系统的说明。如果是一个临床症状譬如发热,需要选择一个典型病例为引导,把病例分成几个部分,如现病史、既往史、体格检查结果、其他辅助检查结果、诊断结果、治疗等。讨论依次进行,每次讨论前提供给学员一部分信息,把后边的信息留着下次讨论。

(2)通常一个学习小组 10～12 名学员为宜,如果人员过多,很难给每个人有充分的发言机会,如果人员过少,很难引起竞争。小组活动时应该选在相对独立安静的教室,教室空间应该能够让学员围绕一个圆形或者椭圆形的桌子宽松坐下,在教室一侧有写字板或者投影设备。给指导教师在距离学员不远的旁边配备一套桌椅。每次讨论轮流由一名学员主持,他\她的责任是维持秩序,不可以干预别人的发言;每次集中讨论由一名学员负责把发言内容记录在写字板上,负责记录的学员也是轮流坐庄。

(3)每次讨论开始前,指导教师把问题的部分信息提供给学员,学员就这些信息展开讨论,学员轮流发言,阐明自己的观点和支持证据,提出可能的假设,这些内容被记录在写字板上。任何人不可以限制别人的想法和陈述,即便有些说法看上去离谱。这一阶段的任务是提出假设。

(4)把所有提出的假设均按先后顺序排列下来,进入讨论阶段。大家针对每个假设一一表明自己的认知,如果支持,陈述理由,如果不同意,用科学依据进行反驳,任何人不可以阻止别人的批判性发言。指导教师在一旁倾听、思考,发现问题,为下一次讨论作准备,但尽量不干预学员的讨论过程。

(5)讨论暂时告一段落。根据大家的观点,按照对假设的支持数量,由高到低重新排列假设。每一轮讨论可以持续几小时,也可以是几天甚至几周时间。本轮结束前,指导教师把下次讨论的信息发给学员。

(6)讨论课以外的时间,是学员进行学习和准备下一次讨论的自由时间,这段时间非常重要。学员在讨论中表现如何,观点是否正确,是否有丰富的理论知识、严密的思维推理、精练清晰的语言,完整、严密地阐明自己的观点,并且能够从容回应别人的反驳,关键在这段时间的学习成就。这种吸引力,驱动着每个学员钻研学习。至于如何学习,去哪里学习,由学员根据个人特点去选择。好奇、好胜、追求真理的刺激推动着学员的自觉学习性。

(7)下一次讨论开始,学员带着通过学习获得的新认知、观点和证据进入新一轮讨论,于是,大家又一次集中起来,换成下一位主持和记录的学员。上一次经过重新排列的假设再次呈现在面前。每个学员针对新排列出的假设发表意见,支持哪些,阐述理由,说明论据。不支持哪些,阐述理由。又一次引起争论。经过激烈的较量,按照支持数量多少,再次重新排列假设。经过两轮讨论,大家的认识逐渐趋于集中,所以,排列在前位的支持数量多的假设成为大多数。一部分原来的假设因为支持率低而被排除。

(8)又是一个阶段的学习……,意见一次比一次集中,观点一次比一次明确。如此持续进行,只到观点被集中、意见达到一致。最终,产生了结论,这是小组共同创造的成果,是学习带来的价值,是集体智慧的贡献。

可以从小组成员最后释放出的灿烂微笑看出大家愉快学习的过程。通过小组学习培养了学员的学习习惯,也带来成就,这是培养学员学习能力一种极为有效的方法。

以问题为基础的学习可以在基层广泛开展,不必要求那么严格的条件仍然可以实施。但是,必须要与以往的"以会代训"区别开来,不需要有领导讲话、不需要有权威点评,不必担心说话的分寸,只是为了寻找正确的结果。

培训提示栏目19 学习培训

1. 教师认知 学习是医务工作者终身必须坚持的职业责任和习惯。学习能力涉及学员的智力因素和非智力因素,组织文化、学习环境、政策激励等都会影响到学习效果。通过研究乡镇卫生院工作人员的学习动因、学习目标、学习方法方面存在的问题,引导学员坚持学习、学会学习、不断超越。所有教师在培训学员学习能力上都负有责任。教师应该把自己的学习技巧和方法贡献给学员分享。

2. 培训重点 学习的一般规律。激发学习需求的方法;有效学习的技巧。全科医学的学习特点。

3. 培训难点 关于学习的理论应该安排一次专门讲座,涉及多个学科,理解难度较大。因为每人都有适合自己的学习方法,但是学习效率如何,能否做到学以致用、解决问题则需要不断总结和借鉴他人经验。学习方法的培训应该包括在所有培训活动中。教师应该坚持在业务培训中,体现和介绍不同内容的学习方法和技巧。

4. 培训技巧 以问题为基础的小组讨论对于改进学习有重要影响。教师介绍自己的学习技巧对于学员借鉴也十分有用。

5. 注意事项 有效学习方法的形成是一个漫长的过程,培训只能是把学习原理、规律、经验介绍给学员。以问题为基础的学习活动可以从学习目标、动因、兴趣、方法等多个方面影响学员的学习态度、学习方法。

6. **培训评价**　评估学员参加各种培训以及通过培训使其服务能力改进情况、研究创新情况、带教实习生情况等的提升结果,评价学员的学习能力和学习效果。

7.5.6 社会工作与心理服务技能培训

农村的贫困落后和城市的赚钱机会把绝大多数农村青壮年吸引到了城市,农村留下老人、病人、儿童和妇女。虽然温饱问题解决了,但是,生活窘迫、孤独、分居、家庭不和、社会活动减少、缺乏关爱、无助、家庭暴力等一系列问题在敲打着这些脆弱的人们。2009 年 6 月 13 日出版的《柳叶刀》杂志发表了对中国 4 省精神障碍的流行病学调查结果显示:成年人群 30 天患病率高达 17.5% 。据此估算,中国约有 1.73 亿人患有不同类型的精神障碍,其中 1.58 亿人从未接受过精神卫生专业治疗,而农村患有严重精神障碍的所占比例为城市人群的近 2 倍。虽然目前尚未获得有关中国农村居民有心理问题的准确数据,但其真实数量一定可观,他们中的多数碍于自尊和面子而讳疾忌医。但是,这些困惑和不幸拖累着一个个家庭,引发出许多健康问题,甚至是社会问题。

为此产生了两个方面的需求,一是为处在心理漩涡中的人提供心理卫生服务;二是尽快打开社会这扇门,让他们融入社会和把社会接纳进来。当今的人们已经认识到事情的存在和威胁,但是仍然缺乏有效的解决措施。

这是摆在全科医疗团队面前不可回避的挑战,全科医疗服务必须应对这一难题,从真实意义上促进人们的心身健康。全科医疗团队应能够运用心理和社会工作的基本技能解决问题。

受过专业教育的心理医师和社会工作者已经在经济发达的城市社区卫生服务中心出现,广大乡镇卫生院是否有希望获得这样的人才,或许还有很长的等待时间。但是,全科医疗服务的普遍覆盖进程不容停息和等待,因此提供心理服务和社会服务对于乡镇卫生院来说时不我待。最现实的办法就是为现在的全科医疗团队成员补课。

7.5.6-1 心理服务技能

如果仔细分析便会发现,几乎每个疾病都是躯体疾病与心理疾病交织缠绕在一起或者互为因果的。如长期的压力因素可以造成人的紧张、焦虑,从而使交感-肾上腺系统处于紧张状态,由此,引起心血管系统的反应,如心率加快、外周血管痉挛收缩,持续发展可能导致高血压、动脉硬化。然而,患有高血压的病人又会因为高血压引起的不适和并发症产生心理反应,出现焦虑、失眠、情绪改变等。原来健康的人,无论患上什么病,都会不同程度地产生心理效应以致心理问题。没有哪一个即将面临手术的病人会真的那么坦坦荡荡、心无旁骛；那些无依无靠终日独居的老人心存多少忐忑？那些丈夫不在身边整天扶老携幼的妇女有多少苦衷？那些远离父母的留守孩子有多少无奈？还有那些病痛缠身呻吟不止的病人有多少痛苦？这些存在心理问题的人必定是全科医疗服务需要照顾的重点人群。过去，这或许不是医生必须关注的事情，然而，今天的全科医生责无旁贷。

杨功焕的研究（2005）显示，调查时过去的 30 天，有 10% 以上的人报告有紧张、抑郁和焦虑等感觉。精神卫生问题的表现有抑郁或情绪低落、焦虑、无法摆脱冲动意念而紧张、进食失控、恐惧反应、过分随便使用镇静剂、自杀或者自伤行为。这反映出基层面临的精神心理问题的挑战。

一位 46 岁的妇女一脸悲痛地坐在全科医生面前，她告诉医生，近半年来全身疼痛，说不出哪里不痛，越是安静下来疼痛就越厉害，尤其在夜间，疼痛导致彻夜难眠，从而影响食欲、影响劳动、影响料理家务。去市医院、县医院看过多次，各种检查几乎快做遍了，花费超万元，医生说没有什么大问题，告诉我疼痛时可以吃些止痛药，如果影响睡眠适当吃片镇静药，还可以找中医吃些中药、扎扎针、烤烤电什么的。家里人开始很重视也很关照，后来听医生说没有大问题，就以为我无病呻吟，我都觉着与其这么受折磨痛苦地活着，还不如痛痛快快地死了……说着就抽噎起来。医生听完她的诉说，第一句话告诉她：你有病，你现在是病人。接下来为她做了全面体格检查，一张接一张地仔细阅读了她厚厚的各种检查报告单，又对几个关键问题作了进一步询问和确认。这名全科医生花了很长时间对眼前这位病人的家庭状况、生活环境、发病经过、饮食习惯等情况进行了细致了解。他找来了中医医生向其解释了发病原因与病理机制，商讨了治疗方案。在征求病人意见时，病人半信半疑地表示接受，说试试吧。她家距离卫生院步行仅需 20 分钟，每 3 天来卫生院进行 1 次治疗（1 个月后改为 1 周 1 次），这个治疗有 1/3 时间是双方就病情进行交流讨论，之后实施综合治疗，包括针灸、红外线等物理疗法，有些部位实施拔罐或者按摩，中医生给开了汤药，每日 1 剂，随症加减。医生把她的家庭成员请来，解释病情，明确告诉他们这就是病，就是有问题，如果不全面照顾，就会引起更大问题，需要家庭给予足够重视并且在多方面给以照顾。同时，提出了具体措施如调整饮食结构、提供良好休息环境、适当活动、保持良好心情等建议。3 个月过去了，病人几乎恢复到从前状况，在卫生院的治疗总共花费不到 1000 元，新农合报销以后几乎没有多少负担。

其实，医生在解决这个病人的问题中并没有动用多么高深的心理学技术，医生只是把握住了这样几个环节：认真倾听病人的诉说、与病人进行有效的沟通，站在病人的角度考虑问题，与病人及其家人进行讨论，给予病人足够重视、尊重病人对于治疗方案的建议和选择，鼓励病人战胜疾病。如果医生认为她没病，那么你所采取的一切办法她都会认为你是在安慰她，事实是她确实感觉到疼痛。如果你不仔细听取她的诉说、进行体检、阅读检查报告单，她认为你是在敷衍她，况且这些结果对医生的判断很重要，可以避免误诊。如果你不与其家人讨论，家人对她的病情始终不会正确理解和重视，从而得不到关怀与照顾。如果不与病人讨论治疗方案，病人还会以为又是大医院的那套，会认为是"白花钱"，降低治疗的依从性。由此可见，心理学技能在解决病人健康问题中将会发挥怎样的作用。

医生怎样能够把握好这些环节，这需要具备一定的心理学基础，当然专门的教育是一个方面，而善于总结经验、不断调整方法、持续改进是更为重要的方面。

通常，躯体疾病可以根据临床证据如体格检查、化验检查、X线检查、活体组织检查等得到一个诊断。但是，心理疾病诊断的依据则是来自对病人行为的解释，这就是心理问题诊断技能。

心理服务是在应用心理学的原理、方法和程序预防或消除临床症状或心理适应不良，促进心理健康，提高生活质量。采用各种心理干预包括心理咨询和心理治疗、心理测量和心理评估等方法，针对个人、家庭、人群进行健康服务。

除非具有执业资格的心理科医师和精神科医师具有诊断和治疗心理疾病的资质。一般专业人员甚至临床医生只可以开展一些心理咨询服务。全科医疗服务主要应用的是心理辅导和咨询技能，与医疗、预防、保健、康复、健康教育技术一起产生效果。心理辅导是指心理辅导者与受辅导者之间建立一种具有咨询功能的融洽关系，以帮助受辅导者正确认识自己，接纳自己，进而欣赏自己，并克服成长中的障碍，改变自己的不良意识和倾向，充分发挥个人潜能，迈向自我实现的过程。心理咨询是指运用心理学理论和技术，对心理适应方面出现问题并寻求解决问题的人提供心理援助的过程。咨询者就自身存在的心理不适或心理障碍，通过语言文字等交流媒介，向被咨询者进行述说、询问与商讨，在其支持和帮助下，通过共同的讨论找出引起心理问题的原因，分析问题的症结，进而寻求摆脱困境解决问题的条件和对策，以便恢复心理平衡，提高对环境的适应能力，增进身心健康。心理辅导、心理咨询的方法技术很多，常用的有参与性技术如倾听技术、提问技术、鼓励技术、重复技术、参与性概述（把咨询者的语言和非语言行为包括情感综合整理后，以提纲的方式再对咨询者表达出来，相当于内容反应和情感反应的整合）等；影响性技术如面质技术（指出咨询者身上存在的矛盾）、解释技术、指导技术、情感表达技术、自我开放技术（公开自己的类似经验与咨询者分享，协助其对自己的感觉、想法与行为后果有进一步的了解，并且从中得到积极的启示）等。对乡镇卫生院全科医疗团队的心理服务培训,应该重点使其掌握心理辅导和心理咨询的一般技能,能够在全科医疗服务中灵活运用心理技能解决健康问题。

7.5.6-2 社会服务技能

全科医疗服务的宗旨决定了她的工作不可能局限在卫生机构内部,也不可能局限在传统手段范围内。需要与社会融合,需要社会的广泛参与,也需要运用社会工作理论指导健康服务,用社会工作方法技术完善和发展全科医疗工作。社会工作已经成为一门新兴的社会科学学科。

社会工作遵循助人的价值理念,运用科学方法和艺术手段如个案、小组、社区、行政等专业方法,以帮助他人发挥自身潜能,协调社会关系,解决和预防社会问题,促进个人与社会和谐健康发展。主要通过调适人与自然、人与人之间的关系,创造和谐的社区环境,以提高人们的生活质量。

实践证明,全科医疗服务中恰当地运用社会工作方法技术,可以有效搭建起卫生服务与社会的桥梁。同时,运用心理学技术,从社会学的角度调适人与社会的关系,提高人们的生活质量。社会工作的重点关注贫困人口、老年人、残疾人、妇女和儿童以及其他特殊人口。社会工作的主要方法有个案社会工作、小组社会工作、社区社会工作。个案社会工作是一种以个人或者家庭为目标的社会专业工作方法。通过建立信任关系,运用卫生专业知识与技术,协调各种可以利用的资源,为居民提供一对一的服务,以达到预防疾病、加强保健、摆脱疾病困扰、促进康复、良好适应社会和环境的目的。主要技术技巧有个案会谈、家庭访谈、个案记录。小组社会工作是通过与小组成员如与戒烟俱乐部、高血压病人联盟、肥胖者乐园等组织成员互动,使参与者个人获得行为的改变,以预防疾病,促进健康。其技能包括组织小组、控制小组、激发讨论等。社区社会工作是以社区及社区居民为基础的社会工作,本着助人的价值观念和运用专业技能,与社区居民一起进行讨论,从而预防和解决社区卫生问题,促进居民健康发展。

1998 年,在对美国洛杉矶市的社区卫生服务进行考查后,至今给笔者留下深刻印象的 3 件事都与社区卫生服务中心的社会工作有关:

第 1 次与得鲁社区卫生服务中心的有关人员交流,他们用长达一个多小时的时间给我们讲解当地的社会、人口及流行病学状况,而我们当时最关心的是他们有多少工作人员、有多少资金,但很快他们用一系列数据和各种统计图表反映当地的历史资料和未来卫生问题趋势,立刻把大家的思维和关注引导到他们工作的氛围之中。由于这个社区是多种族居民集合地,有印第安人、亚裔人、非洲人等。社区卫生服务中心掌握着这些居住人口的文化、信仰、生活习惯、经济状况、生育、健康、就业、疾病等多方面信息。他们与我们一起分析这里的卫生问题与卫生服务需求。这是我首次对社区卫生服务需求、社区问题诊断有了实践性理解,同时,也认识到社会工作者、心理医生、家庭计划指导员与全科医师一道工作的意义。

在接下来另外一家社区卫生服务中心考察中,遇上健康教育义演活动,有当地的艺人在台上为前来参与的人表演歌唱和音乐,社区卫生服务工作人员通过发放图片、手册、纪念品的方式进行健康宣传。据他们介绍,类似这样不同形式的活动每个月都举办 2~3 次,其主要目的不仅仅是开展健康教育,更重要的是向社会开放、与社会融合,让社会各界熟悉社区卫生工作,积极参与,对健康服务给予高度关注和支持。策划、组织这些活动的主要是社会工作者,经费和宣传产品也是他们说服一些财团、企业、团体资助的,艺人义演是通过他们请来的。

在第 3 个卫生服务中心考察时,这里正在举办当地卫生问题讨论会,参加者不乏洲议员、社区居民、社区卫生服务中心工作人员,我们也被邀请进来参与他们的讨论。讨论的主题是"酒精与健康——我们的责任"。所有参与者包括旁观者都可以拿起话筒发表见解,无论说的是什么,说的对或者不对,大家都在安静地听。专门有人把每个人的观点写在白纸上,列出一大堆问题和建议,写了厚厚的数十张,供参与者分享。结束时也没有人总结或者出来讲话。笔者问他们,开展这项活动有什么意义?他们回答:多数人认同酒精对健康有影响,他们提出不同的观点和建议与我们分享,他们热情地参与了我们的活动,这就够了,这就是意义所在。

我们的乡镇卫生院在这方面还有差距。乡镇卫生院应该吸收专业的社会工作者参与卫生服务,如果这个目标太遥远,近期难以实现,那么,对有关工作人员进行社会工作技能培训仍然必要。培训重点应该侧重社会调查、社会参与、社会沟通、社会协调、社会支持、社会募捐等方面。

为了对未来的社会服务有一前瞻性了解,下面摘录深圳市 2011 年发布的社区服务中心设置运营标准(试行)的有关内容。虽然这些任务不全是卫生服务机构的工作,但它们与全科医疗服务有共同的目标,需要全科医疗团队与社会各部门、各团体成员进行良好沟通、配合与协作,卫生服务工作者从中扮演重要角色。它揭示了全科医疗团队在心理、社会服务方面将会面临哪些工作任务。该标准包括了卫生服务在内或者说以卫生服务为主的社区服务的内容,从中可以看出,心理服务、社会服务在其中发挥重要作用。这也对农村社区卫生服务具有启发。社区服务针对老年人、残疾人、妇女、儿童及家庭、社区青少年服务、为优抚对象包括特困人员、药物滥用人员提供心理指导、社会救助的具体服务措施,对于保障和促进居民的身心健康将产生重要影响。

这是个一揽子方案,卫生服务扮演了重要的角色。

【**案例6**】深圳市社区服务中心设置运营标准(试行)

1. 针对老年人的服务

目标1:为日常到访中心的老年人提供休闲、娱乐和人际交往的场所,提供相关资讯和资源链接及转介服务。具体服务项目包括:建立方便老年人使用的图书室、书报室、棋牌室、茶话室等资源室、提供相关政策咨询服务、开展社区老年人需求调查、进行资源链接、转介服务。

目标2:为老年人提供与身体健康直接有关的预防、护理、康复方面的服务。包括有关的疾病信息咨询、营养咨询与教育、慢性病的预防与护理、锻炼身体方案、老年人防摔训练、健康护理服务。

目标3:协助老年人正确认识来自各方面的心理压力,培养积极乐观的心态。具体服务项目包括:老年人心理健康知识教育、老年人生活适应辅导、心理健康辅导与服务、哀伤辅导、临终关怀、终身学习与老年大学。

目标4:为老年人提供与身心健康间接相关的生活照料、家务协助、生活护理等方面的服务。具体服务项目包括:指导救援呼叫器的安装与使用、居家养老服务、社区食堂服务、配餐送餐服务、家务服务、护理照料、日托服务。

目标5:整合可能的社会资源为老年人提供多样化的服务。具体服务项目包括:相关资源开发和整合、经济援助、社区互助网络建设。

目标6:开展符合老年人身心特点的文体活动,丰富其精神、文化生活。包括举办老年兴趣班、文艺队、老年运动会。

2. 社区助残服务

目标1:协助残障人士了解相关政策,提供资源链接与转介服务。具体服务项目包括:与残疾人相关的政策信息提供、残疾人及其家属的咨询服务、家庭探访、资源链接与转介服务。

目标2:为残疾人提供康复服务,从而协助其树立自尊、自信、自强、自立的信心,积极参与社会生活,具体服务项目包括:自我照顾训练、家居及社区生活技能训练、家庭辅导、康复训练、心理辅导、社区教育训练、就业培训与指导。

目标3:整合可以满足残障人士需求的社会资源,具体服务项目包括:紧急经济救助、为经济困难残疾人提供必要的康复器械、法律援助服务、构建残疾人就业服务平台、关爱残疾人社区文化活动、建立社区互助网络、提出政策倡导与环境改善建议。

3. 妇女儿童及家庭服务

目标1:为日常到访中心的家庭成员提供休闲、娱乐和人际交往的场所,并为其提供所需政策咨询、资源链接和转介服务等。具体服务项目包括:建立各类活动室,如图书室、书报室、玩具室、游乐场、儿童成长阁、棋牌室、运动室、茶话室等,政策咨询、探访服务。

目标2:建立社区自主互助网络,促进社区融合。具体服务项目包括:资源链接与转介服务、构建妇女互助网络、构建儿童互助网络、构建邻里互助网络。

目标3:利用社区内各种教育资源,为家庭提供各类知识及技能培训,以提高社区内家庭的整体素质。包括举办四点半学校、寒暑假培训班、家庭生活教育、家居照顾示范、家庭文化建设、亲子教育、职业技能培训、卫生保健知识课程、法律知识培训。

目标4:为遭遇问题的家庭及其成员,提供相关的辅导及咨询服务。具体服务项目包括:家庭关系协调、亲子关系协调、妇女情绪舒缓、儿童身心健康成长辅导、婚姻家庭问题咨询、法律咨询、健康咨询、教育咨询。

目标5:针对家庭危机而展开的调适和治疗,以快速、有效地帮助家庭摆脱危机的影响。具体服务项目包括:单亲家庭服务、低保家庭服务、空巢家庭服务、家庭救助服务、反家暴服务、家庭危机干预。

目标6:为家庭提供日常家务处理、护理及保洁等服务。包括保姆、护理、保洁、家教、物流配送等。

目标7:为社区内家庭提供儿童托管服务。

4. 社区青少年服务

目标1:为日常到访中心的青少年提供娱乐、休闲及同伴群体交往的空间,并为其提供所需的资源链接及转介服务。具体服务项目包括:建立符合青少年需求的图书室、书报室、茶话室、网络室、活动室、涂鸦室、音乐室等。政策咨询、探访服务。

目标2:承担青少年校外素质教育工作,为青少年群体提供相关知识及技能的培训,并促进其树立健康的意识和行为。具体服务项目包括:组织社会实践、职业技能培训、学习卫生、心理卫生、社会融合、社会参与和社会服务意识培养、青春期教育、婚恋知识讲座。

目标3:针对青少年成长中遇到的问题,给予指导,协助其顺利度过青春期。具体服务项目包括:心理及情绪辅导、思想品格辅导、抗逆力培养、婚恋指导、性知识、性心理辅导、青春期生理辅导、职业指导及职业生涯规划、历奇辅导、就学辅导、生活方式与人际交往辅导。

目标4:对处于危机中的青少年进行及时、有效的调试和治疗,以降低危机程度,缓解其压力,促进其健康成长。具体服务项目包括:行为偏差及矫正服务、犯罪青少年矫正服务、社会双待(待上学、待就业)青少年的行为指导、人生规划支援服务、弱势青少年维权、保障服务。

5. 优抚对象服务

目标1:为日常到访中心的优抚对象提供娱乐、休闲及同伴群体交往的空间,并为其提供所需的资源链接及转介服务。具体服务项目包括:优抚对象资料建档、定期开展拥军优属社区宣传、家庭走访、慰问、政策咨询服务、引导优抚对象接受政策内容、优抚政策落实。

目标2：为新退役人员提供生活适应辅导，使其尽快适应社会生活并为其寻找相关的支持资源。具体服务项目包括：对于新退役人员社会适应辅导、提供社区参与机会、职业生涯规划训练、协助新退役人员寻找就业机会、整合相关资源为退役人员提供支持。

目标3：为有特殊困难的优抚对象提供有效协助。具体服务项目包括：残疾军人关爱行动、为经济困难优抚对象寻找经济支持、建立优抚对象社会支持网络。

目标4：关爱老军人，促进其晚年幸福。

目标5：关爱军烈属，为其提供物质抚恤与精神慰藉。具体服务项目包括：为刚丧失亲人的军烈属提供心理疏导和哀伤辅导、对处于幼年的烈士子女的帮扶、整合社会资源，为经济及生活困难的军属、烈属建立社会支持网络。

6. 特定人群服务

目标1：促进药物滥用者、社区矫正人员回归正常的社会生活轨道，减少与社会生活的冲突。具体服务项目包括：情绪与压力管理、心理咨询与危机介入、社会功能恢复与发展、家庭关系调适与治疗、人际及社交能力培养、就业培训与职业辅导。

目标2：整合资源，推动良好政策环境，促进社会关注药物滥用者及社区矫正人员。具体服务项目包括：倡导良好的政策环境、提供相关政策咨询、志愿者帮教服务、社区关爱、法律援助。

目标3：为特困人员提供必要的救助服务，协助其度过生活困境。具体服务项目包括：自信心培养、压力缓解、就业技能培训与辅导、情绪与认知辅导。

目标4：整合社区资源，提供物质、经济等援助，在制度性救助之外，发挥社区的救助主体作用，提升贫困群体的生活水平。具体措施包括社区捐助、结对帮扶、邻里关爱、紧急支援。

培训提示栏目20　心理与社会服务技能培训

1. **教师认知**　心理技能培训教师应该有专业心理学教育背景，有心理咨询临床工作经验，能够运用心理学方法技术识别常见心理问题、实施预防、干预措施。社会工作培训教师应该熟悉农村社会工作的内容、方法。能够运用社会工作原理解释全科医疗服务中的社会工作任务。

2. **培训重点**　心理学基本概念与原理，心理咨询技术、心理干预方法。常见的心理障碍、心理疾病的判断。心理疾病与精神疾病的区别。社会工作原理,个案、小组、社区社会工作模式、社会工作方法与技术,社会工作在全科医疗服务中的作用。

3. **培训难点** 心理干预方法、社会工作技巧,如何在全科医疗团队中充分发挥心理技能、社会工作技能的作用。

4. **培训技巧** 心理技能和社会工作技能均可以采取讲课、案例教学的方法,结合农村常见心理问题和社会工作开展小组讨论,通过角色扮演让学员掌握心理咨询和社会沟通的基本方法与技巧。

5. **注意事项** 心理问题、心理障碍、心理疾病概念的准确把握;心理咨询、心理治疗、心理干预技术的正确应用。正确认识社会工作技能在全科医疗服务中的作用和意义。

6. **培训评价** 通过多种考评方法测量学员的基本概念、基本方法理解和应用的能力。学员应该能够运用心理学的基本理论和方法解决居民心理问题。能够运用社会工作的基本方法开展社会调查、进行社会协调、吸引社会资源解决健康问题。

7.6 培训场所、培训师资、培训手段

7.6.1 培训场所

培训场所是指培训计划实施的地点。培训场所应该选在较为安静的地方。我们发现,许多教室和实验室周围汽车马达声、工地的嘈杂声、市场叫卖声不绝于耳,有时甚至是楼内此起彼伏的干扰声音,既破坏了教师的心情,也影响了学员的听讲,本来就有点浮躁的学员迟迟进入不了状态。培训场所并不讲究多么豪华气派,但是必须要满足培训的需要。讲座、讨论、实验、观摩、见习、实习对于教学场所分别有不同的要求。如果在基层开展培训,应该在可利用资源的前提下选择和安排适宜的培训地点。

理论讲授可以在教室进行,但容纳数以百人的大教室如果不是因为教师短缺,应该尽量少用。我们知道,一位面对数百名学生站在远处的教师,即使使用高分贝扩音装备,教师仍然难以分辨出每个学生的反应,实现教学互动更成问题。通常 30~50 人规模的课堂讲授比较合适。人体解剖课程应该在实验室进行,每组参加的学员应该在 10 人以内为宜,因为教师在解剖实验室里能够进行详细的人体解剖,展示人体组织的各部分结构,分辨血管和神经,光照不好或者阻挡视线都会影响培训效果。如果一次教学安排学员很多,即使把实验台设计成阶梯状,能够看清楚、听明白的也常常是有限的几个靠近实验

台的学员,虽然摄像机下的操作可以被传输到不限距离的学生面前或者录制成视频材料随时播放,但是,那样的效果与现场讲授和演示的感觉和印象差距显著。询问和检查病人的教学,应该安排在教学医院进行,是因为那里不仅有病人,还有训练有素的临床教师,他们具有运用临床知识、技能、经验带教学生的能力,知道什么知识、哪些技术应该采取什么样的教学方法更有效。如今,医学教育需要的病人资源短缺,有些学校聘请了"标准化病人(SP)"代替真实病人,当然,这总比没有病人要好,但是他\她毕竟不是病人,培训效果仍然不如从门诊或者病床上的病人那里获得真实体验感受深刻。不容回避,近年来我们培养的临床专业学生,解决临床问题的能力明显不足,5年制毕业生不会规范地测量血压、不会操作心肺复苏、不会处理一般外伤、不知道止血带如何使用、不能规范地完成住院病历书写,真的不是耸人听闻的事情。原因在哪里? 教学计划落实不够、临床技能操作训练不足就是根源,学校没有严格按照教学计划完成教学,或者教学计划本身就有问题。有许多本该在医疗卫生服务机构完成的教学,却通过实验室模拟或者通过观看视频教材取而代之,实习生在医院不是真正意义上的实习,而完全像走马观花似的参观。可见,培训场所对于培训质量有多么重要的影响。

全科医疗团队培训以胜任岗位为目标,这就要求培训地点必须满足培训计划的实施和培训目标的实现。所以,我们一贯强调能力培训,强调动手能力和解决问题能力的训练。如果没有足够的实践训练,没有在真实环境中的实践检验,胜任全科医疗岗位就难以付诸行动。

7.6.2 培训师资

谁是培训全科医疗团队最好的教师? 答案应该很明确,具有较为丰富的全科医疗工作经验、具有较强教学能力的人做培训教师应该是最为理想的师资。同样可以判断的是,如果没有全科医疗工作经历的人去教全科医疗团队只能是纸上谈兵,显然难以培训出能够胜任岗位的全科医生。当然,全科医疗团队培训包括多门课程,每门课程都应该选择熟悉该知识体系和技术的专业教师。虽然统计学应该由统计专业教师讲授,可是如果教师对于基层卫生工作毫不知情,煞费苦心的讲授究竟能否运用到实际工作中也很难说;如果让没有管理过病人甚至没有接触过全科医疗工作的人担任教师,可能对学员或者教师本人都不是一件轻松愉快的事。人人明白的道理,我们却经常会犯错误。在许多全科医师培训基地,不明白全科医疗是什么、不知道全科医生做什么的教师不在少数,他们传授给学员的依然是传统的专科医疗服务模式。这个原因有历史背景,因为,中国全面开展全科医疗服务的时间不长,过去没有全科医疗,怎么可能会有很多全科医疗教师呢? 以后就不一样了,随着全科医疗服务的兴起,全科医生会大幅度增加,这些全科医生经过一定时间的工作实践,积累一定经验,其中一些人具备了担任全科医疗培训教师的基本条件,如能够担当传道、授业、解惑的责任,包括能够教给学员科学的思维方法;能够正确清晰表达出所教学科的理论和技术;能够引导学员有效地获取知识;能够帮助学员形成良好的职业道德品质;能够教会学员有效解决问题的方法和技能。这时,我国的全科医疗教师队伍就会逐渐成熟起来。

7.6.3 培训手段

培训手段是教师与学员在教学中相互传递信息的工具、媒介或设备。随着科学技术的发展,教学手段经历了口头语言、文字、印刷教材、电子视听设备和多媒体网络技术等不断丰富的过程。现代教学手段与传统教学手段是相对而言的。传统教学手段如一本教科书、一支粉笔、一块黑板、一幅挂图、一组幻灯片,也曾经完美地表达过医学知识、技术的历史和创新。现代化教学手段是指各种运用了现代科技的教学工具,特别是电子技术的设备和材料,从而把诸如多媒体投影仪、录音机、录像机、电视机、电影机、VCD、DVD、计算机等搬入课堂,作为直观教具应用于各学科的教学。可用于全科医疗团队培训的教学手段选择品种很丰富,在经过评估认可的全科医师培训基地,几乎都配备了最为先进的各种培训设备,处在基层的乡镇卫生院,承担着社区实践的教学任务,一些教学设备如投影仪、录音机、电视机、VCD、DVD、计算机等也是可以获得的。需要指出的是,并不是必须有以上现代化教学手段才可以完成培训任务,应该是根据培训目标和培训内容选择最适宜的培训手段,如思维方法的培训,教师引导和小组讨论相结合可能是较为适宜有效的,教师通过在写字板上按逻辑思维过程把分析问题的步骤循序渐进地书写出来,学员跟随教师的思绪进入思维状态,之后学员在小组内展开讨论,领会和学习教师的思维过程,逐渐建立自己的思维方法,这样的教学有一块写字板就可以进行。如果是临床技术操作培训,应该配有相应的模型、器械、物品。操作技术最好先通过视频教材让学员理解到一定程度,再在教师指导下模拟练习到熟练程度,之后让学员在实践中逐步巩固。现代教学手段可以把机会难得的临床真实情景通过电子媒体搬来搬去,也可以把协和医院著名专家的讲课情景在大山深处的乡卫生院重现。如今遍及城乡的互联网,很容易实现远程会诊、远程培训、远程交流,让基层分享到更多的培训资源,因此也提高了培训效果。我们在乡镇卫生院卫生技术人员在职培训试点倡导"有什么资源用什么资源,因地制宜"的原则,使基层的培训资源得到更充分利用。

能够让学员学会了、弄懂了、达标了的所有培训手段都是可以选择的,而"好与不好"的区别只是能否容易得到。

传统教学手段不应该被抛弃。当计算机多媒体课件运用越来越普遍的时候，会突然发现，它给教学过程带来效率和丰富多彩画景的同时，教学双方都变得懒惰、僵硬起来，学员看了不少图文并茂的信息，热闹过后的效果不一定最好。特别是在培训学员分析问题和决策的教学中，教师的思路在黑板上按照实际工作的过程和速度逐步边写边讲，能够照顾到学员的思考节奏，其效果不可比拟。而现代多媒体技术则可以展示形态、图表、情景、动作等难以描述的内容，把抽象内容直观、生动表现出来，所以，应该根据教学内容选择而不是千篇一律。

7.7 培训管理

本部分主要讨论目前开展的以政府为支持的基层在职卫生人员的培训管理。

由于行政管理部门对于人员培训操控太多，而且他们的策划有时并不符合教育规律，因此在培训管理部分更多地介绍一些具体内容实属必要。

培训管理是通过对培训质量进行控制实现更加有效和更加经济地达到培训目标的过程。包括培训的计划、组织、实施、协调、控制和评价。制订培训计划的前提是明确培训需求、确定培训目标。明确培训需求应该考虑居民健康服务需求、卫生服务机构履行职责需求和卫生专业人员个体需求等因素，以如前述。培训目标的确定则以培训需求为依据，以胜任工作岗位为标准，如乡镇卫生院的全科医疗团队，应该有全科医生、护士、专科医生、公共卫生医生、心理医生、康复医生、社会工作者等组成，或者根据专门任务组成团队。这些人员的共同目标是完成乡镇卫生院服务职能，解决居民健康问题，无论是培训新人员还是培训在职人员，这是他们的共同目标和最低标准。所有培训结果都应该归结到是否达到良好，以至于完好地胜任工作岗位的基本目标上。这就为管理者制定培训规划设定了明确的界线。

培训目标过于笼统或者不明确是经常容易出现的问题，由此延伸出的问题是使培训计划成了一个极具弹性的皮囊，安排的培训内容可多可少，可以这样也可以那样，可以多一些或者少一些，随意性极大。另外的问题是所制定的培训目标缺乏可测量性，看似在 1 周内可以完成的培训，安排在 2 天内也行，类似这样的例子，如掌握传染性疾病的临床诊断、治疗和预防；熟悉农村常见病的诊断、治疗和预防；了解计算机技术在卫生工作中的应用等，都属于可多可少、可大可小的命题。如果把培训计划具体到如同下述的程度，对于设计培训计划就具有指导意义，如，通过参加临床实践能够操作阑尾顺性切除手术；通过培训能够解释免疫规划的实施流程；通过培训能够说出高血压病人管理的主要内容;通过培训能够制作健康教育多媒体幻灯片。有了明确的培训目标,制订培训计划就显得更加容易。

一个已经超越了管理职能的问题是管理部门如何制定培训目标,这个本应该由培训专家完成的任务现在经常被管理者亲自代劳,因为许多培训项目是由管理部门筹划和发起的,培训费用由政府划拨,管理者能放弃这种权力和责任吗? 如果公共财政经费与一个难以测量的培训目标捆绑在一起去执行,什么意想不到的问题都有可能发生。培训计划是面对一个团队、面对一个专业群体、面对有共同需求的人员,甚至只是针对几个有实际需求的人而作出的培训活动安排,必须做到目标明确、计划可行。

紧紧围绕培训目标制订培训计划,把实现培训目标作为培训结果评价的依据,对于充分利用培训资源、有效提高培训效率意义重要。目前,基层卫生人员反映,由上级管理部门制定的"指令性"培训计划带来许多负面效应,诸如重复内容的培训、脱离基层实际的培训、安排不合理的多头培训等等,在给基层造成负担的同时,也在浪费着珍贵的培训资源和费用。那么,从管理角度而言,管理人员知道如何制订培训计划对于有效控制培训的意义远大于对经费的关心。

有必要重复的是,培训计划是以实现培训目标为依据的培训活动安排,培训计划应该把培训目标逐步分解成为培训单元目标,并且说明实现每个单元目标的活动内容、活动时间、活动地点、指导教师、参加人员、活动流程、所需资源(包括经费)、评价指标。所有活动都将被限定在最可行、最有效、最节约地实现培训目标的范围内。

在培训中,管理者究竟应该管什么? 在此提出 5 点建议:

一是确定谁最需要培训。只有明确哪些人需要培训,才能够确定培训什么,才可以制订培训计划,寻找可能的资金来源。如何知道谁最需要培训,那要根据卫生服务需求和基层卫生工作存在的问题来判断。一个新发传染病开始流行,全科医生、专科医生、公共卫生医生等全科医疗团队成员几乎都需要培训;新的基本公共卫生服务项目任务下达了,与之相关的专业人员就需要培训;绩效考核发现有的团队成员不能很好完成岗位任务,那么,这部分人员就需要培训;需要经常开展下腹部手术的卫生院,麻醉医师不能成功实施椎管内麻醉,麻醉医师就需要培训。作为管理者应该关心的是一个区域的基层卫生人员培训,国家卫生计生委要关心全国卫生队伍的培训,围绕国家卫生工作重点和医改任务确定培训对象。地方的情况有所不同,各地根据本地的需要制订培训规划和年度计划。在基层,应该针对本机构的实际需要确定培训对象。粗略确定培训对象的工作并不困难,但如果想知道最需要培训的是哪些团队成员可不是在办公室就可以拍板确定的,应该进行培训需求调查。局部的培训需求调查更容易具体明确,乡镇卫生院培训需求调查,可以直接参照岗位工作任务确定,那些不能规范操作技术的人、经常出现差错的人、执行不好任务的人、解决不了问题的人以及即将胜任新岗位的人,都是潜在的培训对象。确定了培训对象也就意味着明确了培训范围,将有多少人进入培训计划,要看有多少培训经费。

确定谁最需要培训的方法不难,关键是要认真踏实地去做。如果想要知道卫生服务问题是什么,那应该深入到基层卫生服务机构进行细致的调查、观察,搜集社区卫生服务信息,走进居民家庭询问、观察,之后把这些资料进行综合分析,从而知道因为卫生工作人员能力不足影响了什么,哪些问题是因为卫生工作人员能力不足造成的;卫生工作人员能力不足表现在哪些知识、技能方面;哪些岗位的工作任务完成得不好,哪些人的工作表现不尽如人意,用一份设计好的涵盖岗位任务的清单就可以精确地把问题找出来,同时,需要培训的对象也同时被发现。管理人员需要克服按照自己未经证实的假设和主观判断去指定培训对象,近期在乡镇卫生院出现了参加培训的"专业户"就是例证,由于上级部门组织的培训没有准确定义和细分培训对象,于是,无论培训什么,只要是上级要求必须参加的,他们就指定个别人去"应付"。当问到既然你们迫切希望参加培训,为什么上级举办的培训班总是由那几位"代表"参加呢?他们陈诉的理由很多,但是最重要的原因是没有把最需要培训的人和这些人最需要培训的内容密切结合起来。

二是确定最需要培训什么。当明确了培训对象,接下来应该做的事情是明确培训什么,即培训内容。从管理角度看,管理者对于培训内容的关注点应该集中在三个方面,一是把握培训内容的优先性,即所安排的培训内容是当前解决实际问题最急需的。二是把握培训内容的适宜性,即所安排的培训内容与乡镇卫生院功能、条件高度匹配一致。三是把握培训内容的需求性,即培训内容来自组织需求和个人需求。

如何知道当前最急需解决的问题是什么,比较容易的办法,一是深入到卫生机构与卫生工作人员进行深入交流,从而了解他们有哪些解决不好的关键问题,或者花点时间观察他们提供卫生服务的过程,从中发现存在问题。二是查阅相关资料,如病历、医疗文件、工作记录、信息统计数据、绩效评估结果、工作总结等,通过分析一定数量的资料,寻找工作中存在的问题。三是向服务对象了解情况,走访不同特征人群如病人、老年人、妇女等,通过访问获得他们对卫生服务机构服务能力的评价信息,特别要关注他们不满意的地方。无论是开展调查、观察还是访谈,都应该事先进行充分准备,如制定和打印调查表、访谈提纲、观察记录表、资料统计表等,不应该随心所欲地想到什么问什么,更不应该在谈话前先定调子、定限制,要求被访者只能顺着自己的思路发表意见。

为了更为客观全面地获得信息,调查对象的数量和分布应该具有代表性。对调查者进行统一培训也应该考虑在内。闭门造车、凭管理者个人感觉确定的培训内容很容易事与愿违。

如何判断培训内容是否适宜,也需要进行一定的斟酌。实践证明,当培训内容超越了卫生服务机构的条件时,学员就会对培训失去兴趣,因为他们知道,不可能应用的知识技术,学了也没用。他们有限的学习机会应该学习更有用的东西。把握适宜性应该从 3 个方面考虑,一是看培训内容是否包括在卫生院的服务职能中。如果某些疾病在乡镇卫生院就诊只需要识别出是否有生命危险,是否需要转诊,那么,培训的重点就应该是生命危险识别、把握转诊指证以及转诊护送。而对于那些卫生院能够处理不需要转诊的疾病,掌握诊断治疗预防的知识技能就是培训重点,这些知识技能如果存在问题就是培训的适宜内容。二是看目前卫生院的条件是否满足应用这些知识技术。假如卫生院没有麻醉师,那么,一些手术的开展就受到限制,即便经过培训掌握了这些手术技术也不可能应用。如果卫生院具备开展相应服务的条件,比如配备了电脑和多媒体设备,而健康教育人员却不会使用,这时培训他们运用多媒体和制作幻灯片的技能就非常适宜也必要。三是看技术的风险和费用。超越卫生院职能的高风险技术不可以成为培训内容,因为学会以后就有想尝试的冲动,由于卫生院整体技术能力和配备的限制,一旦出现问题,解决的力量薄弱,手段有限,这些培训内容不适宜。确定培训内容是否适宜,应该采取专家讨论的方法给以澄清,专家选取应该照顾到学科分布和级别分布,应该事先准备好关于乡镇卫生院职能、条件、服务目标及当地主要疾病情况和卫生院向上级医院转运病人的时间等书面报告,提请专家评估讨论,逐一确定拟培训的内容是否适宜。

如何获得当前培训需求的信息,仍然需要通过一定的发掘过程,这在前面4.3 部分已有详细的介绍。

三是对培训计划进行论证评估。培训计划是实施培训的蓝图,所有培训活动将依照培训计划开展,在培训过程管理中,管理的职责是监管培训计划是否围绕培训目标、按照培训内容而设计,这如同一项建筑工程,业主要建造一座办公大楼,图纸就是施工的依据,能否造出所需要的建筑,基本取决于施工图设计的质量。培训计划是实施培训的依据,培训计划应该由培训专家制定,要符合教育学原理和医学知识技术的认知规律,同时符合当地实际情况,如可利用的培训资源。培训计划呈现给实施者的是一个包括了目标、课程、时间、地点、形式、条件、环境、资源、评价、学科关系等在内的操作说明书。管理者通过对培训计划进行评估,判断培训任务是否可以完成,培训目标是否可以实现。

召开由培训专家、培训对象、培训教师、县级卫生服务机构专业技术人员、各级管理人员,甚至社区居民代表参加的培训计划论证会议,由各利益相关人对于培训计划的适宜性、实用性、可行性、科学性进行讨论评估,提出修改意见,以保障培训计划的全面贯彻执行。

四是组织和高效利用培训资源。管理者应该有效组织培训资源,保障培训计划的落实。尽管农村能够分享到的培训资源在不断丰富,可是在关键领域仍然难以满足卫生人员的培训需要。例如临床进修的资源一直比较紧张,目前实施住院医师规范化培训的合格医院就较为短缺,全科医师规范化培训的基地难以满足培训需求,在职人员临床进修、技能培训的资源也非常有限。一些综合医院、专科医院、疾病预防控制中心、妇幼保健院教学能力仍然不适应培养基层卫技人员,特别是训练有素能够良好完成培训任务,在全科医疗方面有一定经验的师资尤其不足,许多教育培训资源还发挥不出作用,这一切不利因素,必须通过管理手段进行资源整合、重点建设、持续改进进行改善。为此,最好在县级层面对于全县乡镇卫生院和乡村医生培训进行统筹协调,县卫生行政部门组织制定乡村卫生人员培训规划,有利于整合现有资源。建议县卫生行政部门对于落实卫生工作任务需要以及可利用的培训资源进行调查研究,确定每年的培训对象和重点,把全县所有卫生院和村卫生室纳入其中,从而确定哪些人被安排在年度计划里,把列入培训计划的人按照一定方式如专业、经验、可离岗时间、培训方式等分配到各个培训机构和不同时间段。

有时政策资源也十分重要,比如对于完成培训任务好的培训机构给予激励,鼓励带教好的教师,积极争取经费支持等。管理的另外一项重要职责是优化利用培训资源,把所有培训需求按照重要性、优先性排队,使可以利用的有限资源发挥在最需要优先培训的目标上。

管理部门应该严格把守培训机构和培训师资的准入标准,不断监督评估培训机构的培训质量。同时,开发更为广阔的培训资源,开辟更多开放的培训平台。努力促进培训产品多样化,为乡镇卫生院人员的培训提供更多的选择。

五是保障培训计划落实。在充分准备的基础上,把制定好的培训计划全面贯彻落实是实现培训目标的关键阶段,它直接导致培训投入的产出质量,从而也关联到全科医疗服务水平的实质性提高。管理部门应该对于培训实施过程进行不间断监管,在培训中,应该经常而不是可有可无地到培训现场观察,并且反复听取学员的反映和意见,这是对培训计划不切合实际的部分进行纠正和调整的机会,因为没有哪个计划是十全十美一成不变的。如何实施监管,着重在5个环节,即计划中列出的资源是否能够按照需要到位,会不会影响培训活动的进行;学员的生活安排是否妥当,会不会影响到按照要求参加培训;学员和教师是否进行过充分交流,教师知道学员学到的技能会在什么条件下得到有效安全的应用;学员对于教学活动的意见和建议是否被及时采纳和反馈,有没有影响到学员的学习积极性和兴趣;教学活动是否按照培训计划开展,并一直在向培训目标靠近而没有背离初衷。

六是关注培训效果评价。培训是为了实现提高全科医疗团队服务能力使之不断满足农村居民日益增强的健康需求的目的。培训的一切活动都是为了实现我们所期待的培训目标。因此,不管培训用了多少方法,开展了多少活动,检验其结果的只有一个标准:问题解决了没有,能力改进了没有,胜任岗位合格率提高了没有。可见,培训效果应该是管理者最为关切的。管理部门可以组织专家对培训效果进行评价,通过评估培训结果,从中总结经验教训,为以后制订培训计划提供借鉴;通过评价培训效果,为培训机构和教师提出改进意见;如果是委托培训机构的项目,可以对未来再选择和聘用教师提供帮助。

8 全科医疗团队培训效果评价

教育与培训的评估越来越专业化,其复杂程度和技术难度似乎非一般人员能够掌握操作。融化在人体内的知识、技能和态度,是以人为载体并成为与人的认知、行为、情感不可分离的共同体,我们没有办法把它们从承载它的人体上剥离出来进行测量,所以,对培训结果、效果的评价也只能通过间接的评估而得到。它不能像化验人体内某种可测量的成分那样被清晰定量获得数据。实践表明,我们正在试图运用各种方法,从各个角度测量被培训者通过培训究竟知道了什么,学会了什么,改变了什么。评价方法引入了现代技术,显著地提高了评价的科学性和准确性,数学方法在培训效果评价中起到重要作用,因为它帮助我们实现了定量化。

为了不使读者陷入困惑,本书仅仅围绕与全科医疗团队培训评价关系密切的几个问题进行讨论,以说明全科医疗团队培训效果评价的基本原理和方法。如果需要或者有兴趣,推荐几本比较专业的教育培训评价著作,供学习参考。如美国人 William J. Rothwell 撰写的《培训评估与衡量方法手册》(Handbook of Training Evaluation and Measurement Methods),华东师范大学王孝玲编写的《教育测量》、中国医科大学孙宝志等编写的《高等医学教育现代考试方法》《教与学评价实用技术》等著作。

就全科医疗团队培训而言,我们期待的是通过培训,团队成员能够良好地胜任工作岗位,知识足以支撑其服务所需,技术更加规范精湛,态度更加令人满意,适应新需求和技术进步的能力不断加强,工作绩效明显改进,服务水平不断提高。通常把培训效果分成 4 个层面,每个层面都有相应的评价指标(表8-45),每个指标可以细化为指标名称、指标定义(解释)、指标测评方法、指标计算方法、资料来源等可以操作的具体项目。

下面是关于解决培训评价的 4 个具体问题:

(1)评估什么? 培训效果是指培训的有效结果,包含了效益和效率。例如,经过培训,达到培训目标的人有多少,这些达到培训目标的人在哪些方面发生了改变,改变了多少? 这些通过培训发生的改变,对于提升全科医疗服务质量和水平有哪些影响,表现在哪里? 发生在知识、技能、态度方面的变化而产生的作用对于居民健康状况有哪些影响?

216

表8-45　全科医疗团队培训评估指标

评估层面	标准	描述	评价指标
感觉层面	学员主观反应	学员从感觉方面对于培训的满意程度	1. 学员满意度 2. 利益相关方满意度
接受层面	学员获得的知识和技能	学员通过培训接受到的培训目标要求的知识、技能	1. 课程的测评分数 2. 知识、技能应用程度
行为层面	学员工作行为的变化	培训使学员胜任岗位的能力和执行任务的知识、技能、态度发生的变化以及变化程度	1. 岗位胜任情况 2. 工作能力的提高 3. 工作绩效的提高 4. 工作态度的变化
效果层面	培训带来的绩效变化	个人及团队绩效改善的程度以及卫生院服务绩效的提高	1. 卫生院服务功能完善 2. 卫生院服务能力提高 3. 卫生院服务质量改善

应该注重对于培训净效果的评价,如培训前不知道、不清楚、不会用的知识,现在知道没有、清楚没有、会用没有,知道了多少,会用了多少? 培训前不会操作的技术,培训后会操作了多少,操作的规范和熟练程度如何,对操作风险的把控能力如何? 通过培训,在职业道德、沟通与理解、服务态度、工作精细度、责任感、对居民照顾的全面性等行为方面改善了没有,改进了多少? 有多少培训前完不成的工作任务经过培训能够完成? 由于这些结果反映在服务行为中的变化有哪些? 使医疗、预防、保健、康复、健康促进、健康管理等服务水平得到哪些提升? 团队工作水平和效率得到多大提高? 培训消费了多少资源,用多少投入(成本)实现了这些目标,值不值得?

(2)怎样评估? 培训的目的是改变全科医疗团队成员的服务能力,这些能力体现在全科医疗服务运用知识、实施技能、改善态度等方面。通常有3个层次,最基本的能力是能够胜任工作岗位、完成工作任务;其次是在胜任岗位的基础上,能够更加有效、更加安全地改进工作流程,更高效率地提供完善的服务;第三是不断获得新知识新技术,并且应用这些新知识新技术不断改进工作质量、提高服务水平,良好适应居民处在不断变化中的健康服务需求。如何把这些能力测量出来进行评价,其方法的选择需根据培训目的和内容而定。

知识评价最容易操作。多数情况下采取考试的方法就可以得到结果,常用的评价方法如回答问题(口头、书面)、结构性问题考试、案例解析或者解决问题测评等。知识考试方法不仅教师应用娴熟,学生也十分明白。特别是客观结构试题,其中的多项选择题和单项选择题是目前普遍使用的考试题型,题干可以是一个开放性问题,而备选答案是限定在 A、B、C、D、E 几个给定的选项中,这给命题预留了非常广泛的空间,100个选择题,可以涉及500个左右的知识点,对于某一学科或者课程来说,具有一定的代表性。由于这种考试在医学领域应用多时,试题库日臻完善而全面,试题质量不断改进,具有较高信度和效度。现有的试题库几乎覆盖了医学的各个学科和各个学科的知识点,要寻求组织一份试卷很是方便,只要按照考试目的把试卷设计好,命题可以在计算机上完成。大多数题库的试题都经过了大样本信度、效度、区别度检验,考试结果比较客观。即使找不到所需要的试题,如今的多数教师仍然有能力命题。对于培训前后知识变化(记忆、解释、运用)的测量,比较精准的应该是培训以前和培训以后分别进行测量,才可能把属于本次培训的效果显示出来。考试可以获得一部分结果,但并不能如实全部获得。运用知识的能力通过分析、讨论问题可以考察到。计算机考试方法应该推广应用,它不仅成本低,而且可以随时进行。

技能测量要比知识测量的难度更大,成本更高,但是可以直观所见。对于不复杂的一种或者几种技术容易评价,如果要想测得很多项技术,需要具备一定条件。技能考试常用方法如观察操作(实验室模拟或者真实环境下操作)、过程描述(口头的、书面的、计算机模拟)、客观结构化临床考试,即考试站方式(按照设计好的方案分组逐项进行)等。考试站的方法在学员数量较多时首选,因为该方法容易把握标准,测量结果比较客观公平,相对成本较低。当然,缺点也明显,比如,需要足够场地、标准的操作物品,考试项目数量受限,对考官要求较高等。我们在对乡镇卫生院开展以胜任岗位为目标的培训效果评价时,使用的是现场考察和模拟操作相结合的方法。现场考察是对正在技术操作的人员的操作过程进行观察,与该技术的操作标准进行比对,从而获得结果。这种结果最为真实,既可以得到实际工作技能的信息,同时可以观察到其工作态度,缺点是这种评价需要随时随地进行,如果能够坚持,确实是一种不断改善工作技能的有效方法。通过模拟也可以对技术操作进行测量,该方法适合在基层实施,事先准备拟考项目的环境和条件(如空间、物品、照明、病床)、物品(如导尿包、静脉穿刺包、洗胃装备、听诊器)、模拟人或者志愿者,让学员操作。同时,考官可以提出一些相关问题让学员回答,考官按照操作标准逐步评价。当有些操作不容易通过观察评价时,也可以让学员进行描述,同时兼以考官提问,还可获得学员应变能力的信息。研究发现,同事评价、指导教师评价也是可信的评价结果。计算机模拟考试的方法也非常可取,按照实际流程和操作标准设计的智能化考试,对于学员的操作和思维都可以得到评价结果。

态度评估依然最为困难。我们目前还没有制定出全科医疗服务的态度标准。面对不同的个体可以有统一的技术,如肌内注射无论在谁身体上操作,谁来操作,规定程序都是一样的。而面对不同人的各种不同状况如心理特质、个人遭遇、经济状况、社会关系、习惯、信仰等因人而异的因素,团队成员就不宜用同样的语言、同样的方法、一样的模式去对待所有服务对象,所以,态度是因人而异、因事而异的。态度的认知和表现在一个人身上会反差很大,如一个口口声声标榜自己"为了病人的一切""全心全意为人民服务""工作一丝不苟"的人,可能行为上表现出来的却是与之背道而驰的另外一套。这并非说态度不可以评价,而是态度测量的信度、效度都难以把握。态度的内容范围较广,包括对人、对事、对物的价值判断和持有的态度,对人的价值判断和持有的态度包括对于病人、服务区居民、同事及其他相关人的尊重、关爱、保护、理解、同情、支持、合作、友好等;对事的价值判断包括对于服务、问题、事件、纠纷、费用等事情的客观、公平、公正、以证据为依据的处理方法;也包括对于工作的敬业、负责、精细、严谨、奉献精神;还包括追求真理、崇尚科学、尊重事实的科学态度。对使用物品的态度包括爱护物品、熟悉原理、精细操作、厉行节约等。对人、对事、对物的态度中,包含了个人价值观、道德观、职业精神,是医疗道德、个人品质、职业修养的综合反映。我们常用的评价方法如多角度评价、认知和解释、观察、间接测量等。多角度评价是通过各利益相关人以及上下级同行对于其实际工作中的表现和感受给予评价,如病人评价、服务区居民评价、外部管理人员评价、相关领导评价、团队长或者科室主管评价、团队成员评价、同级和下级同事评价等,采用填写评价量表或者调查问卷方法,属于一种回顾性评价,对已经过去的表现、感受、印象进行回顾、总结、评估。认知和解释只能是一种间接测量,如今人们开发出许多从不同维度探测职业态度和职业品质的方法,如李特斯量表(Likert scale)、等级评分量表、尺度测量等。可以使用假设情景和特定状态下可能采取态度的测评,这虽然如同纸上谈兵,但对于唤醒学员的某种态度、探测潜在行为,或者假设学员一旦遇到某种特定情况有可能表现的态度、品格行为,是一种可以应用的评价选项。我们的研究团队研究了如何把服务态度细化并且融入每一个实际工作任务中去测量和评估,让存在于意识形态状态下的个性品质和职业态度外显流露出来,从而在评价技能的同时观察其态度表现,得到真实并且是与工作紧密关联的结果,这种态度评价的应用前景令人鼓舞,比只局限于认知、表白、陈述等关注理论的形式更有现实意义,这样的评价本身已经产生了培训作用。

全科医疗团队整体培训效果如何评价?重要的是对经过培训的全科医疗团队工作表现和工作绩效进行全面考察评估。如果团队是一个卫生院集体,就应该把卫生院职能范围以内的工作产出和效果进行评估,采取搜集相关资料和信息(各类服务信息和工作指标)、访问利益相关人员(服务居民、乡村医生、县级医院和疾病预防控制机构人员、县乡管理人员），用统一的评估方案进行评估，从而获得该卫生院服务团队的能力变化和通过培训产生的效益。如果培训的团队是卫生院执行任务若干团队中的一个或者几个，评估设计应该针对具体培训需求和目标，即经过培训，存在的问题解决没有，团队服务能力由此发生哪些变化，团队产出效果如何，同样可以采取搜集资料、分析工作效果、利益相关人调查访问等方式进行，但要注意不可偏离培训目标。选择案例分析、工作设计、任务模拟、角色扮演等方法评价，既可以用于团队培训效果评估，也可以用于团队成员评估。案例分析的方法是提出一个农村卫生服务工作的实例，如针对某一特定家庭的全科医疗照顾服务，对社区某一卫生问题的分析与对策建议，针对某一个体的医疗康复计划等，让学员运用全科医学理论加以分析，提出解决方案，从分析过程中了解学员掌握全科医学基本理论和运用全科医疗服务模式解决实际问题的培训效果。如果评价全科医疗团队的团队精神，可以通过模拟观察、工作方案设计、团队精神解释、现实工作表现、演示或者描述等方法评价。

　　传统运用的知识、技能评价方法很多，可以根据评价内容和评价条件进行选择和设计。应该更加倡导持续性评价和实际工作表现的评价，它既可以收到评价效果，也可以通过评价得到强化培训的目的。

　　下面列出 13 种知识技能考试评价方法的比较，供应用时参考（表 8-46）。

表 8-46　13 种知识技能考试评价方法比较

方法方式	概念	适应考试内容	优点	缺点
1. 多选题	多项选择题，又称多选，是一种从备选答案中正确选项数目在一个以上的选择题题型。由一个题干和若干备选答案组成。	用于考核知识记忆水平，但也能在一定程度上考核理解、思维、运用知识的能力。适用于大范围或考生人数较多的考试。	试题覆盖范围广，考试涉及知识面宽；可通过计算机阅卷处理；评分标准客观、公正、准确、省时、省力。分值易于计算和统计分析；试题质量好时，试题信度较高。	问题被结构化，难以考查实际应用知识的能力；限于测试书面记忆理解能力，难以考查发散思维能力；即便不懂得试题内容，随机猜测答题仍然可以获得成绩；命题较为复杂，需要有较高的命题技巧和较长的命题时间，干扰答案设计有一定难度。

方法方式	概念	适应考试内容	优点	缺点
2. 单选题	单选题,即单项选择题。在一个题的备选答案中只有一个是正确答案。由一个题干和若干备选答案组成,其中一个是正确答案,其余为干扰答案。	单项选择题在单位时间内可以考查的题量多,覆盖面广,有利于评价考生的知识范围以及理解、分析、认识问题的能力。尤其适用于大范围或考生人数较多的考试。	答案具有唯一性和最佳性,因而属于比较容易的题型。每一个单选题有几个备选答案项,一道题可以起到多道题的测试作用;命题时,每题都预定了正确答案,阅卷极为方便,目前机器阅卷已极为普遍,排除了阅卷人可能产生的主观影响,保证了考试的真实、可靠;试题的选择项中有一个正确答案,对于那些知识和技能掌握不够的学生来说,还可以从几项选择比较中得到启示,从而作出正确判断,这样有利于培养学生灵活应用知识的能力;容易建立题库。	学生有猜测答案的可能性,该题型难以培养学生的创造能力。当答题者答不出题目时,他们会尝试去猜答选项而不是认真思考选出正确的答案,这种情况称为"多项猜测";因而不能充分反映学生对学科的认识;即便不懂得试题内容,随机猜测答题仍然可以获得成绩。
3. 填空题	一句具有完整意义的句子,只是给出已知条件,在其后的语句中空出要问的答案以横线代替,要求考生在横线上填写出正确答案。	填空题是一种封闭式的提供型试题,它不仅能用来测量考生对知识的记忆,而且还能测量考生对知识的领会,应用和分析能力。	填空题作为客观性试题的一种形式,具有叙述简单、概念辩析力强和知识覆盖面广等优点。填空题题小,跨度大,覆盖面广,形式灵活,可以训练考生准确、严谨、全面、灵活运用知识的能力和基本运算能力。填空题可降低考生猜答的几率。	答案被严格限制,难以反映考生灵活应用知识的能力,结果正确与否难以判断。

续表

方法方式	概念	适应考试内容	优点	缺点
4. 判断题	判断题是一种以对或错来选择答案的题型。	判断题的编制比较容易,评分也可以保证客观和公正。最适合考查对基本概念、性质以及原理等基础知识的认知和判断能力。	命题容易,适用于各学科测验,记分客观,取样范围较广。	经常用来测量一些低层次的培训目标,但它不适用于测量较高层次的学习结果,考生凭靠猜测而正确作答的机会为50%。
5. 计算题	是根据已知量算出未知量的试题。	适合考察对所学知识中数量关系的准确理解与运用。	可以锻炼学生分析、逻辑推理的能力,常常用于测试实际工作中统计、计算、换算方面的运用问题,如补液量计算、配药浓度计算、电解质补充量计算。	答案一般要求显示具体的计算步骤,即使能够理解题意,若一步计算错误,将会导致全题错误。
6. 问答题	问答题是主观开放题型,是由提示项、限定项、中心项、求答项四部分构成:提示项是对考生回答方式的提示;限定项是对题目涉及的时空范围和情景内涵的规定;中心项则规定了解答所依据的对象和内容;求答项是对回答内容和项目的规定和要求;中心项是问答题的核心部分,提示项、限定项从属、服务于中心项,中心项决定求答项。	问答题是考察学生高层次认知能力的主要题型,也可以用于考查运用知识解决问题的能力以及分析问题的能力。	问答题的设问可以按命题的需要灵活地调节其深浅度,加之文字表述的考查面广,能较为全面地反映学生的实际功底,其中有许多考查方向与内容是其他题型无法替代的。问答题对培养学生的逻辑思维能力、准确的语言表达能力及明确地表达中心思想的能力等都有重要意义,同时对教师查询学生知识掌握的优势和不足,起着良好的反馈作用。	阅卷评分不客观是问答题考试方法的重要缺点之一。由于教师们对某一问题的观点不同以及其他原因,导致评分标准信度较差,同一张答卷在各位教师手下所得分数可能有很大的差异。评卷难度也大,遇上字迹潦草、书写不规范的答卷,令评卷人十分头痛。

续表

方法方式	概念	适应考试内容	优点	缺点
7. 论述题	论述题是主观性试题中的重要题型,理论性强,是论述题最突出的特点。理论要有深度,是论述题主要的质量要求。理论联系实际,是论述题最显著的特色。	主要用于考核理解、思维、运用知识的能力,但也能在一定范围内考核掌握知识的深度与广度。	论述题可以用来考察学生的理解能力、组织能力、文字表达能力等,在考试中具有重要作用。在针对逻辑推理的考试中都将论述题作为重要的题型。命题较易;能较好地反映出学生的理解、思维与表达能力;给应试者以自由发挥独到见解的可能性。	考题有限,考核面狭窄;评分易受主观因素影响,比较费时间;命题不严谨时,答题易偏离主题;笔试时可能受文字表达水平的限制,口试时可能受语言表达能力的影响。
8. 名词解释题	对一个名词的解释说明。	适用于对所学名词、概念的理解与记忆。	可以考察学生对所学名词、概念的理解程度。	答案比较死板,难以培养学生自己对相关名词理解的发挥。
9. 案例分析题	案例是指已经发生过的事件。案例分析是指把实际工作中出现的问题作为案例,让学员研究分析,培养其分析、判断、解决问题的能力的考试方法。	可用于典型病例分析、社区卫生问题案例以及与医疗、保健、预防、康复、健康教育、健康管理有关事件的案例分析。	综合性和灵活性比较强,又有很强的现实针对性,因而要求考生有比较强的归纳、推理、分析能力。案例分析题一般让考生根据给出的案例情节,综合运用所学的专业知识和自身所掌握的技能,对某一专题进行诊断和剖析,并提出解决问题的对策或方案,以达到检测学员学识水平和解决实际问题能力的目的。它具有极强的情境模拟性,是所有题型中最能真正考出应试者能力的题型,好的案例题可以达到"应试者在考场答题等同于在岗位工作"的效果。	该类型题的难点在于信息量过多,如果考生基础知识不扎实时容易陷入出题者预先安排好的陷阱中去。该类型题考察的能力是多方面的,它对考生提出的要求更高,其难度自然也就较高。

方法 方式	概念	适应考试内容	优点	缺点
10. 演示评价	利用实验、实物、图表把事物的过程显示出来,以反映其认知、理解能力。	考试评价目的明确;能够清晰感知到演示的对象;在演示过程中,教师要引导学生进行观察,把学生的注意力集中在演示对象的主要特征、主要方面或事物的发展过程;要重视展示的适时性;结合演示进行讲解,使演示的事物与书本知识密切结合。	对提高学生的学习兴趣、发展观察能力和抽象思维能力,理解操作过程有重要作用。对于抽象理论、操作性培训内容较为适宜,如护理技术、流行病学调查等。	评价范围及人数受限,考试要求条件较高,评价信度有时会因考官把握不一致受到影响。
11. 操作技能评价	操作技能也叫动作技能、运动技能,是通过学习而形成的规范的操作活动方式。操作技能形成的基本途径是练习。	适用于实际操作技能的考核。	能够检验学员所学知识、技能实际运用的能力,测验学员能否胜任实际工作岗位的能力。	在大规模测验时需要花费较多的监考人力,考试时间较长。
12. 实验评价	实验是科学研究的基本方法之一。根据科学研究的目的,或利用一些专门的仪器设备,通过对研究对象实施干预与控制,验证科研	适用于对实验教学效果的检验和科研能力的评价。	采取量化的方法来测量学生的基本技能和各种能力,可以充分调动学员开展实验操作技能训练的积极性,提高学员观察、解决和分析问题的能力。也有助于学生养成实事求	这种评价考试范围比较局限,除非有现实的研究安排,才有可能保障考试的开展。实验评价对于条件、环境、考官的要求较高。每次进入评价考试的人数

续表

方法 方式	概念	适应考试内容	优点	缺点
	假设的过程,从而认识自然现象、揭示自然规律。		是和调查研究的工作作风和态度,提高学员综合应用知识的能力。对于考查学员用科学思维和方法进行医疗、公共卫生方面的创新非常可用。	不可能太多。考评指标的制定和测量都比较费时费力。
13. 口试	是一种以口头回答问题的考试方法。在常规考试或面试中,考生要用相应的语言阅读或回答考官的试题,按照考生回答问题的思维方法、表达正确率得到相应的分数。	是课堂、现场常用的方法。可以考查学员认知、理解、运用知识的能力,也可以考查学员反应、思维、沟通的能力。	口试不仅可以了解应试者对所学知识的认知与理解,而且可以考察其语言表达能力、语言理解能力、反应能力及自身素质,对应试者的心理素质要求较高。	口试不能全面考察学生对所学知识的掌握,通常与笔试结合来考察学员的综合能力。不适合大规模考试。

①知识考试评价方法:闭卷考试、开卷考试、闭开卷结合、口试、论文、辩论。

②技能考试评价方法:客观结构化临床考试、计算机模拟病例考试、实验操作、技能操作、制作竞赛、社会实践。

③态度考试评价方法:观察法、调查法(问卷调查、访问)、态度量表法(行为定位评价量表、李科特量表)、投射法、互评法、作品分析法。

实践证明,对工作人员现场表现的评估是最为彻底真实的能力评价方式。考试只是对胜任岗位众多任务的特定形式的抽查,往往存在以偏代全的不稳定结果。事实上,能否完成任务,一做便知;能否胜任岗位,实践是检验标准。工作人员在日常工作中的表现一般十分接近其真实的能力,那些敷衍了事、会而不干的情况毕竟少见。遗憾的是,我们没有那么多人力和时间开展这样的评价。因此,各种尽可能真实反映每个人实际表现的考试形式、方法、手段应运而生、莫衷一是,我们只能在实际环境中依据现实情况选择。

(3)如何看待评价的结果?当评估专家拿着一大摞经过一周时间精细统

计分析出来的评价结果给管理者看时,这些管理人员却漫不经心地说,这些评价不一定准确可靠,你会怎么想呢?

这就涉及评价信度和效度的问题。信度反映的是评估的可靠性,是指评估测试结果是否稳定可靠。也就是说,测试的成绩是不是反映了受试者的实际水平。那些在培训中表现出较强的运用知识技术解决实际问题能力,被公认为表现良好的学员,如果评估测量的结果依然能够反映出较好的成绩,说明评估是可信的。评估结果还可以更加精确地反映出每个学员个体之间的差异和存在的具体问题的尺度。效度反映的是评估的有效性,是指评估测试对应该测试内容所测的程度。也就是说,评估是否达到了它预定的目的以及是否测量了它要测量的内容。评估结果是否能够表达培训目标,评估内容是否与培训内容密切相关,评估方法是否适用于培训内容的测量,这是衡量评估效度的关键因素。

信度通常用一种相关系数(即两个数之间的比例关系)来表示,相关系数越大,信度则越高。当系数为 1.00 时,说明测试的可靠性达到最高程度;而系数是 0.00 时,则测试的可靠性降到最低程度。测试信度有 3 种方法:

1)重测法。用同一套试卷在两个不同时间内来测试同一批学员,这样便获得两组分数,然后计算出两组分数的相关系数。当然,在两次测试中,学员第二次的测试成绩理应比第一次的要高,因为在第二次测试时学生已经有了进步而且临场经验也更丰富了。但是若该试题是比较可靠的,每个学员在两次测试中的排名次序应该是基本不变的。

2)交替形式法。对同一批学员使用试题类型完全相同,难易程度相当,但具体题目不同的两套对等试卷先后进行两次测试,然后计算出两次得分的相关系数。

3)对半法。测试只进行一次,但将整份试卷的题目按单、双数分成两组来分别计分,算出两组分数的相关系数,然后再用 Spearman-Brown 公式计算整份试卷的信度系数。具体计算步骤是:将两组分数的相关系数乘以 2,再除以 1加两组分数的相关系数。

效度测试的 4 种方法:

1)表面效度。指测试应达到的卷面标准,即一套测试题从表面看来是否是合适的。如果对乡镇卫生院全科医疗团队成员测试冠脉搭桥手术的操作方法或其他超越卫生院职能的技能,则可以认为这样的测试缺乏表面效度。表面效度测试的是学员正常工作能力范围的一种保证因素。

2)内容效度。指一套测试题是否测试了应该测试的内容或者说所测试的内容是否反映了评估的要求,即测试的代表性和覆盖面的程度。如果测试内容与本次培训无关或者不在本次培训范围之内,例如培训目标设定为经过培训学员能够开展围生期保健,而实际评估测试的内容则是更年期健康教育,那么,该测试的内容效度就很低。

3)编制效度。指测试题对设计该测试所依据的理论方面的反映程度。例如影响血压的主要因素有血液量及其黏稠度、心脏收缩功能、血管壁弹性,其中任何一种因素的改变都可以影响血压值。那么,评估内容如果把影响血压的因素强调为血液细胞形态、微循环状况、肺动脉压力,则测试题目就失去了编制效度。

4)经验效度。经验效度是一种衡量测试有效性的量度,通过把一次测试与一个或多个标准尺度相对照而得出。经验效度可分为两种:一是共时效度,即将一次测试的结果同另一次时间相近的有效测试的结果相比较而得出的系数;二是预测效度,即将一次测试的结果同后来的相应能力相比较而得出的系数。

一般来说,对某次测试的效度进行检验时,除了要根据培训大纲的要求对试卷的内容进行考查以外,还须采用计算相关系数的定量方法,即计算出本次评估与另一份已被确定能正确反映学员水平的评估内容之间的相关系数。系数高则有效性大。通常测试的效度应在 0.4~0.7 之间。

对于全科医疗团队成员的培训评估,现已开发出的培训评价方法几乎难以一览无余,各种评价工具也层出不穷。有的复杂到一般人员看不懂,可能只有专业评估人员才能操控的程度,有的可能非常简单易行。但是,无论其有多么深奥或者简单,追求的目的只有一个,那就是尽可能准确地测量出培训施加的影响使被培训者在全科医疗服务中发生了什么变化。因为我们的培训只有一个基本目标:经过培训使全科医疗团队成员能更好地胜任岗位,有效地履行职责。这可能需要若干次改进才能实现,但是每一步都离不开培训。

有时写满纸的密密麻麻的数字,又经过复杂的统计学处理常常会欲盖弥彰,让人看不懂而不得不信,这样倒不如去相信卫生院管理者的判断。请记住,我们的培训是为了提高服务能力,如果一名经过培训的团队成员,评价结果不错,而在实际工作中却没有良好的改进和提高,那最好的解释就是,如果不是培训脱离实际,就应该是评价不准确。长期以来,我们对于考试的分值信赖有加,甚至把 60 分作为分水岭,59 分不合格,60 分就合格。在此,对于评价结果的认定作 3 点提示:①客观判断评价结果。首先应该对评价内容和方法与评价目标的关联性作出判断。评价目标决定于培训目标,培训要实现的目标就是评价的使命,培训内容、方法等一切计划都围绕培训目标设计。理论上说,培训活动如果严格执行了培训计划,自然就会达到培训目标。评价最重要的是测量培训目标实现了多少,因此评价方法和内容等一切评价活动都须围绕评价目标而展开。也就是说,摆在面前的评价结果并不看在它经过多么严格的计算和多么复杂的程序得出,而是看评价是否指向的是培训需要解决的问题,如果回答是肯定的就有意义。2006年某县卫生局举办了一个32人参加的乡村医生"洗手和消毒"培训班,培训目标是使所有参加培训的人员能够按照操作流程规范消毒,并且能够解释消毒原理和消毒概念。培训班时间2天,其中一天是讲授消毒原理、方法、药物,演示各种消毒和洗手流程,第二天上午是练习,下午是考试,一张反映培训内容的试卷共50道题,题型为多项选择题和问答题。考试结果,有26人答了60分以上,结果为合格,6人分数在60分以下视为不合格。我们从合格人数中抽取6人,与不合格的6人进行实际操作考试对照,发现在6名合格者中,有2人操作明显不合格,在另外6名不合格者中,有3人操作合格。这个考试分数能说明什么?如果只把理论考试成绩作为衡量标准,显然不能正确反映培训目标要求的效果。评估的客观性应该反映在考题的客观性、答题的客观性和评分的客观性方面。考题的客观性是指命题不受命题者个人偏好的影响,考题能够真实反映培训目标和全面反映培训内容;答题的客观性是指学员能够按照统一规则独立回答问题,问题表达明确无异议;评分的客观性是指有统一明确的标准答案,定量界限明确,评分不受评分者个人主观因素影响。②评价是否可信。是指评价结果的可信程度如何。把一个人的真实情况准确测量出来,可信度就高。也就是说,工作能力强的人评价成绩也高,说明评价可信。评价信度决定于评价的全过程,首先是测评问题已经被明确理解,其次是被评价者在没有外部影响下完成了考试,还有就是考试结果正确与否的判断是明确的、客观的、公正的(包括标准答案和评卷方式、评卷人员)。③是否可以区别出优劣。一个较好的培训评价结果应该能够反映出被评价者人群之间的差别,因为通常一个群体的能力应该处在正态分布区间,总有个别人在群体中表现出色,也有个别人表现略差,而大多数人表现集中在中等上下水平。培训结果一般也是如此。评价结果有无区别,主要与评价指标或者考试内容有关。如果问10位全科医师正常人体温值是多少,恐怕没有一个人会答错,如果把问题难度增加,问各种体温类型如弛张热、稽留热、间歇热等,可能就有一些人难以全部准确回答,有个别人则可能完全回答正确,这就把有关体温更大范围和更深程度知识的掌握程度评价出来了,区分出了学习全面和学习局限的学生的差别。显然,有效度、信度、区别度的评价结果是可以运用的。

(4)评价容易出现的偏差。有人说考试评价是学员学习的指挥棒,评价什么,学员就学习什么。无论是管理者、投资者、培训机构、学员,都对评价结果很感兴趣。但是,他们各自对评价结果的理解和用途却不一样,因此也极容易引导培训走偏,背离其原有的初衷。总结近 10 年的经验与教训,下面列出 4 种评价容易出现偏差的问题:一是为了得到一个好的结果而弱化了对于培训目标的评价。培训评价有个好的结果,可以说明培训主题选定的好,培训计划设计的好,培训活动实施的好,培训任务完成的好,学员学习的好。仿佛是众望所归的结果。为了得到好结果,培训管理者、执行者会努力向这方面努力,有时忘记了培训的目的是什么,目标是什么,培训是为了解决什么问题。所以,在评价过程中极容易偏离目标,出现评价结果效度差、信度低,人人高分的状况,并没有真正反映出培训的效果。二是评价只针对部分培训内容而忽视综合运用。通常的培训目标是根据问题设计的,培训内容是围绕培训目标而确定的,培训活动也是针对培训目标安排的。通过培训各学科知识技能,最终达到的目的是能够灵活运用学科知识、技术去解决工作中存在的问题、提高服务水平。虽然更多时候,培训是按照课程和学科实施的,但学员应该能够把学科内容综合运用在解决现实问题中。培训机构或教师往往倾向于把评价重点放在学科或者课程层面,不经意地起到分解知识整体、就事论事的作用。因此,评价学员的培训效果重点要看其运用知识技能的能力,而不单纯是学科考试结果。三是评价更多突出理论知识而弱化实际技能。由于理论评价省时省力,容易实施,而技能评价需要一定条件、设备和人力,所以,培训机构更愿意通过理论考试的方式结束评价。这与我们胜任岗位培训的宗旨不相符合,我们实施培训的目的是为了提高学员完成任务的能力和提高服务水平,重点强调能做什么,能做好什么,而不止是知道什么、记住什么。四是把卷面考试作为主要评价方式而回避实际训练。由于卷面考试无论是考知识还是考能力都容易操作和控制,其形式也更能表达“考试”之意,使各方面的工作都变得简单易行,所以是极容易被使用的手段和工具。然而,这种方式往往成为纸上谈兵的真实写照。考试结果优良不一定代表胜任岗位、解决问题的能力就强,这也容易诱导学员把主要精力投向背书本上,而不是潜心于解决问题。

必须坚持,能否胜任岗位是培训效果评价的基本标准。

如果始终把胜任岗位作为培训的基本结果和成效,评价的目标才不会脱离现实。如果对全科医疗团队的能力要求提高了,知识要求增加了,那也一定是因为基层卫生服务机构职能发生了变化、工作水平需要提升、工作任务正在发展的必然要求,只有把握好这个标准,培训的监督评价才可以保持与培训目标的统一,与培训需求的一致,培训才可能沿着工作需求的方向发展。

在后面的第 9 部分内容中我们涉及乡镇卫生院胜任岗位能力评估的计算机评价系统的应用。这个既可以用于培训,又可以用于评估的系统在培训评估方面更加具体化和有针对性。因为系统准备了一个几乎包括了乡镇卫生院全部任务并且可以随着技术改进不断更新的数据库。系统可以按照卫生院职能和工作安排确定各个岗位的工作任务,进而把任务落实给不同的在岗人员。每名在岗人员都可以通过计算机提取到属于自己的任务清单。按照这个清单的标准描述去发现每个岗位人员的问题会十分明确具体。通过该系统考试得到的结果就是对每个工作人员胜任岗位能力的评价结果。

9 全科医疗团队培训与评价的计算机系统

为不断满足乡镇卫生院全科医疗团队培训多样性、现代化、便利化的需求，我们设计并正在研制乡镇卫生院全科医疗团队胜任岗位培训与评价计算机系统，实现乡镇卫生院全科医疗团队培训立足于岗位、以网络为主、针对问题的目标。以下简要介绍计算机培训系统的设计框架。

9.1 总体描述

计算机网络已经延伸至几乎所有的乡镇卫生院，这为卫生技术人员培训提供了更易获得的资源。设想如果把乡镇卫生院卫技人员胜任岗位培训通过网络遍布农村，真正实现乡镇卫生院培训随时随地进行，卫技人员全天候学习，这不仅为卫技人员培训提供广阔平台，也为卫技人员的考核和规范管理提供了支持。

培训系统设定 3 部分 6 个模块。

第 1 部分功能是动态数据库查询检索系统。卫生院根据组织结构和岗位设置从任务库中划定每个团队/岗位/人员的工作任务，卫技人员对本人所承担的任务进行不断(数据库不断更新)确认，从中检索出属于自己岗位的任务。也可以从中查询其他任务。

第 2 部分功能是培训管理系统。检索出属于自己岗位的任务后，逐一进行测评，确定"能够按要求完成"和"不能按要求完成"的任务，卫生院管理者有权限进入每个卫技人员的测评系统中了解情况。对卫技人员自认为"能够按要求完成"的任务进行抽样测评，最后将获得一份经过技术组核实的"个体不能按要求完成的任务清单"。通过系统的以上功能可以完成对卫技人员的技能测定，它的作用一是确定培训需求和提出培训目标。二是系统可以完成对卫技人员的技能考核评价，即进入计算机系统(可以与相应的终端连接)进行自我测评。三是可以对继续教育结果进行记录和查询，团队成员所有的学习活动可以通过计算机进行记录(多数是自动生成的记录单)。四是可以对卫技人员的绩效进行管理。

第 3 部分功能是学习培训系统。当确定出"不能按要求"完成的任务后，该系统为每项任务提供 操作步骤 知识要求 态度要求 所需物品 重要提示 方面的标准要求,可以根据个人需求选择,如某全科医生的岗位任务有 362 项任务,通过测评,本人不能按要求完成的有 81 项,该全科医生可以从个人任务列表中浏览这 81 项不能按要求完成的任务的目录清单,如果点击每个任务目录栏下显示的 $\boxed{描述}$ $\boxed{模拟}$ $\boxed{视频}$ 等反映该任务要求标准的任务栏,该全科医师可以根据自己的需要点击其中任何一个按钮打开进入,从而阅读和观看该任务栏下具体的学习资料。如果想阅读"完成该任务所需知识",在该栏目下选择点击 $\boxed{简述}$ $\boxed{背景资料}$ $\boxed{更多文献}$ 可以获得该栏目下的所有信息。即使是难于表达的"服务态度",也可通过选择相对应的条目去阅读医德知识、听取专家指导、倾听模范事迹、观赏优良表现。

9.2 模块设计

模块 1:动态任务数据库。这是一个运用"工作描述、任务分析"技术得到的涵盖目前乡镇卫生院全部职能的 $\boxed{任务数据库}$,是一个按照服务功能逐项分解出的工作最小单元,每项任务均赋予一个按规定数字段编制的 $\boxed{标识码}$。数据库包括 $\boxed{任务名称}$ $\boxed{任务分类}$ $\boxed{任务目录}$ $\boxed{操作步骤}$ $\boxed{知识要求}$ $\boxed{态度要求}$ $\boxed{重要提示}$ $\boxed{所需物品}$ 8 部分,该任务库可以根据卫生院职能和条件、居民服务需求和新技术应用等变化而进行阶段性更新。通过任意检索搜寻的方法将所有或者某一部分工作任务进行排列与组合,形成按照不同需要的目录列表。动态数据库除了显示每年卫生院各个岗位、每个人员随着服务需求、工作任务、团队组合、岗位调整等变化外,还将显示 $\boxed{新适宜技术}$。与该卫生院匹配的适宜技术将会在任务数据库更新时被纳入其中。

模块 2:任务分配列表。通过操作计算机培训系统,卫生院可以根据本院组织结构和岗位设置、人员组合为每个岗位和人员进行任务分配,从任务数据库中把属于每个岗位和人员负责的任务提取出来并组成列表。任务分配列表是每个卫生院按照自己的组织结构、团队形式和人员状况由卫生院管理者决定的,可以随时根据职能调整和岗位变化而生成新的任务表。每个卫技人员都可以获得一份属于自己责任的任务清单。

模块 3:自我测评。每名卫技人员在得到分配给自己的责任任务清单后,可以进行 $\boxed{任务提取}$,通过窗口显示,阅读 $\boxed{操作步骤}$ $\boxed{知识要求}$ $\boxed{态度要求}$ $\boxed{重要提示}$ $\boxed{所需物品}$ 栏目内容。以栏目内容为标准,逐条逐项进行核对和测定,从而把"不能按要求完成的任务"筛选出来,并分别确认自己应该完成的每项任务所对应的 5 项条目中的哪些具体内容不合标准。

模块 4：监督审查。卫生院管理者可以进入每个团队或者每名卫技人员的自我测评系统中，对卫技人员自我测定出的 能够按要求完成 的任务和 不能按要求完成 的任务分别进行审查、复核，以确认个人的真实测评结果。

模块 5：学习培训。当每名卫技人员确定出"不能按要求完成"的任务后，系统将提供不同的学习方法和内容。如果是对某项任务的"操作过程"不能按要求完成，系统将显示学习该任务的窗口选择。如 描述资料 通过文字描述介绍该任务的标准操作过程， 模拟资料 通过各种模拟（包括动画）表达该任务的操作过程， 视频资料 通过再现真实情景显示该任务的操作过程。如果需要学习某项任务的知识，系统将提供 简要回答 解释性回答 更多文献 供选择，包括专家解答、专著、教材、杂志等。为了开发更多学习渠道，除 网络学习 以外，还可由卫技人员提出其他学习形式的建议，供卫生院统一计划安排，如选择 应该参加短期培训班 或者 应该到医院进修 等。

模块 6：考核评价。该系统能够记录每名卫技人员的学习情况和完成任务情况，可以对卫技人员的工作绩效及能力进行评估分析。

9.3 功能模块示图

图 9-40　所示，全科医疗团队培训与评价的计算机系统模块。

任务识别码	任务名称	Ⅲ级功能分类	Ⅱ级功能分类	Ⅰ级功能分类
A66606888	气管切开	医疗服务	提供服务	急救技术

图 9-40　全科医疗团队培训与评价的计算机系统模块

任务识别码：		
任务名称：		
操作步骤	知识要求	态度要求
重要提示	所需物品	

岗位标识：1.全科医生 2.专科医生 3.护士 4.助产士 5.中医生 6.妇保医生 7.儿保医生 8.X线技术人员 9.检验员 10.心理医生 11.社工 12.公卫医生 13.药剂员 14.牙医 15.管理人员

 任务分配提取

岗位名称：	姓名：
技术职务：	团队名称：
上级医生：	下级医生：
任务清单：	
任务识别码	任务名称
1~N个	

 自我测评

任务识别码：		
任务名称：		
	能按要求操作	不能按要求操作
操作步骤		
1.		
2.		
3.		
4.		
5.		
6.……		

 学习培训目标

不能按标准操作的任务名称	识别码	Ⅰ级分类
××××		
××××		
××××		

图 9-40　全科医疗团队培训与评价的计算机系统模块（续）

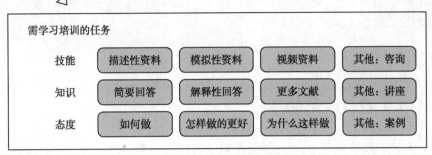

建议：①最好是进修　②最好是参观考察　③最好是短期学习

姓名：	岗位：	岗位变动：	职责变化：

岗位任务数_____个，年内新增数_____个，年内减少数_____个。

岗位变动引起的任务变化：
职责变动引起的任务变化：
适宜技术增加的任务：

能按要求完成的任务数（连接任务目录）

不能按要求完成的任务数（连接任务目录）

姓名：	岗位：

工作结果（连接相应评价工具）
工作效果（连接相应评价工具）
工作效率（连接相应评价工具）
工作差错与事故记录（连接相应评价表）

图9-40　全科医疗团队培训与评价的计算机系统模块（续）

10 基于全科医疗团队胜任岗位培训的教材改革

10.1 教材改革的理论

在传统医学教育中，教材始终是教学的核心要素。以教师为中心、教材为中心、课堂为中心的教学模式培养出一代一代医生，延续至今。

通常认为，有什么样的教材引导，就容易产生什么样的教学模式，同时有什么样的教学模式，就决定有什么样的教材。可见，两者的依赖程度有多么密切。

在此之前的 1993 年，我们的研究团队曾经进行过定向培训农村卫生技术人员的实验研究，按照教学改革思想设计的"以工作描述为基础的综合教学模式"开展教学。这一改革的关键是在组织、器官水平上融合医学基础和临床技能，从而改变重理论轻实践、重基础轻临床、重知识轻能力的状况，实现提高学员理论联系实际、解决问题能力的改革目标。我们把培训计划分为专业入门阶段-以器官系统为基础的教学（基础理论）阶段-以问题为基础的小组讨论教学（临床教学）阶段-临床实践（综合能力训练）4 个阶段。研究取得了显著效果。然而推广过程遇到困难，主要原因之一是没有发行配套教材。

我们的医学教育真的还摆脱不了特定教材的束缚，指望学生根据教学目标进行开放式的广泛学习，不仅条件不具备，而且教师学生均难以适应。

针对乡镇卫生院卫生技术人员的在职培训，我们把教学改革的突破口选择在以教材改革为引领的方向上。

教材是教师和学员共同使用的知识、技术传播介质，是表达培训内容的工具。教材包括纸质教科书、视频材料及现代形形色色的各种媒介。教师使用教材，是以此为基础和范围去实施教学；学员使用教材，是通过学习教材所记载的内容完成教学目标。通常，教材应该只起引导和辅助作用，教师可以超越教材去拓展教学内容，学员更应该在教材基础上更广阔的获取知识技术。

教材在教学中的主导作用不容置疑。然而教材写什么，怎么写却历来争论不休。我们所研制的"乡镇卫生院胜任岗位的全科医疗团队培训模式"，教材依然扮演重要角色，因为它不仅是确定培训需求的依据，而且也是评价培训目标是否达到的标准，它还可以作为全科医疗团队工作的实践指导。教材把培训与实际工作紧密连接在一起,从而实现了培训的针对性和实用性。

Murtagh 的《全科医学》(GENERAL PRACTICE),被尊为澳大利亚全科医师的圣经,该书重点描述了全科医生的基本能力和技术、33 种疾病(如贫血、抑郁、恶性肿瘤、细菌感染)的全科医学诊断视角、全科医学所要解决的 79 个临床问题(如腹痛、疲劳、昏迷、体重增加)以及青少年健康、女性健康、男性健康、与性相关的问题、皮肤问题、慢性病持续治疗、意外事故和急救医学等。例如 Murtagh 提出关于甲状腺功能亢进症的诊断提示是:焦虑 + 体重减轻 + 无力 = 甲状腺功能亢进;对糖尿病的诊断提示是:烦渴 + 多尿 + 体重减轻 = 胰岛素依赖型糖尿病;盲肠及升结肠癌的诊断提示是:便中带血 + 黏液性排出物 + 排便习惯改变 = 结肠癌,等等。这是根据全科医生快速识别病情的要求提出的关键证据,如果病人的表现不适应这些规律,那就应该把病人转诊到专科医生那里。全科医生解决的不是疑难复杂病人,对于乡镇卫生院的条件和能力,这种教材模式是实用的。现在我国的医学类培训普遍采用的是学科型教材,如解剖学、生理学、内科学、外科学等,但是越来越多的案例型教材、综合型教材相继出现。不过,不同的培养目标适用的教材可能不一样,但培养学生综合运用知识、解决问题的目标应该是一致的。基层卫生技术人员是应用型人才,涉及健康与疾病的各种知识技能几乎都会用到。所以,综合型、案例型教材更为实用。

10.2 教材改革的原则与特点

根据实施"胜任岗位的全科医疗团队培训模式"的需要,我们为乡镇卫生院开发出以全科医疗职能和岗位任务为引导的培训教材。教材覆盖基本医疗、预防、保健、康复、健康教育、健康管理、计划生育技术指导等主要领域,教材特别体现了以下原则特点:

(1)以全科医疗服务功能为基础。培训教材没有按照传统学科或者专业类别设计,而是与全科医疗服务项目在乡镇卫生院实施的组织形式相对应,如全科医疗服务的基本内容为医疗、预防、保健、康复、健康教育、计划生育技术指导、健康管理,我们的教材就按照基本技能(包括接待病人、诊断治疗技术、护理服务、健康教育等)、常见症状与疾病诊疗流程、急诊急救、基本公共卫生服务、农村保健、社区康复、辅助检查项目的临床应用、合理用药、计划生育管理与技术指导、中医技术在全科医疗服务中的运用、服务管理(包括病人管理、服务流程管理、资源管理、新农合管理、后勤保障管理等)、基层健康信息管理与应用。这些教材涵盖了目前乡镇卫生院全科医疗服务的主要内容。

(2)与岗位工作任务相匹配。我们运用工作分解结构(WBC)方法对全科医疗服务各类别进行逐级分解细化,形成服务职能体系,由 7 个 II 级职能分解为 12 个 III 级职能,再进一步分解为 19 方面的项目,这些项目可以落实到若干工作岗位上,也可以按照团队打成任务包,最终分配到各个岗位工作人员的责任清单中。在教材结构上,先用功能分解结构图显示出该职能下亚职能或者服务项目的操作流程和活动关联关系,之后,对各个活动流程节点的技术进行标准化描述,从而形成职能—岗位—任务—流程—活动相关联的链条,可谓量身订制。这样的教材不仅在培训时可以使用,而且也是实际工作的指导工具。该教材内容由任务模块组成,可以随时根据机构职能扩展和技术进步更新,因此,也可以作为继续医学教育的参考教材。

(3)知识-技能-态度一体化。培训的最终效果都应该体现在团队成员的行为改进上。为了使培训紧扣服务活动,教材编排围绕岗位任务用表格方式表达,直观清楚。围绕每项任务,用明确的行为—结果表达该任务的名称,按照实施程序描述任务的操作流程、操作步骤,列出全面理解该项任务需要具备的相关知识。针对每项任务应该具备的良好服务态度和职业操守,特别用"态度要求"栏目,把医德理论具体化、现实化到每项服务的过程中,使态度教育不再重复理论和口号。把知识-技能-态度融为一体的编写方法是本系列教材的创新和特点。

(4)突出流程化与标准化。研究发现,基层卫生服务存在的最突出的问题是服务不规范、操作不标准,以致成为影响服务质量和服务水平的首要因素。我们分析乡镇卫生院 36 起医疗差错案例发现,91% 的问题发生的原因是由于没有能够按照技术操作流程和操作规范操作造成的,而且这些技术都是基层常用技术。调查显示,基层卫生技术人员技术不规范的原因不仅是因为没有接受规范化培训,即使是经过了教学医院的系统实习,他们到基层 2 ~ 3 年内便会服从于基层的习惯做法而放弃规程操作。为此,我们在教材中突出规范化、标准化、流程化,为每项服务任务设计出标准工作流程,对每项任务进行标准化描述。

(5)形式多样化和学习便利化。为了使教材更加适宜农村特点,方便处在边远地区、山区的卫生技术人员学习培训,本系列教材除了传统的纸质形态外,还制作了同步视频教材、网络教材、电子终端等易于随时随地学习的材料,实现了纸质教材与视频教材的点对点对应,方便学员的学习使用。

10.3 创新教材结构

我们设计出以岗位任务为中心的教材模式。教材的基本结构包括工作流程和任务操作两部分,其中任务操作包括任务名称、标准操作步骤、规范完成该项任务必须具备的知识要求、完成该项任务应该具有的良好态度、实施该任务操作过程中可能的风险提示、实施该任务所需要的物品、材料和人员等6部分。

"任务名称"是任务的具体表述形式,表述方式是一句由行为动词引起的短语:行为动词＋以(以便于)＋动作产生的结果(与活动目的对应)。如:静脉穿刺抽血以便于获得血液标本;对青春期青年实施健康教育以使他们了解性生理知识;访视产妇以发现是否有产后并发症;听诊心脏以发现有无杂音。有时,同样的动作不一定结果相同,因为可能实施该动作的目的不一样。如同样是一次健康教育活动,有可能针对不同人群,教育内容不同,结果自然就不一样;同样是静脉穿刺,有可能是抽血,获得血液标本,也可能是静脉给药;这就是任务名称必须按照规则编写的原因。

"操作步骤"是对如何按照规范操作这一任务全过程的叙述,包括从准备到结束经历的每一个连续动作步骤,可以用数字序号把各个步骤依次排列起来,用一个动作短句描述。操作步骤是对来自于操作流程上各个节点的说明。如果一项任务操作到某一步的时候,接下来有几种平行选择,这时,这个流程就会分成几个不同路径去描述。

以下是"行气管切开术以缓解呼吸困难"和"分类管理密切接触者以避免传染病疫情传播"两项任务的操作步骤:

任务1:"行气管切开术以缓解呼吸困难"的操作步骤

1)准备气管切开所需物品及药品(已经列在所需物品栏中);

2)使患者处于仰卧位,头后仰,肩下垫枕,头保持正中位;

3)用2%利多卡因颈部正中作浸润麻醉;

4)在甲状软骨下缘至胸骨上窝处,沿颈前正中线纵行切开皮肤及皮下组织;

5)分离颈前带状肌,沿颈前正中线作钝性分离,并以相等的力量将带状肌拉向两侧,同时不断用手指触摸气管;

6)将甲状腺颊部稍行分离,向上或向下牵拉,即可暴露气管;若颊部过宽,可将其切断结扎;

7)用刀尖挑开第3-4气管环切开气管;

8)插入气管套管:用血管钳撑开气管切口,插入带管芯的气管切开套管,取出管芯,用吸引器吸出分泌物,紧急情况可以插入橡皮管代替;

9)固定套管(橡皮管):将气管套管固定于颈部,松紧以能插入一手指为度,将无纱布剪口,围绕气管套管包扎覆盖伤口;

10)一旦呼吸通畅,视病人情况尽快转院;

11)整理器械,清洗、消毒备用;

12)记录手术操作过程。

任务2:"分类管理密切接触者以避免传染病疫情传播"的操作步骤

1)甲类和按甲类管理的乙类传染病密切接触者管理流程如下:

1.1)询问患者和知情人绘制传播链;

1.2)协助确定一份患者或者疑似患者的家属、陪护人员和其他密切接触人员名单;

1.3)设置单独观察室对名单中的人员进行医学观察;

1.4)观察时限不少于接触的患者所患传染病的1个最长潜伏期;

1.5)每日对隔离、观察的人员进行医学检查,详细记录健康状况;

1.6)每日向当地疾控中心报告隔离观察情况;

1.7)隔离观察期间,密切接触者如出现发病症状,应立即报告当地疾控中心,协助采样检测并送定点医疗机构进行隔离治疗;

1.8)隔离观察期满,无异常情况的密切接触者可以解除医学观察;

1.9)为解除医学观察者出具书面健康证明。

2)乙、丙类传染病密切接触者的管理流程如下:

2.1)登记密切接触者住址、电话信息并掌握其去向;

2.2)每日电话询问或委托村医上门访视密切接触者,了解其健康状况;

2.3)如需要,可以在指定场所集中隔离观察或在家隔离观察急性呼吸道或者肠道传染病的密切接触者;

2.4)记录密切接触者的健康状况;

2.5)对密切接触者的追访时限不少于接触的患者所患传染病的1个最长潜伏期;

2.6)观察期满无异常者解除观察隔离措施;

2.7)为解除观察隔离者出具书面健康证明;

2.8)观察期间如出现发病症状,应立即向县区级疾控中心报告,协助采样和检测并进行隔离治疗。

"知识要求"是对完成该项任务需要应用的相关科学知识的说明。凡是完成该任务所涉及的知识以"提纲式"的短句进行描述,通常用"能够描述、能够阐述、能够陈述、能够叙述、能够解释、能够说出、能够指出"某一具体知识或者用"能够模拟、能够演示、能够操作"某一具体技术来表达。对于某些数据、定义、图表等,也可以直接表达。

以下是"现场检测饮用水水质以获得水质卫生规定指标数据"和"清创缝合以关闭小的撕脱伤口"两项任务的知识要求:

任务1:"现场检测饮用水水质以获得水质卫生规定指标数据"的知识要求

1）能够说明《生活饮用水卫生标准》（GB5749—2006）常规项目要求。

2）能够指出供水单位每日必测的具体项目。

3）能够描述或者演示饮用水感官检测、pH 值、游离余氯快速检测的方法。

4）概念解释：集中式供水是指由水源集中取水，经统一净化处理和消毒后，由输水管网送至用户的供水方式。二次供水是指将来自集中式供水的管道水另行贮存、加压，再送至水站或用户的供水方式。

任务 2："清创缝合以关闭小的撕脱伤口"的知识要求

1. 能够描述清创缝合的全部步骤。

2. 能够解释清创缝合的原则。

3. 能够识别正常组织和失去活力的组织。

4. 能够描述头皮（如果是头皮小的撕脱伤口）的解剖结构及层次。

"良好态度"是对执行好某项任务价值取向的基本要求。是指对人、对事、对物具有良好态度的行为表现。重点关注内容包括尊重关爱、良好沟通、保护隐私、节约费用、关爱残疾人及弱势人群、科学精神、高尚医德、精益求精等，把这些抽象概念表现在服务行为当中。这是一个可以无限拓展的领域，所有医疗卫生服务的良好品德、精神和表现都可以尽其所能无限表达，从而把以往的医德口号行为化、医德纲领具体化。

以下是对 6 种不同病人态度的具体表达：

接诊脑血管病后遗症病人对于"耐心"的具体表达：

本病病程较长，多为老年人，由于病人多数行动不便或生活不能自理，心理负担较重，甚至包括其家属也可能信心不足，容易被视为家庭负担，遭到冷遇。因此，医护人员要鼓励病人建立信心，说服其家属在生活和精神方面给予照顾。有时病人表述不清痛苦所在，你也应富于同情，细心轻柔地检查病人所指的不适部位，不要敷衍或制止病人的倾诉；不要拒绝病人的多次询问，即使病人表示出不理智的语言或行为，也应微笑地给予解释，如果病人活动不方便，要给予帮助。特别是在接诊前后要扶助病人，或帮病人置于适宜的检查床（椅）上。

对急症转诊病人"急病人所急，想病人所想"的具体表达：

不得放弃或者拒绝救治任何处在危急情况的病人，无论其经济贫富、职位高低，都应该优先救治。急症病人多数情况危急，内心恐惧，家属表现急躁，因此要行动迅速，全心神集中在病人身上，搬动病人要慢，以免加重损伤，在搬送病人检查或住院时尽力全程护送。出现情况，当机立断，实施救治，在决策较大的医学处理时，要与病人家属商量，说明操作的必要性和简要过程，以及每种选择的优、缺点和费用。不要因为无支付能力或无人陪护耽误救治，更不能以病人家属的签约为由推诿病人。需要转诊时，要向病人和家属作出解释，征求意见,取得同意和配合,并全程护送。

妇科检查"保护个人隐私"的态度要求:

几乎所有妇女在做妇科检查时都会表现出恐惧或羞怯,因此检查前一定要注意检查环境,在保持光线充足的前提下,给予遮挡。包括工作人员,尽量回避检查人员以外的人旁观或在场。检查室温度要适宜,标明器械已消毒,以便使病人放心。若男性医生操作,一定要有女同事在场。对查出的生殖器异常、妊娠、病变(尤为性病)等敏感问题时,不要嘲讽、讥笑,不要进行超过医学规则以外的评论,更不要态度粗暴,语言污秽。即使是同事或遇熟人、亲戚,也不要流露检查结果。要承诺为病人保守秘密。

对病人"语言亲切"的表现应该:

工作人员的冷淡会给病人造成很大的不快。因此,无论对待何种境况的病人,都要用最通俗的言语与之交流,谈话时,要面对病人,注意其表情变化,给病人询问或者发表意见的机会,切勿居高临下,用听不懂的术语谈话,要不时地征求病人的看法。遇到处在痛苦中的病人,要给予安慰。与病人交谈时,勿东张西望,心神不定,对病人情绪起伏变化要作出反应以表示在关注其述说。对医学的相关解释要通俗,有时可以轻轻拍拍病人的肩膀以予鼓励。即使是难以沟通的人,也要从职业角度,克制自己。"您好"、"会好的"等是经常自然说出的话。

测量血压"细心认真"的态度要求:

尽管测量血压是一项简单的操作,但做到准确认真仍需要认真细心。测量以前让病人适当休息,调整一下情绪非常必要。由于测量血压时病人的体位和测量肢体都对血压测量结果有影响,所以,要按照要求调整好病人体位和血压计放置水平。要按要求将袖带铺平,松紧适度,放气时要缓慢,不要让病人感觉到草率。测量结果要告诉病人,如与以往测量值差别较大,应再次按标准重测。尤其对休克病人,血压值直接指导治疗方案,因此,更要确保正确。测量小儿血压时,往往不易得到配合,因此要克制自己的急躁情绪,在其父母或陪护人员协助下耐心等待机会。每次测量结果都应记录。每次测量前,都要检查血压计的汞柱,结束时关掉水银开关。让病人在站立状态或者隔着厚厚的衣服测量血压都是不正确的。

臀部肌内注射时"关心病人"的态度要求:

你要面对病人,询问其过去是否接受过肌内注射,有何感觉,因何病而注射,用的什么药(尤其要问清可致过敏的药)。解释此次注射的部位,注入的药物,同时,协助那些不能自己取适宜体位的病人。进针前,要排空注射器内空气;注药前,要确定回抽无回血;注药时,应边与病人谈话边缓慢推药,以分散其注意力;对一些刺激性强的药,要边注药,边局部按摩。拔出针后,要按压针孔。注射完毕,询问病人的感觉并观察其反应,帮助其整理好衣装。对反应不适者,要将其安置于可休息的床或椅上,并不断观察和关照。要告诉每一位接受肌内注射的病人,离开后若有不适反应,应立即与你或医院联系或尽快就诊。对小儿病人,要对其父母或陪护者给予解释,忍耐患儿的啼哭和挣扎。

"重要提示"是关于操作这项任务,如果出现不当或者失误可能带来什么样风险的提醒和警示,也是对这项任务关键技术和重要环节的强调。这些问题来自于实际工作经验的总结,表现在以往哪些环节上容易出现失误、差错,会有什么后果,如何防范。例如:

"电除颤以使患者恢复窦性心律"任务的重要提示:

1. 除颤时必须选择非同步复律,否则除颤仪不予放电,延误患者抢救!

2. 缺氧、酸中毒等均可影响除颤成功,积极纠正内环境紊乱及使用肾上腺素使细颤转为粗颤有利于除颤成功!

3. 除颤间期仍应持续实施胸外心脏按压、人工呼吸等基础心肺复苏措施!

"宫腔填纱以止血"任务的重要提示:

1. 此法在使用宫缩剂、按摩子宫无效的情况下使用!

2. 要将纱布填紧,否则会加重出血!

3. 若填塞有效,一定要于 24 小时后在无菌操作下将纱条取出,取出前应用宫缩剂,要做好应对再次出血的抢救准备!

4. 要警惕因填塞不紧,宫腔内继续出血而阴道不流血的止血假象!

5. 要求使用无菌不脱脂棉纱布条进行宫腔填塞,避免纱布碎纤维残留宫腔!

"收集相关资料以预测突发公共卫生事件风险"任务的重要提示:

1. 错误信息或不准确信息可导致对事件的误判,须高度注意!

2. 用统计方法对数据进行分析判断,可提高事件判断的科学性和可靠性!

"所需物品、材料和人员"这一栏列出的是完成这项任务,需要哪些资源,包括人力、设备、物品等。这些条件是判断一个机构能否承担该任务的基础。如果不具备这些要求,就不能开展这项任务。这也是操作人员在执行任务以前必须的准备。例如:

"清创缝合以关闭小的头皮撕脱伤口"任务所需要的物品、材料和人员要求:

1. 有符合条件的换药室或者门诊手术室;

2. 设备和材料:消毒钳、持针器、镊子(有齿及无齿镊)、缝合线、剪刀、引流条或橡皮膜、外用生理盐水、纱布、棉垫、绷带、胶布、75% 酒精、备皮刀等;

3. 助手 1 人(3 年以上临床经验的护士)。

10.4 乡镇卫生院全科医疗团队培训系列教材

- ◦《基本技能培训指导》
- ◦《急诊急救培训指导》
- ◦《以症状引导的临床诊治思路培训指导》
- ◦《合理用药培训指导》
- ◦《农村保健培训指导》
- ◦《社区康复培训指导》
- ◦《基本公共卫生服务项目操作培训指导》
- ◦《计划生育管理与技术培训指导》
- ◦《中医技术在全科医疗服务中的运用培训指导》
- ◦《辅助检查项目操作与结果应用培训指导》
- ◦《基层卫生与健康信息分析利用培训指导》
- ◦《全科医疗服务管理培训指导》

10.5 教材模式

【案例7】急性呼吸道梗阻的急救处理——摘自《急诊急救培训指导》。

【判断标准】

（1）多数病例近期有异物吸入或呼吸道急性炎症病史。

（2）表现为急性呼吸困难（必有）、吸气性呼吸困难（最常见）、呼气性呼吸困难或混合性呼吸困难。

（3）病人因呼吸困难、缺氧而出现不安（多数病例有）、躁动甚至发绀（口唇、指趾青紫甚至面色青紫），濒死时可出现面色苍白、尿便失禁甚至呼吸停止。

【鉴别要点】三类急性呼吸道梗阻的现场鉴别要点见表10-47、表10-48。

表10-47　三类急性呼吸道梗阻的现场鉴别要点

鉴别要点	吸气性呼吸困难	呼气性呼吸困难	混合性呼吸困难
病因	咽喉部及气管上段的阻塞性疾病，如：喉炎、异物、白喉、肿瘤、咽后间隙脓肿等。	小支气管阻塞性疾病，如：肺气肿、支气管哮喘等。	气管中、下段或上下呼吸道同时发生阻塞性疾病，如急性喉气管支气管炎、气管肿瘤等。
呼吸深度与频率	吸气延长且费力，呼吸频率正常或减慢。	呼气延长且费力，吸气运动也略有增强。呼吸频率变化不大。	吸气与呼气均增强，呼吸频率增快。

续表

鉴别要点	吸气性呼吸困难	呼气性呼吸困难	混合性呼吸困难
三凹征或四凹征	吸气时明显	无	不明显。以吸气性呼吸困难为主者有此体征。
呼吸时伴发声音	吸气期喉喘鸣音	呼气期哮鸣音	一般无
检查所见	咽喉部或气管上段可发现阻塞性病变或异物。	听诊可闻及哮鸣音。可同时伴有肺部炎症或肺气肿的体征。	听诊可闻哮鸣音。可同时伴有肺部炎症的体征。

表 10-48　急性呼吸道梗阻三大类原因的鉴别要点

鉴别要点	呼吸道异物	消化道异物	上呼吸道炎性梗阻
概念与病因	不慎将异物吸入呼吸道导致的病症。异物较大时,可在短时间内使病人窒息死亡。	不慎(或有意自杀)将不易吞咽的异物或过大的食物团块吞入咽部或食管而导致的病症。咽部异物可造成喉入口阻塞;大的食管异物可压迫气管后壁,造成呼吸道梗阻。	急性炎症、黏膜过敏或组织反应性水肿而导致的喉部及声门下软组织迅速肿胀。
病史与症状	多数病人有异物吸入史,即进食和口中含物时不慎吸入。刚吸入时多有突发性呛咳,继之转为剧烈的痉挛性阵咳,异物固定或静止时可无症状。异物较大,阵咳时可伴阵发性呼吸困难,随时可能突然窒息死亡,非常危险。	一般有明确病史,但睡眠中义齿(假牙)脱落后误咽者可能不知晓。误吞异物时多伴有明显疼痛,可有痰中带血。一般多见于进食鸡、鸭、鱼或带骨、刺的面条时发生。老年病人误吞异物不一定有症状。较大的下咽异物可造成呼吸困难。	多见于急性上呼吸道感染导致的急性会厌炎或小儿急性声门下喉炎;酸、碱、高温灼伤引起的喉黏膜水肿;过敏反应或血管神经性水肿导致的喉黏膜肿胀等。除过敏反应性和血管神经性水肿外,一般均有咽喉疼痛和/或"感冒"病史。
检查所见	(1)吸气性呼吸困难的表现,如三凹征、喉喘鸣。	(1)一般无呼吸困难。(2)听诊双侧呼吸音正常且对称。	(1)一般伴有"感冒"、咽喉疼痛等症状。

鉴别要点	呼吸道异物	消化道异物	上呼吸道炎性梗阻
	(2)听诊可闻一侧呼吸音降低甚至消失，或闻哮鸣音，也可能听诊正常。 (3)胸部X线片可能出现一侧肺不张或阻塞性肺气肿。	(3)颈侧位照片可能看到不透X线的异物影，吞钡棉造影可显示鱼刺等细小的扎入黏膜的刺状异物。	(2)口咽和扁桃体多数无明显红肿。血管神经性水肿时，可见软腭、悬雍垂水肿。 (3)间接咽喉镜检查，常可见会厌、勺区黏膜肿胀。

【抢救流程】急性呼吸道梗阻抢救流程见图10-41。

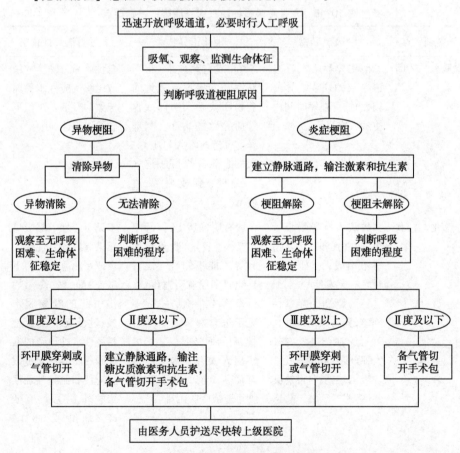

图10-41 急性呼吸道梗阻抢救流程

【操作说明】急性呼吸道梗阻抢救流程的各个环节的技术操作见表10-49至表10-56。

表10-49　迅速开放呼吸道以维持呼吸通畅

操作步骤	知识要求	态度要求
1. 仰面抬颈法　一手放在病人颈后向上抬起颈部,另一手放在病人前额,向下按压使其头部后仰。 2. 托下颌法 (1)病人平卧。 (2)抢救者站在病人头端。 (3)双手掌从两侧扶持病人头部使其保持后仰位,示指和中指并拢抵住病人双侧下颌角并用力向上抬举,使下颌前移,气道开放。 3. 仰面举颌法 (1)病人平卧。 (2)抢救者立于病人头端或一侧。 (3)一手放在病人前额,用力向后压使其头部后仰,另一手的手指从颏部的下颌骨后方将下颌骨向前抬起,使气道开放。 4. 坐位伸舌法(此法只适合急性会厌炎导致窒息者) (1)病人取坐位,上身前倾30°,尽量将舌头向前伸出。 (2)对不能自己伸舌者,抢救者站在病人对面,用纱布包裹其舌尖和舌体,将舌向前拽出。舌被拽出后,会厌向上抬起,解除了会厌水肿对喉入口的堵塞。 5. 口对口人工呼吸和胸外心脏按压　此法适用于严重缺氧导致昏迷、呼吸心脏骤停病人。	1. 能解释开放呼吸道的重要性。 2. 能正确描述上呼吸道的解剖结构。 3. 能正确描述下颌骨和下颌关节的解剖结构,了解下颌骨前移对保证气道通畅的重要性。 4. 能正确描述颈椎的解剖结构,熟悉颈椎与颅骨之间的关节即寰枕关节的解剖。 5. 能解释心肺复苏的原理、适应证和操作要点。	这是十分紧急的状况,病人及其亲属、包括现场的医务人员都可能精神紧张。主持抢救的医师必须在平时对急性呼吸道梗阻及其抢救要点有充分的掌握,同时保持冷静。要敏捷、迅速、有条不紊地指挥和实施救治。开放气道时的操作要准确、果断、轻巧。有条件时最好组织抢救小组协同救治。 参加抢救者不宜显露惊慌的神色,更要避免不经意说出令病人恐惧的话,如"可能会死"。对病人和亲属必须态度和蔼,充满同情。既要简要地告知病情,又要以镇静和自信的语气告诉病人如何配合抢救。 在抢救过程中要注意病人的心跳、呼吸、神志等重要生命体征的变化。 在抢救过程中要沉着冷静,尽量不要对病人造成新的伤害。

重要提示:

1. 对颈椎外伤的病人,绝不允许使用仰面抬颈和仰面举颌法。可谨慎使用托下颌法,但不要让头过度后仰。
2. 在通畅呼吸道的过程中要注意病人神志等全身情况,同时注意观察口腔和咽部有无异物存留并及时取出。

所需物品:

表 10-50　监测生命体征以及时了解病人状态

操作步骤	知识要求	态度要求
1. 监测意识状态　判断病人意识状态处于清醒、烦躁、淡漠、浅昏迷或深昏迷。对有昏迷者,应检查瞳孔以及与颅内病变有关的脑膜刺激征和神经反射。 2. 观察吸气性呼吸困难/喉阻塞的分度　准确分度对临床处理有重要指导意义。吸气性呼吸困难/喉阻塞分为4度: Ⅰ度:安静时无呼吸困难,活动或哭闹时出现轻度吸气性呼吸困难。 Ⅱ度:安静时有轻度吸气性呼吸困难,但无烦躁不安等缺氧症状,也不影响进食和睡眠,脉搏尚属正常;此期应引起重视,及时处理原发疾病。 Ⅲ度:明显吸气性呼吸困难,喉喘鸣声较大,三凹征或四凹征明显,并出现烦躁不安、不愿进食、不易入睡、脉搏加快等缺氧症状。此期可能转化为四度,应做好随时抢救的准备。 Ⅳ度:极度呼吸困难,面色苍白或发绀,出冷汗,坐卧不安、手足乱动,心律不齐,脉搏细数,昏迷,大小便失禁等。此期必须紧急抢救,否则随时可因窒息或心脏骤停而死亡。 3. 监测体温　记录体温高低并及时记录。 4. 监测脉搏　记录次数/分钟。 5. 监测呼吸　记录次数/分钟,并注意观察呼吸的节律。记录呼吸次数的同时应记录呼吸的类型,即吸气延长、呼气延长、双向呼吸困难或中枢性呼吸困难。 6. 监测血压　记录收缩压和舒张压。 7. 监测尿量　检查每小时尿量和24小时尿量。 8. 要详细记录每项监测结果。	1. 能叙述各项生命体征的临床意义及其监测的重要性。 2. 能指出颅内高压、脑膜刺激征和椎体束征等反映颅内病变的相关体征。 3. 能描述吸气性呼吸困难/喉阻塞的分度。 4. 能说出各项生命体征的监测方法。 5. 能描述各项指标的正常值和异常状态下的临床意义,并据此判断病情危重程度。	生命体征监测是一件极其重要和严肃的工作,对抢救成功与否至关重要,涉及病人的生命安全,必须认真对待。不要让病人亲友施行监测。 要向病人及其亲属解释生命体征监测的重要性,以取得配合。 当病人情况严重时,要沉着冷静,将检查结果迅速、准确地记录在病历中;尤其不能在病人和亲属面前显露出惊慌失措的神情。 危重病人抢救记录是重要的法律依据。要及时认真地记录抢救的全过程,要有专人负责观察和记录生命体征的指标,并将记录妥善保存,以备事后核查。
重要提示: 1. 发现病人呼吸停止,必须立即抢救。 2. 血压低于90/60mmHg时,应警惕休克发生。正常年轻女性的血压也可以是90/60mmHg,应结合病人状态或基础血压综合考虑。 3. 尿量少于400ml/d为少尿,少于100ml/d为无尿,应警惕发生肾功能衰竭。 4. 体温升高者可能伴有感染。		所需物品:体温计、血压计、听诊器、手表或秒表、记录尿量的容器等。

表 10-51　判断呼吸道梗阻原因以便采取正确的应对措施

操作步骤	知识要求	态度要求
1. 详细询问病史　尤其要注意异物吸入病史和呼吸道感染病史,同时要询问有无呛咳、咽喉疼痛、呼吸困难、进食困难等相关症状。 2. 了解有无呼吸道异物吸入时的特殊症状。 3. 体格检查　检查口腔内是否存留异物,咽喉部是否肿胀。 4. 间接咽喉镜检查可直接观察到下咽、喉部是否有异物存留或是否肿胀,有确诊意义。该项检查方法器材简单、易学易行。基层医务人员应该掌握。 5. X 线检查　可能发现较大的不透 X 线的异物。阻塞性肺不张或阻塞性肺气肿提示患侧可能存在支气管异物。 6. 记录检查结果。	1. 能够简述《耳鼻咽喉科学》教材中有关喉阻塞、小儿急性喉炎、急性会厌炎、呼吸道异物、消化道异物、咽/喉血管神经性水肿等内容。 2. 能说出询问病史在呼吸道梗阻鉴别诊断中的重要意义。 3. 能描述急性呼吸道梗阻不同病因的鉴别要点。	向病人及其亲属说明全面了解病史的重要性,以得到病家的配合。 询问时既要仔细认真,又要态度和蔼、语言文明。 病人/亲属诉说不清或记忆不清时,不能指责挖苦,要安慰其不要紧张,慢慢回忆;方言沟通困难时,可请人翻译或帮助解释。 体格检查前向病人/亲属说明检查的重要性,并告知配合检查的方法。检查时动作要轻柔、迅速、准确。
重要提示:间接喉镜检查对发现呼吸道异物有重要意义。		所需物品:间接咽喉镜、额镜、酒精灯等进行间接喉镜检查的设施。

表 10-52　清除部分未嵌顿的呼吸道异物以恢复其通畅

操作步骤	知识要求	态度要求
1. 开放呼吸道后,仔细检查口腔内是否存留异物,口咽部结构[软腭、腭弓、腭垂(悬雍垂)]是否有水肿。 2. 用手指或其他工具取出可以取出的异物。 3. 用海姆利克法清除呼吸道异物 (1)站在病人背后,将其拦腰抱住。 (2)右手握拳,左手将右拳握住。右拳拇指侧顶在病人的上腹正中线上。 (3)快速向后向上冲击腹部,直到异物随气流冲出梗阻的气道。冲击要迅速有力,可反复进行。但连续 3 次不成功,不必再做,应迅速采取紧急气管切开和其他抢救措施。	1. 能阐述海姆利克法的原理和操作要点。 2. 能描述胸腹部解剖结构和胸式、腹式呼吸原理。 3. 能叙述口对口人工呼吸的原理与方法。	急性呼吸道梗阻造成的窒息是最紧急的急症,必须争分夺秒进行抢救。所有医务人员上岗前均必须接受处理急性呼吸道梗阻的训练。 操作前要向病人及其亲属说明必要性和配合医师操作的要点,并告知需要忍耐的不适。 操作熟练、动作准确而轻巧。

操作步骤	知识要求	态度要求
4. 确认异物咳出或未去除。 5. 异物未咳出或未取出、且有Ⅲ度或Ⅲ度以上呼吸困难者,应迅速施行环甲膜穿刺或紧急气管切开。 6. 对昏迷病人首先应进行口对口人工呼吸后再行上述抢救措施。上述措施无效时,应迅速施行环甲膜穿刺或紧急气管切开。 7. 记录操作过程。		
重要提示: 1. 海姆利克法只对嵌顿不紧的完全阻塞性的呼吸道异物有效。对只是部分气道阻塞、基本通气功能可以维持者不用此法。 2. "鱼刺卡喉"多数情况下是口咽或喉咽异物,少数为喉异物,一般不会导致窒息,也不用海姆利克法。 3. 对昏迷病人,首先应清除口腔内可能存留的异物,进行口对口人工呼吸后再行海姆利克法抢救。若海姆利克法无效,不要无限制地反复进行,应尽快施行紧急气管切开手术。	所需物品:止血钳、持物钳、手电筒等取口腔异物的器材。	

表10-53 判断呼吸道梗阻的部位以便决定下一步处理

操作步骤	知识要求	态度要求
1. 确认呼吸道梗阻。 2. 确认梗阻原因无法在基层医疗机构解除。 3. 上呼吸道梗阻 主要表现为吸气性呼吸困难。病情重、呼吸困难明显,容易发生窒息死亡。 4. 下呼吸道梗阻 病情没有上呼吸道梗阻那么紧急,呼吸困难也相对较轻,多表现为双相性呼吸困难或呼气延长。 5. 有条件的地方最好做纤维喉镜或间接喉镜检查,可直接明确梗阻的性质和部位。 6. X线检查 可发现不透X线的异物。单侧阻塞性肺不张或肺气肿是下呼吸道梗阻的表现。	1. 能描述呼吸道的解剖结构。 2. 能说出上、下呼吸道梗阻的症状特点 (1)三凹征和吸气期喉喘鸣提示病变位于喉部或声门下腔,病情最凶险。 (2)声门区病变时声音嘶哑。 (3)小儿出现犬吠样咳嗽,提示声门下腔的黏膜水肿,即小儿急性声门下喉炎。以上3点均属于上呼吸道梗阻。 (4)呼气期喘鸣多为支气管阻塞,属下呼吸道梗阻。 (5)混合性喘鸣提示阻塞位于气管。	准确判断呼吸道梗阻部位对于成功的现场处理十分重要。而正确的判断来源于认真细致的观察分析和对相关专业知识的掌握。所以,平时加强学习和训练是正确处理任何急危重症的关键。若不能准确判断或把握不大,必须请同行或上级医师协助诊断,不可臆断。

操作步骤	知识要求	态度要求
重要提示： 1. 如果需要做 X 线检查,必须在呼吸困难不重、病情基本稳定的情况下进行,同时做好吸氧和气管切开等应急处理的准备。 2. 上呼吸道梗阻原因无法解除,病人呼吸困难明显时,应当机立断行环甲膜穿刺或气管切开手术。 3. 对炎性上呼吸道梗阻病人,包括喉炎、会厌炎、酸碱灼伤和血管神经性水肿,应尽早全身使用皮质激素,以迅速消肿。 4. 下呼吸道梗阻原因无法解除时,应及时转院治疗。		所需物品:气管切开包、纤维喉镜、间接喉镜。

表 10-54　行环甲膜穿刺以迅速缓解呼吸困难

操作步骤	知识要求	态度要求
1. 准备物品。 2. 向病人及其亲属说明手术的重要性和要点。 3. 消毒　情况紧急,可以不消毒,但必须向病人或亲属说明理由。 4. 病人取仰卧位,头部尽量后仰。 5. 操作者用左手食指摸清甲状软骨与环状软骨之间的间隙即环甲膜,右手持 16 号针头在环甲膜上垂直刺下。当感觉有落空感、并有气体逸出时,说明穿刺成功。此时,病人的呼吸困难可有轻度缓解。	1. 能描述喉部解剖及其颈前体表标志。 2. 能用手指摸到正常人的环甲膜。 3. 能说出环甲膜穿刺的步骤,正确判断穿刺是否成功。	这是一项紧急情况下的应急操作,时间紧、风险大,而且事实上不可能在向病人或其亲属做好充分的解释工作并签署知情同意书之后再行抢救。所以,应当边准备器材边简要地向病人及其亲属说明情况,征得同意后迅速进行抢救。 此法创伤小,但作用有限,有时不易成功,仅仅是权宜之计。在向病人或其亲属说明情况时,不要夸大环甲膜穿刺的效果。 注意安抚病人及其亲属,取得最大限度的合作。 操作必须轻、快、准。
重要提示： 1. 由于 16 号针头通气量太小,此法只能提供非常有限的通气,完全不能满足长时间呼吸的需要。所以,若梗阻不能在短时间内解除,必须尽快做气管切开手术。 2. 注意进针深度和方向,防止过深而损伤食管。 3. 为防止穿刺过程中软组织堵塞针管,最好使用专用的环甲膜穿刺器具。		所需物品:16 号针头或专用的环甲膜穿刺器具、吸引器、氧气、消毒物品等。

表 10-55　行气管切开术以建立可靠而通畅的呼吸道

操作步骤	知识要求	态度要求
1. 准备手术所需物品。 2. 病人取仰卧垂头位,肩下垫枕,头部严格保持正中。 3. 1%利多卡因颈正中皮肤和皮下组织浸润麻醉,上自甲状软骨上缘,下达胸骨上切迹上方1cm,左右宽度2~3cm。 4. 于甲状软骨下缘至胸骨上切迹上方2cm水平作一正中纵切口,切开皮肤及皮下组织。 5. 沿颈前正中线即颈白线钝性分离颈前带状肌,以相等的力量用拉钩将带状肌拉向两侧,同时不断用手指触摸寻找气管。 6. 用蚊式止血钳钝性分离甲状腺峡部,并向上(多数情况下)或向下牵拉以暴露颈段气管前壁。若峡部过宽,可将其钳夹、切断、结扎。 7. 再次确认颈前气管无误　可隐约看见并触及明显的气管软骨环。 8. 用装有生理盐水或1%利多卡因的注射器经气管软骨环之间的间隙垂直刺入气管并回抽,有落空感并见气泡进入注射器时,证明确为气管。 9. 用尖刀沿正中线小心挑开3~4气管软骨环。用血管钳撑开气管切口,用吸引器头吸净气管内分泌物和血液。 10. 插入适当型号的带芯的气管切开套管,随即拔出管芯,换上内套管,用结实的布带将气管套管以死结牢固固定于颈部。松紧以能插入一个手指为度。 11. 清理器械并做好手术记录。	1. 能描述颈前部组织结构、颈鞘、颈根部大血管和胸膜顶的局部解剖。 2. 能指出气管切开术的适应证和禁忌证。 3. 能阐述气管切开术的手术步骤和注意事项。 4. 能说出气管切开术需要的所有器材。 5. 能说出气管切开术后护理常规、观察要点和并发症处理原则。	在基层医院施行气管切开,是为了现场抢救生命而采取的紧急救治措施,既要根据病情需要和适应证严格选择,在紧急情况下又要果断做出抉择,以免贻误抢救时机。 非不得已的情况下,要向病人或其亲属说明情况并征得书面签字同意。 告知病人或亲属手术的重要性和配合要点,以期得到最大限度的合作。 非不得已的情况下,尽可能按无菌操作要求进行手术。 清醒病人在手术中往往紧张,甚至极度恐惧,应给予关心和安抚,使病人树立信心,增强对抢救人员的信赖感。
重要提示: 1. 病人头部必须保持正中,手术操作不要偏离颈前正中线。 2. 两侧拉钩力量必须均衡,否则不但找不到气管,而且在紧急情况下可能将食管甚至颈鞘误当气管切开,造成重大损失。 3. 勿切断第一气管环或环状软骨,否则可能造成喉气管狭窄。 4. 气管切口不低于第五气管环,以免损伤颈根部的大血管或胸膜顶。 5. 切开气管时,只能用尖刀(11号手术刀片)适当插入后自下而上向上挑开。不能向下切开,以免误伤气管后壁甚至伤及食管。		所需物品:站灯、额镜、手术刀、剪刀、止血钳、甲状腺拉钩、镊子、吸引器、吸引器管、合适的气管套管及其固定带、缝合用针线、局麻药、消毒药品、氧气。

表 10-56　　及时转送病人以获得进一步救治

操作步骤	知识要求	态度要求
1. 明确转送病人的指征 （1）梗阻无法解除或仅部分解除。 （2）下呼吸道梗阻，本院缺乏救治条件。 （3）目前生命体征尚可耐受转运。 2. 向家属解释转院的必要性，并征得同意。 3. 联系转院车辆，并告知上级医院。 4. 备好转院途中需要的抢救器材和药品。 5. 指定医师与病人家属陪同。 6. 带全病人的有关医疗记录和检查资料。	1. 能说出转院的指征。 2. 能叙述心肺复苏的方法及程序。 3. 熟知抢救器材及药品的使用方法。	应当在病情允许的前提下转院。因为怕承担责任而将只能就地抢救的病人勉强转院是一种极端不负责任的有违医德的行为，可能造成病人病情加重、失去救治机会，甚至转运途中死亡。转院前要向病人及其亲属说明转诊的必要性，介绍拟转诊医院，征得同意。 对途中可能出现的紧急情况要有充分的准备，并有预案。护送人员应当能进行现场救治，并随时观察病情变化。 要尽量将病人安置合适的体位；态度和蔼，语言文明，不断鼓励和安慰病人。 遇紧急情况要当机立断，全力抢救。同时积极与转诊医院联系，争取帮助。送抵医院后，要向接诊医师介绍病情和抢救经过。
重要提示： 1. 病人生命体征允许时才能转院。否则，可请求上级医院派人会诊。 2. 转院一定要有医务人员陪同。 3. 准备好转院途中所需的药品和抢救器材。		所需物品：车辆、呼吸囊、肾上腺素、多巴胺、阿拉明、利多卡因、碳酸氢钠等。

【案例8】 发热的临床诊治流程—摘自《以症状引导的临床诊治流程培训指导》。

发热是致热源或各种原因作用引起机体体温调节中枢功能障碍。正常人体温相对恒定，一般在 36～37℃，由于测量部位不同而有所差异，口腔温度（舌下测温）为 36.3～37.2℃，直肠温度（肛表温度）为 36.5～37.7℃，比口腔温度高 0.2～0.5℃，腋窝温度为 36～37℃，比口腔温度低 0.2～0.4℃。不同时间不同状态体温略有差异，下午体温较早晨稍高，剧烈运动、劳动或进餐后体温也可略升高，但一般 24 小时内波动范围不超过 1℃。在诊断过程中应详细询问病史包括起病时间、季节、起病缓急、诱因、病程等，尤其是发热的规律（热度高低、频度）。基本检查包括血、尿常规、血生化、血沉、胸片、B 超等。依次除外感染性疾病、非感染性疾病。

诊断步骤如下：

第1步：①根据热程初步判断疾病类别见图10-42。

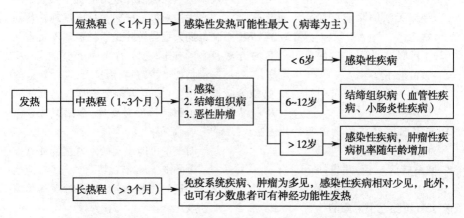

图10-42　发热的临床诊治流程（根据热程判断）

②根据热型协助判断是否存在感染及可能的感染类型见图10-43。

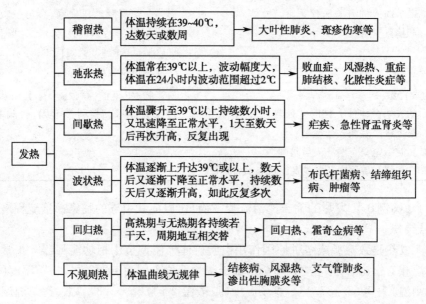

图10-43　发热的临床诊治流程（根据热型判断）

第2步：结合发热伴随症状进一步缩小疾病范围。

发热伴有咳嗽、咳痰、胸痛、咯血等临床表现,多考虑为呼吸系统疾病如急性上呼吸道感染、肺炎、肺脓肿、支气管扩张、肺结核、慢性支气管炎、肺癌等,判断要点参见表 10-57。

表 10-57 以发热为主要临床表现的呼吸系统疾病判断要点

伴随症状	临床特点	考虑疾病	需要获取的新证据
1.1 发热＋鼻部症状	发热伴有鼻部症状,如喷嚏、鼻塞、流清水样鼻涕;也可伴有咽干、咳嗽、咽痒	普通感冒	1. 血常规:病毒感染时白细胞计数正常或偏低,伴淋巴细胞比例增高;细菌感染者白细胞计数与中性粒细胞增多,核左移。 2. 病原学检查 3. 胸部 X 线片:正常
1.2 发热＋咽痛	1. 发热及明显的咽痛,病程约一周,多发生于夏季,儿童多见。 2. 查体咽部充血,软腭、腭垂、咽、扁桃体表面有灰白色疱疹及浅表溃疡,周围伴红晕	急性疱疹性咽峡炎	
	1. 发热伴有咽痛、畏光、流泪,咽及结膜明显充血。 2. 病程 4～6 天,多见于夏季,由游泳传播,儿童多见。	急性咽结膜炎	
	1. 发热伴咽痛、畏寒,体温达39℃以上。 2. 查体咽部明显充血,扁桃体肿大、充血,表面有黄色脓性分泌物,有时伴有颌下淋巴结肿大、压痛,肺部查体无异常体征。	急性扁桃体炎	
1.3 发热＋咳嗽、咳痰	1. 发热。 2. 咳嗽、咳痰,或原有呼吸道疾病症状加重,并出现脓性痰,伴或不伴胸痛。 3. 查体有肺实变体征和(或)闻及湿性啰音。	肺炎	1. 血常规:白细胞数量 $> 10 \times 10^9/$L 或 $< 4 \times 10^9/$L,伴或不伴细胞核左移。 2. 胸部影像学:片状、斑片状浸润性阴影或间质性改变。 上述临床特点及血常规中任何 1 项,加胸部影像学,并除外肺部其他疾病后,可明确临床诊断。
	1. 高热、畏寒、咳嗽、咳大量脓臭痰。 2. 有口腔手术、昏迷呕吐或异物吸入史。	肺脓肿	1. 血常规:白细胞计数正常或增多。 2. 胸部 X 线:浓密的炎症阴影中有坏死、空洞、气液平面。

续表

伴随症状	临床特点	考虑疾病	需要获取的新证据
	1. 发热、胸痛、呼吸急促、周身不适、食欲不振。 2. 患侧呼吸运动减弱,胸部语颤减弱,叩诊呈浊音,听诊呼吸音减弱或消失。	脓胸	1. 血常规:白细胞计数正常或增多。 2. 胸部X线:少量胸腔积液可见肋膈角消失的模糊阴影;积液量多时可见肺组织受压萎陷,积液呈外高内低的弧形阴影。大量积液使患侧胸部呈一片均匀模糊阴影,纵隔向健侧移位。
1.4 低热＋盗汗、乏力	1. 午后低热、盗汗、疲乏无力、体重减轻,女性患者可有月经失调或闭经。 2. 可伴有少量咯血或大咯血。 3. 可有胸膜性胸痛。	肺结核	1. 胸部X线:病变多发生在上叶的尖后段、下叶的背段和后基底段,呈多态性,密度不匀,消散缓慢,可形成空洞或肺内播散。 2. PPD实验:强阳性。 4. r-干扰素释放试验:阳性 3. 痰涂片:找到结核分枝杆菌。

发热伴有腹痛、腹泻、呕吐等临床表现,多考虑为消化系统疾病如阑尾炎、胆囊炎、肝脓肿等,判断要点参见表10-58。

表10-58 以发热为主要临床表现的消化系统疾病判断要点

伴随症状	临床特点	考虑疾病	需要获取的新证据
2.1 发热＋右上腹痛	1. 发热 2. Murphy征阳性。 3. 皮肤、巩膜黄染。	胆囊炎、胆囊结石	1. 血胆红素、尿胆原升高。 2. 血白细胞升高。 3. 肝胆B超:胆囊增大、囊壁增厚,可见结石。
2.2 弛张热＋肝区叩击痛	1. 弛张热、寒战。 2. 肝区持续性钝痛或胀痛。 3. 恶心、呕吐、食欲减退。 4. 查体肝区叩击痛、肝大。	肝脓肿	1. 血常规白细胞或中性粒细胞增高。 2. 生化:转氨酶和血清胆红素常升高。 3. 腹部CT、B超可见肝区脓肿形成。
2.3 发热＋转移性右下腹痛	1. 转移性右下腹痛。 2. 随后出现发热。 3. 查体右下腹固定压痛,可有反跳痛及肌紧张。	阑尾炎	1. 血常规白细胞或中性粒细胞增高。 2. 阑尾CT、B超可见阑尾肿大、溃疡等。

发热伴有淋巴结肿大、肝脾肿大等临床表现,多考虑为传染性疾病或血液系统疾病如传染性单核细胞增多症、流行性出血热淋巴瘤、病毒性肝炎、白血病、再生障碍性贫血、恶性组织细胞疾病等,判断要点参见表10-59。

表10-59 以发热为主要临床表现的传染性疾病或血液系统疾病判断要点

伴随症状	临床特点	考虑疾病	需要获取的新证据
3.1 发热+淋巴结肿大+咽峡炎	1. 低~中程度的发热,热型不规则,热程数日至数周。 2. 浅表淋巴结肿大。 3. 咽峡炎。 4. 部分病人可伴有肝脾肿大。	传染性单核细胞增多症	1. 血常规:白细胞正常或升高,淋巴细胞绝对值增高,异性淋巴细胞超过10%。 2. 嗜异性凝集试验(HAT):阳性。 3. 病原学:EBV特异性抗体阳性。
3.2 发热+毛细血管损害征	1. 与鼠类直接和间接接触史,进入疫区或两个月以内有疫区居住史。潜伏期2周左右,典型病例表现为发热、出血和肾脏损害三类主要症状,以及发热、低血压休克、少尿、多尿、恢复期共五期经过。 2. 发热期表现为感染中毒症状,颜面、颈、胸部充血,重者呈醉酒貌,腋下和胸背部出血,呈搔抓样、条索点状淤斑。球结膜水肿,肾脏损害表现为蛋白尿、血尿和少尿倾向,肝脏损害。 3. 低血压休克期:发热4~6日后,体温渐退,其他症状反而加重,部分出现低血压或休克。	流行性出血热	1. 血常规:白细胞增多,血小板下降。 2. 尿常规:尿蛋白阳性、镜检可见红细胞、白细胞、管型。 3. 肝肾功能可有损伤。 4. 血清特异性抗体可检出阳性。 5. 病原学:汉坦病毒检查。
3.3 发热+出血+贫血	1. 低热,也可达39~40℃,热型不定。 2. 出血可发生在全身各个部位,以皮肤瘀点、淤斑、鼻衄、齿衄、月经过多多见,也可有广泛性出血及颅内、内脏出血。 3. 贫血呈进行性。 4. 查体:可有贫血貌,全身皮肤黏膜出血点及淤斑、淋巴结、肝脾肿大、关节骨骼疼痛、胸骨压痛。	白血病	1. 血象:大部分患者白细胞增高,也有少数患者白细胞计数正常或减少。血片分类检查见原始和(或)幼稚细胞。约50%患者PLT$<10^9/L$。 2. 骨髓象:原始细胞占全部骨髓有核细胞≥20%。

伴随症状	临床特点	考虑疾病	需要获取的新证据
3.4 发热＋无痛性淋巴结肿大	1. 发热伴有盗汗、体重减轻(6个月以内体重减轻10%以上)。 2. 无痛性淋巴结肿大,浅表淋巴结肿大最为常见。 3. 深部淋巴结肿大或结节病变。	淋巴瘤	1. 血象:轻或中等贫血,少数白细胞轻度或明显增加,伴中性粒细胞增多。 2. 骨髓涂片:RS细胞。 3. 病理检查明确诊断。

发热伴有尿频、尿急、尿痛、腰痛、血尿等临床表现,多考虑为泌尿系统疾病如膀胱炎、输尿管炎、肾炎等,需查尿常规、尿培养确诊。判断要点参见表10-60。

表10-60 以发热为主要临床表现的泌尿系统疾病判断要点

伴随症状	临床特点	考虑疾病	需要获取的新证据
4.1 发热＋尿频、尿急、尿痛	1. 发病突然,有尿频、尿急、尿痛,严重者数分钟排尿一次,排尿时尿路烧灼感,可见终末血尿。 2. 体温正常或低热。 3. 查体:耻骨上膀胱区可有压痛,但无腰部压痛,可有尿道脓性分泌物。	急性细菌性膀胱炎	尿沉渣白细胞增多,也可有红细胞,尿细菌培养可见细菌,肾功能一般正常。
4.2 发热＋腰痛	1. 发热:突然发生寒战、高热,体温上升至39℃,伴有头疼、全身痛及恶心、呕吐。 2. 腰痛呈单侧或双侧,有明显的肾区压痛、肋脊角叩痛。 3. 由上行感染所致的急性肾盂肾炎发病时即出现尿频、尿急、尿痛、血尿。	急性肾盂肾炎	1. 血常规白细胞增高,中性粒细胞增多; 2. 尿液检查有白细胞、红细胞、蛋白、管型及细菌; 3. 尿细菌培养每毫升尿菌落在 10^5 以上。

发热伴有头痛、头晕等神经系统症状的临床表现,多考虑为神经系统疾病如疱疹病毒性脑炎、病毒性脑膜炎、化脓性脑膜炎等。判断要点参见表10-61。

发热伴有皮疹、关节红肿、关节疼痛、关节畸形、肌肉疼痛等临床表现,多考虑为风湿性疾病。此类患者表现多不典型,部分可出现为长期低热,伴急性感染时可有高热,除列表中的系统性红斑狼疮、多发性肌炎/皮肌炎外,干燥综合征、成人Still病也要留意,但此类疾病诊断较为困难,需转诊上级医院进一步查自身抗体、免疫球蛋白、补体等项目。判断要点参见表10-62。

表 10-61　以发热为主要临床表现的泌尿系统疾病判断要点

伴随症状	临床特点	考虑疾病	需要获取的新证据
5.1 发热+精神行为异常	1. 起病急,病情重,前驱症状有发热(38~40℃)、上呼吸道感染。 2. 精神和行为异常、认识功能障碍,或癫痫发作。 3. 可有口唇疱疹病史。 4. 查体高级智能和精神行为障碍,轻度脑膜刺激征。	疱疹病毒性脑炎	1. 脑电图:脑电波异常,常表现为弥漫性高波幅慢波。 2. 头颅 CT 或 MRI:一侧或两侧颞叶和(或)额叶低密度灶,边界不清。 3. 脑脊液:白细胞数轻度增多,以淋巴细胞或单核细胞为主,糖和氯化物基本正常。
5.2 发热+头痛+脑膜刺激征	1. 夏秋季高发,急性或亚急性起病。 2. 体温一般不超过40℃,年龄越大病情越重。 3. 剧烈头痛,恶心、呕吐,脑膜刺激征。 4. 病毒感染的全身症状,如畏光、肌痛等。	病毒性脑膜炎	1. 脑脊液:淋巴细胞轻度增高,蛋白含量轻度增高,糖和氯化物含量正常。 2. 头颅 CT:阴性。
	1. 急性起病。 2. 高热、寒战。 3. 头痛、呕吐、意识障碍、抽搐,脑膜刺激征。	化脓性脑膜炎	1. 脑脊液:以中性粒细胞为主的白细胞明显升高。 2. 脑脊液培养查找病原菌。

表 10-62　以发热为主要临床表现的风湿性疾病判断要点

伴随症状	临床特点	考虑疾病	需要获取的新证据
6.1 发热+颊部红斑+光过敏	1. 原因不明的反复发热,抗炎退热治疗无效。 2. 两颊突出部位固定红斑,扁平或隆起。 3. 片状隆起于皮肤的红斑,呈盘状,黏附有角质脱屑和毛囊栓。 4. 日光照射有反应,引起皮疹。 5. 无痛性口腔或鼻咽部溃疡。 6. 非侵蚀性关节炎,累及 2 个或更多的外周关节,有压痛、肿胀或积液。 7. 胸膜炎或心包炎。 8. 癫痫发作或精神症状。 上述症状可能并不同时出现	系统性红斑狼疮	1. 肾脏病变:尿蛋白 > 0.5g/24h 或有管型。 2. 血液学改变:溶血性贫血,或白细胞减少,或淋巴细胞减少,或血小板减少。 3. 免疫学异常:抗 ds-DNA 抗体阳性,或抗 Sm 抗体阳性,或抗磷脂抗体阳性。 4. 抗核抗体:滴度异常。 上述实验室检查及临床特点有 4 项或 4 项以上符合者,可诊断。

续表

伴随症状	临床特点	考虑疾病	需要获取的新证据
6.2 发热+肌痛、肌无力	1. 原因不明的发热,热型不定。 2. 骨骼肌受累为主要特征,包括四肢近端肌肉、颈部屈肌、脊柱旁肌肉、咽部肌肉、呼吸肌等,表现为肌无力、肌肉压痛。 3. 特异性皮肤表现:①上眼睑和眶周可有特殊的水肿性淡紫色斑;②四肢关节的伸侧面可见红斑性鳞屑性疹。其他表现还有肩背部,颈部、前胸领口"V"字区弥漫性红斑。	多发性肌炎/皮肌炎	1. 血清肌酶谱增高。 2. 肌电图示肌源性损害。 3. 肌炎特异性自身抗体阳性。 4. 肌肉活检。

第3步:确诊疾病后治疗方案的选择(见表10-63、表10-64、表10-65、表10-66、表10-67、表10-68)。

表10-63 呼吸系统疾病治疗方案的选择

疾病名称	治疗方案
普通感冒 急性疱疹性咽峡炎 急性咽结膜炎 急性扁桃体炎	呼吸道病毒感染,目前尚无特效抗病毒药物,以对症和中医治疗为主。 1. 对症治疗:休息、解热镇痛、抗鼻塞等。 2. 病因治疗:抗病毒药物有一定疗效,如有细菌感染可酌情选用抗细菌药物。 3. 中医治疗。
肺炎	1. 尽快(4~8小时内)给予抗菌药物。 2. 初始治疗2~3天后进行临床评估,根据患者病情变化调整抗菌药物。 3. 对症支持治疗:退热、止咳化痰、吸氧。 4. 考虑为重症肺炎或常规治疗无效或加重时应转诊上级医院。
肺脓肿	1. 积极控制感染,合理应用抗生素。 2. 痰液引流:体位引流,辅以祛痰药、雾化吸入和支气管镜吸引。 3. 支持治疗:加强营养,提高免疫力。
脓胸	控制感染,引流胸腔积液,使肺复张,恢复肺功能。
肺结核	转诊结核病防治专门机构,实施短程督导化疗。按结核病控制规定处理。

260

表 10-64　消化系统疾病治疗方案的选择

疾病名称	治疗方案
胆囊炎、胆囊结石	1. 禁食、解痉、抗生素等内科治疗。 2. 胆囊结石及内科治疗无效的胆囊炎,可转诊上级医院手术治疗。
阑尾炎	手术切除,遇到婴幼儿、老年人、妊娠孕妇等病情复杂的患者应转诊上级医院。
肝脓肿	1. 非手术治疗适用于急性期肝局限性炎症,脓肿尚未形成者。应积极治疗原发病灶,应用抗生素,全身对症支持治疗,B 超引导下经皮肝穿刺引流冲洗,注入抗生素。 2. 脓肿较大、怀疑破溃等情况,应转诊上级医院手术治疗。

表 10-65　传染性疾病或血液系统疾病治疗方案的选择

疾病名称	治疗方案
传染性单核细胞增多症	1. 大多数感染者不需要治疗,注意休息,对症治疗。 2. 伴扁桃体显著肿大、自身免疫性溶血、严重血小板减少者可应用糖皮质激素。 3. 阿昔洛韦及其衍生物治疗。
流行性出血热	按照传染病控制有关规定处理,及时传染病报告,开展健康教育等措施。本病目前无特效疗法,主要进行综合性预防性治疗,做到早发现、早休息、早治疗,应就近在有条件的地方治疗,并警惕休克、少尿及出血的发生。 1. 发热期　抗病毒治疗;减轻外渗;改善中毒症状;预防 DIC。 2. 低血压休克期　补充血容量;纠正酸中毒;适当应用血管活性药物和糖皮质激素。 3. 少尿期　稳定内环境,维持水电解质、酸碱平衡;促进利尿;透析疗法。 4. 多尿期　维持水电解质平衡;预防感染。
白血病	转诊上级医院
淋巴瘤	

表 10-66　泌尿系统疾病治疗方案的选择

疾病名称	治疗方案
单纯性膀胱炎、尿道炎	1. 尽快给予抗菌药物。 2. 初始治疗 2～3 天后进行临床评估,根据患者病情变化调整抗菌药物。 3. 对症支持治疗　退热、多饮水,勤排尿。

续表

疾病名称	治疗方案
急性肾盂肾炎	1. 卧床休息。充分饮水,多排尿。 2. 大多起病急且病情重。应尽早根据医生经验选用抗菌药物,一般首选革兰阴性杆菌有效的抗生素,得到药敏报告,根据药敏调整药物。有败血症时应转诊上级医院。

表 10-67　神经系统疾病治疗方案的选择

疾病名称	治疗方案
疱疹病毒性脑炎	治疗不及时或治疗不充分者,死亡率高达 60%～80%。一旦怀疑此病,转诊上级医院。 1. 早期抗病毒治疗　阿昔洛韦、更昔洛韦等。 2. 糖皮质激素　采用早期、大量和短程给药原则。 3. 对症支持治疗。
病毒性脑膜炎	自限性疾病,主要是对症治疗、支持治疗和防治并发症。
化脓性脑膜炎	1. 针对病原菌选取足量敏感的抗生素。 2. 糖皮质激素。 3. 对症支持疗法。

表 10-68　风湿性疾病治疗方案的选择

疾病名称	治疗方案
系统性红斑狼疮	目前还没有根治的办法,该疾病具有高度异质性,临床医生需根据病情轻重程度,掌握好治疗的风险与效益,制定具体治疗方案,因此建议及时转诊上级医院诊治。 1. 一般治疗　向病人宣教正确认识疾病,去除影响疾病预后的因素。 2. 药物治疗　非甾体抗炎药、糖皮质激素、免疫抑制剂等。

第 4 步:转院指征

发热病因复杂,涉及全身多个脏器,很难在短时间内做出准确判断。当出现下列情况时宜转至大中型综合医院救治:①一般状况衰竭。②高热伴有反复寒战。③伴有严重胸痛、大量咯血等。④伴有严重的肌痛或任何部位的严重疼痛。⑤伴有咽喉疼痛或吞咽困难。⑥出现精神状态改变。⑦伴有频繁呕吐。⑧需要进行支气管镜检查、肺功能检查、病理活检等明确诊断时。⑨怀疑结核杆菌感染时。⑩怀疑肿瘤性疾病时。⑪经治疗后症状无好转的患者。

⑫原因不明的发热。

【案例9】 支气管哮喘合理用药——摘自《临床合理用药培训指导》

【临床处置思路】

【诊断】

(1)临床特点:支气管哮喘(简称哮喘)是一种以慢性气道炎症为特征的异质性疾病。这种慢性炎症导致气道高反应性增加,通常出现广泛多变的可逆性气流受限,并引起反复发作的喘息、气急、胸闷或咳嗽等症状,常在夜间和(或)清晨发作、加剧,多数患者可自行缓解或经治疗缓解。

哮喘发作过程有以下特点:①常有明显的季节性,好发于春秋季;②常伴有过敏性鼻炎、过敏性皮炎等;③多数患者发病前有变应原接触(花粉、粉尘、海鲜食品、发霉毒物等),吸入冷空气或刺激性气体、上呼吸道感染、劳累、情绪激动等诱因;④缓解时,可咳出较多的稀黏痰液或黏性痰栓。

(2)临床诊断:具备以下4点可以诊断哮喘:①反复发作喘息、气急、胸闷或咳嗽,多与接触变应原、冷空气、物理、化学性刺激以及病毒性上呼吸道感染、运动等有关。②发作时在双肺可闻及散在或弥漫性,以呼气相为主的哮鸣音,呼气相延长。③上述症状和体征可经治疗缓解或自行缓解。④除外其他疾病所引起的喘息、气急、胸闷和咳嗽。

不典型哮喘的诊断:临床表现不典型者(如无明显喘息或体征),通过肺功能测定可以确诊,同时肺功能也是评估哮喘控制程度的重要依据之一。

(3)检查项目:①肺功能:包括常规肺功能、支气管激发试验、支气管舒张试验、最大呼气流量(PEF)昼夜波动率测定等;②动脉血气分析;③其他如胸部X线片、痰液镜检可见嗜酸性粒细胞、血嗜酸性粒细胞、LgE可升高。皮肤过敏试验阳性提示患者存在相应的抗体。

【治疗】

(1)治疗原则:控制症状,防止病情恶化,尽可能保持肺功能正常,维持正常的活动能力,避免治疗的副作用,防止不可逆气流阻塞,避免死亡。

(2)临床控制标准:①白天无症状,或偶有症状(≤2次/周);②无日常活动(包括适度运动)受限;③无夜间症状和哮喘影响睡眠;④无需使用,或偶尔(≤2次/周)需要使用哮喘治疗药物;⑤肺功能检查指标正常或接近正常;⑥无哮喘加重。

(3)哮喘急性发作的治疗:①纠正诱发因素:迅速脱离变应原,如为感染,选择抗生素,一方面根据细菌的流行病学经验给药,另一方面及时获取痰标本,做微生物学检查及药敏试验,根据细菌培养及药敏试验结果及时调整抗生素。②氧疗与辅助通气:经鼻导管吸入较高浓度氧气,及时纠正缺氧。③β受体激动剂:轻、中度哮喘发作可应用手控定量气雾剂辅以储物罐装置,1小时内吸入 2~4 喷,多可缓解症状。中、重度哮喘发作患者,应用沙丁胺醇溶液持续雾化吸入,或者皮下或静脉注射 β₂ 受体激动剂(LABA)。④氨茶碱:以 0.6~0.8mg/(kg·h)的速率静脉滴注,可维持有效血药浓度。如 24 小时内未用过茶碱,首先应经静脉缓慢注射负荷量(5.6mg/kg)的氨茶碱,以便使茶碱迅速达到有效血药浓度,但需茶碱浓度监测。⑤抗胆碱药:异丙托溴铵溶液与 β₂ 受体激动剂溶液同时雾化吸入。⑥糖皮质激素:给药途径包括吸入、口服和静脉应用等。吸入为首选途径。国际上推荐的每天吸入激素剂量,参见表 10-69。口服给药适用于中度哮喘发作、慢性持续哮喘大剂量吸入激素联合治疗无效的患者和作为静脉应用激素治疗后的序贯治疗。一般使用半衰期较短的激素(如泼尼松、泼尼松龙或甲泼尼龙等)。严重急性哮喘发作时,应经静脉及时给予琥珀酸氢化可的松(400~1000mg/d)或甲泼尼龙(80~160mg/d)。⑦重度哮喘发作的抢救:给予补液、纠正酸中毒、纠正电解质紊乱、积极处理并发症等。

临床上应该根据哮喘病情控制分级制订治疗方案见表 10-69。

表 10-69 根据哮喘病情控制分级制订治疗方案

第 1 级	第 2 级	第 3 级	第 4 级	第 5 级
	有关哮喘的健康教育、环境控制			
	按需使用短效 β₂ 受体激动剂			
控制性药物	选用其中 1 种	选用其中 1 种	加用其中 1 种或以上	加用其中 1 种或 2 种
	低剂量吸入性糖皮质激素(ICS)	低剂量 ICS 加 LABA	中高剂量 ICS 加 LABA	口服最小剂量的糖皮质激素
	白三烯调节剂	中高剂量 ICS	白三烯调节剂	抗 LgE 治疗
	低剂量 ICS 加白三烯调节剂	缓释茶碱		
	低剂量 ICS 加缓释茶碱			

注 ICS:吸入性糖皮质激素;LABA:长效 β₂ 受体激动剂

(4)治疗流程

1)支气管哮喘的临床治疗流程见图 10-44。

2)对流程图重要环节的说明:①当支气管极度痉挛或广泛痰栓堵塞,或全身衰竭而呼吸浅慢时哮鸣音反而减少甚至消失即"沉默肺",不应误认为病情好转,可能是病情恶化的表现。②重度和危重哮喘急性发作患者经过上述药物治疗,临床症状和肺功能无改善甚至继续恶化,应及时给予机械通气治疗,可先采用经鼻(面)罩无创机械通气,若无效应及早行气管插管机械通气。

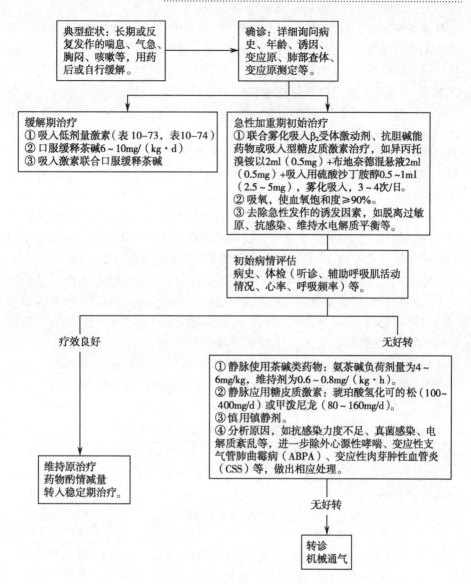

图 10-44　支气管哮喘的临床治疗流程

3）特别提示：①静脉用 β_2 受体激动剂（LABA），全身不良反应的发生率较高，较少使用。不推荐长期单独使用长效 LABA，应该在医生指导下与吸入激素联合使用。福莫特罗因起效较快，可按需要用于哮喘急性发作时的治疗。近年来推荐联合吸入激素和 LABA 治疗哮喘。这两者具有协同的抗炎和平喘作用，可得到相当于（或优于）加倍剂量吸入激素的疗效。②吸入激素是长期治疗哮喘的首选药物，布地奈德溶液雾化吸入，起效较快，适用于轻、中度哮喘急性发作的治疗,地塞米松因半衰期较长,对肾上腺皮质功能抑制作用较强,一般不推荐使用。③白三烯受体调节剂,如孟鲁司特等尤其适用于阿司匹林性哮喘、运动性哮喘和伴有变应性鼻炎哮喘患者的治疗。④不推荐常规使用镁制剂,可用于重度急性发作或对初始治疗反应不良者。⑤变应原特异性免疫疗法(SIT),适用于变应原明确但难以避免的哮喘患者。⑥吸烟、饮酒、服用抗惊厥药、利福平等可引起肝脏酶受损并缩短茶碱半衰期;老人、持续发热、心力衰竭和肝功能明显障碍者,同时应用西咪替丁、大环内酯类药物(红霉素等)、氟喹诺酮类药物(环丙沙星等)和口服避孕药等都可能增加茶碱血药浓度。

(5)基本药物使用选择:治疗哮喘的药物可以分为控制药物和缓解药物两类:①控制药物:是指需要长期每天使用的药物。这些药物主要通过抗炎作用使哮喘维持临床控制,其中包括糖皮质激素、全身用激素、白三烯调节剂、LA-BA、缓释茶碱、色甘酸钠、抗 IgE 抗体及其他有助于减少全身激素剂量的药物等;②缓解药物:是指按需使用的药物。这些药物通过迅速解除支气管痉挛从而缓解哮喘症状,其中包括速效吸入 β_2 受体激动剂、全身用激素、吸入性抗胆碱能药物、短效茶碱及短效口服 β_2 受体激动剂等。

1)β_2 受体激动剂。β_2 受体激动剂与支气管平滑肌细胞 β_2 受体结合并使其激动,使支气管平滑肌松弛。尚可增加黏膜纤毛的清除功能、减低血管的通透性、调节肥大细胞的介质释放。为哮喘急性发作的首选药物(表 10-70)。

表 10-70 治疗哮喘 β_2 受体激动剂的临床用药选用

药物名称	用法和用量	不良反应	注意事项
丙卡特罗(短效)	吸入给药:定量吸入剂,需要时 1～2 喷(10μg/喷),2～4 次/日。口服:50μg,1 次/日,睡前服用或 50μg,2 次/日,清晨及睡前服用。	副作用很少,偶有心悸、心律失常、面色潮红、震颤、头痛、头晕、失眠、耳鸣、目眩、胃部不适、呃逆、口渴、恶心、倦怠、鼻塞以及皮疹。	①有可能引起心律失常,服用时应予注意。②以下患者慎服:甲状腺功能亢进、高血压、心脏病、糖尿病、妊娠期及哺乳期妇女。③对酒精和氟利昂过敏者禁用。④注意检查患者的吸入技术以保证吸入药物的有效性。
沙丁胺醇(短效)	吸入给药:①定量吸入剂,需要时 100～400μg,3～4 次/日,最大日剂量 2400μg;②吸入液,需要时每次 2.5～5mg,雾化吸入,3～4 次/日。口服:①普通剂型:2～4mg,3～4 次/日,日最大剂量 32mg;②缓释剂型:8mg,2 次/日。		
特布他林(短效)	吸入给药:①定量吸入剂,需要时 1～2 喷(250μg/喷),最大日剂量 8 喷;②吸入液:需要时每次 2.5～5mg,雾化吸入,2～4 次/日。		

药物名称	用法和用量	不良反应	注意事项
	口服:①普通剂型:初始剂量为每次 2.5mg,3 次/日,1~2 周后可增加至一次 5mg,3 次/日,最大日剂量 15mg;②缓释剂型:5~7.5mg,2 次/日。		
海索那林(短效)	吸入给药:定量吸入剂,需要时 1~2 喷(200μg/喷),3~4 次/日,最大日剂量 10 喷口服:0.5~1mg,3 次/日。		
福莫特罗(长效)	吸入给药:每次 1~2 吸(4.5μg/吸),1~2 次/日,严重气道阻塞时可一次 2~4 吸,1~2 次/日,最大日剂量 54μg。口服:每次 80μg,2 次/日。		
沙美特罗(长效)	吸入给药:定量吸入剂一次 1~2 吸(25μg/吸)。最大日剂量 200μg。		
班布特罗(长效)	口服:初始剂量一次 10mg,1 次/日,1~2 周后可增加至一次 20mg,1 次/日。		

2)抗胆碱能药物。通过与胆碱能受体(M 受体)结合,阻断节后迷走神经传出支,通过降低迷走神经张力而舒张支气管,其支气管舒张作用较 β_2 受体激动剂弱,起效较慢,但疗效持久(7~10 小时),不良反应轻。多与 β_2 受体激动剂联用,起协同作用,亦可单独应用于不能耐受 β_2 受体激动剂者,尤其应用于夜间哮喘及痰多的哮喘患者(表 10-71)。

表 10-71　治疗哮喘 M 胆碱受体阻断剂的用药临床选择

药物名称	用法和用量	不良反应	注意事项
异丙托溴铵	吸入给药:①定量吸入剂:一次 1~3 吸(20μg/吸)4 次/日。②吸入液:需要时雾化吸入,一次 250~500μg,3~4 次/日。	类似阿托品,可引起心悸、头痛、头晕、神经质、恶心、呕吐、消化道疼痛、震颤、视物模糊、口干、咳嗽,排尿困难、呼吸道症状加重以及皮疹等。	①闭角性青光眼、前列腺肥大、幽门梗阻的患者禁用。②哺乳期妇女、孕妇及儿童慎用。③使用时注意勿误入眼部。④孕妇慎用。⑤对本品过敏者禁用。
噻托溴铵	吸入给药:1 吸/次(18μg/吸),1 次/日,本品用 HandiHaler(药粉吸入器)吸入装置吸入。		

3）茶碱类。属于磷酸二酯酶抑制剂，除能抑制磷酸二酯酶外，还能阻断腺苷受体，可舒张支气管、增强气道纤毛的清除作用，尚有强心、利尿、扩冠脉、兴奋呼吸中枢的作用。常用于轻中度哮喘的发作，与激素合用有协同作用（表10-72）。

表10-72　治疗哮喘茶碱类药物的用药临床选择

药品名称	使用指征	用法和用量	不良反应	注意事项
氨茶碱	支气管哮喘、喘息型支气管炎、阻塞性肺气肿等缓解喘息症状；也可用于心源性肺水肿引起的哮喘。	口服：每次0.1～0.2g，3次/日，极量：每次0.5g，1g/日。静脉滴注：每次0.25～0.5g，每日0.5～1g以5%～10%葡萄糖注射液稀释后缓慢滴注。	可出现心悸、窦性心动过速、上腹部不适、食欲不振、恶心、呕吐、兴奋、失眠等症状。如过量服用可出现严重的心律不齐、阵发性痉挛危象。	①严重的心、肝、肾功能异常者及活动性胃、十二指肠溃疡者慎用。②妊娠及哺乳期妇女尽量避免使用。③本类药的个体差异较大，必要时监测血药浓度。④心肌梗死患者禁用。
多索茶碱	同上	口服：通常成人每次0.2～0.4g，2次/日，饭前或饭后3小时服用。静脉滴注：每次0.2g，12小时1次。		

4）糖皮质激素选用（表10-73、表10-74）。

表10-73　治疗哮喘糖皮质激素的临床用药选择

药物名称	用法和用量	不良反应	注意事项
泼尼松龙片	30～40mg/d，口服，症状缓解逐渐减量。	可能出现胃炎，如长期使用可能出现肾上腺皮质功能不全、骨质疏松、肌肉萎缩、无力或疼痛、易感染、创伤愈合不良、电解质紊乱、体重增加、诱发糖尿病、皮纹、白内障和青光眼等。	①严重的高血压、糖尿病、胃十二指肠溃疡、骨质疏松症、精神病史、癫痫病史及青光眼、真菌和病毒感染者禁用。②不主张长期口服糖皮质激素治疗。③尽量使用最小的有效剂量，达到满意疗效后逐渐减量，至最小维持量，隔日服用。
泼尼松片	30～40mg/d，口服，症状缓解逐渐减量。		
甲泼尼龙	24～32mg/d，口服，症状缓解逐渐减量。		

续表

药物名称	用法和用量	不良反应	注意事项
二丙酸倍氯米松 布地奈德 环索奈德 丙酸氟替卡松	吸入给药:按低中高剂量分次吸入给药(剂量参见表10-74)。	咽部刺激感,咽喉部出现白色念珠菌感染,偶见声嘶或口干,少数可因变态反应引起皮疹。	①某些患者出现口腔和咽部念珠菌感染,这样的患者吸入后用水漱口可能是有益的。②肺结核患者使用本品需慎重考虑。
布地奈德/福莫特罗	吸入给药:每次 1 ～ 2 吸(剂型:80μg/4.5μg/吸;160μg/4.5μg/吸),2次/日。		
沙美特罗替卡松粉(50/250)	吸入给药:每次 1 吸,2次/日。		

表10-74　治疗哮喘吸入性糖皮质激素的估算等效剂量

药物名称	成人每日剂量(μg)		
	低剂量	中剂量	大剂量
二丙酸倍氯米松	200～500	500～1000	>1000～2000
布地奈德	200～400	400～800	>800～1600
环索奈德	80～160	160～320	>320～1280
丙酸氟替卡松	100～250	250～500	>500～1000

　　5)白三烯受体调节剂　目前在国内应用的主要是半胱氨酰白三烯受体阻断剂,通过对气道平滑肌和其他细胞表面白三烯受体的阻断,抑制肥大细胞和嗜酸性粒细胞释放炎性介质,但其作用不如吸入激素,也不能取代激素。可作为联合治疗中的一种药物(表10-75、表10-76)。

　　6)抗组胺类药物:组胺是哮喘发作中的重要炎症介质,可引起支气管平滑肌痉挛,促进腺体分泌,增加血管通透性,而且与气道高反应性(BHR)有关。因此抗组胺药物对哮喘具有一定的作用。季节性哮喘患者发作在季节前预防性使用抗组胺药物,可以减轻哮喘发作,减少 β_2 受体激动剂的用量,对肺功能可有轻微改善或无作用。但对于慢性持续发作性哮喘,常规剂量的抗组胺药物疗效不显著。

表 10-75　治疗哮喘白三烯受体调节剂的临床用药选择

药物名物	使用指征	用法和用量	不良反应	注意事项
孟鲁司特	适用于 15 岁及 15 岁以上成人哮喘的预防和长期治疗,包括预防白天和夜间的哮喘症状,治疗对阿司匹林敏感的哮喘患者以及预防运动诱发的支气管收缩。	口服:100mg,1 次/日,睡前服用。	可能出现头痛、胃肠道反应、罕见周身疼痛、头晕。	应避免用于肝损害或肝硬化患者。
普鲁司特	同上	口服:225mg,2 次/日。		
扎鲁司特	同上	口服:起始剂量 20mg,2 次/日,逐步增加至 40mg,2 次/日。		

表 10-76　治疗哮喘抗组胺药的临床用药选择

药物名称	使用指征	用法用量	不良反应	注意事项
氯雷他定	敌用于伴有过敏性鼻炎的哮喘患者;预防哮喘症状,尤其是阿司匹林和运动诱发性支气管痉挛。	口服:1 片(10mg),1 次/日。	可出现嗜睡、倦怠、口干、恶心等胃肠道反应,偶见头痛、头晕、迟钝以及体重增加。	①口服第二代抗组胺药物如酮替芬、氯雷他定、特非那丁等具有抗变态反应作用,在哮喘治疗中作用较弱。②服药期间不得驾驶机、车、船、从事高空作业、机械作业及操作精密仪器。③肝功能受损者,本品的清除率减少,故应减低剂量。④孕妇慎用,对本品过敏者或特异体质的患者禁用。
酮替芬	同上	口服:2mg,每晚 1 次;可酌情增加剂量至 2mg,2 次/日。		
西替利嗪	同上	口服:10mg,1 次/日或遵医嘱,如出现不良反应,可改为早晚各 5mg。		

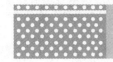

【参考文献】

1. Education of Health Professionals FOR THE 21ST Century：A GLOBAL INDEPENDENT COMMISSION HEALTH PROFESSIONALS FOR A NEW CENTURY．THE LANCET Dec4. 2010. vol 376 pp1923-58

2. 梁万年,吕兆丰主编．全科医学理论与实务．北京:人民卫生出版社,2012

3. 吕兆丰,郭爱民主编．全科医学概论．北京:高等教育出版社,2010

4. 陆孝琴,席彪主编．全科医学基础．北京:军事医学科技出版社,2012

5. 卫生部统计信息中心．中国卫生服务调查研究．北京:中国协和医科大学出版社,2004

6. 卫生部．中国卫生年鉴．北京:人民卫生出版社,2006-2012

7. 席彪．卫生部乡镇卫生院卫生技术人员在职培训试点研究报告.2012

8. 席彪．以工作描述为基础的定向培训综合教学模式研究报告.1998

9. 李维．国际教育百科全书．贵阳:贵州教育出版社,1990

10. Jock J. Phillips. 李元明 林佳澍 译．培训评估与衡量方法手册(Handbook of Training Evaluation and Measurement Methods)．天津:南开大学出版社,2001

11. John Murtagh. 梁万年主译．全科医学(General Practice)．第4版．北京:人民军医出版社,2020

12. 刘运国,黄健主编．卫生人员培训管理指导手册(Guidelines for Training Health Workers)．北京:中国财政经济出版社,2006

13. Richard J. Gerrig Philip G Zimbardo 著,王垒,王甦 译．心理学与生活．北京:人民邮电出版社,2003

14. 李迎生主编．社会工作概论．第2版．北京:中国人民大学出版社,2010

15. 席彪,卢安著,A Job Description-based Health Worker Training Model for Rural China EDUCATION FOR HEALTH(英国)．Volume 12 Number 2 July 1999

16. 梁万年,席彪,刘民,金承刚编著．现代医学教育基本方法与技术．北京:华夏出版社,1999

17. John P. Geyman Thomas E. Norris L. Gany Hart 编．邓洪,万学红主译．乡村医学(Rural Medicine)．成都:四川大学出版社,2005

18. 席彪,唐龙妹,吕萍著．乡村二级卫生技术队伍现状及培训需求调查．北京:人民卫生出版社,2012

19. 席彪著．医生职业修炼．北京:北京大学医学出版社,2006

20. 杜雪平,王家骥,席彪主编．卫生部全科医生转岗培训规划教材——全科医生基层实践．

北京:人民卫生出版社,2012

21. 杜雪平,席彪主编. 卫生部全科医生规范化培训规划教材——全科医生基层实践. 北京:人民卫生出版社,2013

22. 杨功焕著. 中国人群死亡及其危险因素流行水平、趋势和分布. 北京:中国协和医科大学出版社,2005

23. Robert E. Rakel David P. Rakel 曾益新主译. 全科医学(Textbook of Family Medicine). 北京:人民卫生出版社,2012

24. Robert S. Porter Justin L. Kaplan Barbara. P. Homeier 胡大一主译. 默克家庭医学手册(The Merch Manual Home Health Handbook). 北京:人民卫生出版社,2014

后 记

　　本书完全是个人认知与实践体会的表达。之所以敢于把许多个人观点,甚至是一些不成熟的观点呈现在大家面前,为的是共同思考和讨论。就是这些不一定完全正确的结果,也是 30 年的艰辛实践和反复积累获得的,来之不易。不当之处,敬请批评指正。

　　您可能发现,本书所使用的概念或者关键词并不统一,这不是无意的,如关于乡镇卫生院工作人员的称谓,有时使用卫生工作人员,有时使用乡镇卫生院卫生技术人员、卫生院专业人员、卫生人员;又如:关于乡镇卫生院组织形式,有时叫全科医疗团队,有时说乡镇卫生院。什么情况下使用了什么,多数是根据当时的特定情景选用的,因为目前乡镇卫生院在诸多问题上尚不规范和不明确导致了这些困惑,但或许这样更容易帮助理解。相信,广大读者是有明辨力的。

　　本书期待所作的贡献是思想、思路、理念、观点,也有教训,并不过多追求在专业著作中可以查询到的方法技术,所以许多情况下只是指出概念而省略细节,因为多数细节所占篇幅太多,容易把旨在提出思想方略的专著成为包罗万象的荟萃。

　　本来这本书还可以再经历几年,等到我国乡镇卫生院全科医疗服务更加成熟和健全的时候完成,那时可能路线更加清晰、目标更加明确、机制更加完善。可是,现实太需要了。有,总比没有好,抛砖引玉不是坏事。

　　农村卫生方面的任何研究和探索都十分艰难,鼓励每一位能够坚持下去的同道。

　　本书得到孟群博士、解江林先生、吴沛新处长、陈昕煜处长、余秋蓉博士的支持,还吸纳了袁雅冬教授、孙虹教授、崔学光副厅长、李红玲教授、范松丽主任医师、郝冀洪副主任技师、卢安主任医师、郭建花副主任医师、王鹏医师、杜丽荣医师、李雪医师、杨旭杰博士、高庆丰主任等的建议和观点,再次表示深深的谢意。

　　我怀着无比感激的心情,感谢我的研究团队与我一起长期奋斗、坚持和卓越的贡献。

席彪

2014 年 10 月